U0741521

手术室
护士规范操作指南

主　编　张冬梅　胡小灵

副主编　王筱君　郝雪梅　李　玮

中国健康传媒集团

中国医药科技出版社

内 容 提 要

本书是护士规范操作指南丛书之一。本丛书根据临床专科护理发展和专科护理岗位的需求，按照国家卫计委关于实施医院护士岗位管理的指导意见，由中华护理学会各专业委员会委员组织三甲医院护理部主任编写，旨在指导临床护理操作技能更加规范化。本书不仅有传统的开放手术配合方法，更有微创腔镜手术配合步骤，便于读者参考和学习。全书各章节内容新颖，条理清晰，重点突出，指导性和可操作性强。适合作为手术室护士的临床工具书，也可作为实习、进修及管理人员培训教材和相关业务指导用书。

图书在版编目（CIP）数据

手术室护士规范操作指南/张冬梅，胡小灵主编.—北京：中国医药科技出版社，2016.10（2024.10重印）

ISBN 978 - 7 - 5067 - 8721 - 5

Ⅰ.①手… Ⅱ.①张… ②胡… Ⅲ.①手术室—护理—技术规范 Ⅳ.①R472.3 - 65

中国版本图书馆 CIP 数据核字（2016）第 239251 号

美术编辑 陈君杞
版式设计 郭小平

出版 **中国健康传媒集团** | 中国医药科技出版社
地址 北京市海淀区文慧园北路甲 22 号
邮编 100082
电话 发行：010 - 62227427 邮购：010 - 62236938
网址 www. cmstp. com
规格 850 × 1168mm ¹⁄₃₂
印张 15¾
字数 380 千字
版次 2016 年 10 月第 1 版
印次 2024 年 10 月第 5 次印刷
印刷 大厂回族自治县彩虹印刷有限公司
经销 全国各地新华书店
书号 ISBN 978 - 7 - 5067 - 8721 - 5
定价 **49.00 元**

获取新书信息、投稿、为图书纠错，请扫码联系我们。

《手术室护士规范操作指南》

编 委 会

主　编　张冬梅　胡小灵

副主编　王筱君　郝雪梅　李　玮

编　者　(以姓氏笔画为序)

前言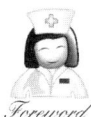
Foreword

随着医学领域的不断进步和发展，外科手术技术不断向高尖端、专业化发展。新技术、新方法、新设备不断涌现，手术种类增多，专科分类更细，与之相适应的手术室护理技术也不断地进步，同时手术室护士面临着新锻炼和新考验。这对手术室护士的专业技术及综合素质提出了更高的要求。《手术室护士规范操作指南》是手术室护士专科培训的参考书，目的是使手术室护士的操作做到标准化、规范化和精确化，提高手术室护士的工作适应性、工作质量和工作效率，满足医院发展和临床手术治疗的需求。《手术室护士规范操作指南》坚持以贴近临床手术需求，符合手术流程和要求，从护士实际工作出发为原则，参阅了大量专业书籍及近年来国内外有关文献报道，确定了撰写大纲和内容。参编者全部选自从事手术室工作5年以上、本科以上学历、主管护师以上优秀的专科护理人员。本书特点是阐述了手术室规范化、标准化的操作流程（SOP），从患者整体护理角度出发，每项操作均涵盖了护理评估、操作流程、重点难点、注意事项、效果评价等方面的内容。内容简明扼要，护理路径清晰，具有针对性、实用性、可操作性强的特点。本书主要内容包括三个部分：第一部分是手术室基础护理技术操作规范；第二部分是手术室专科护理技术操作规范；第三部分是手术室医疗设备护理操作规范。对手术室低年资护理人员进行有计划的、持续的护理技术操作及相关理论知识培训，重点掌握手术配合技术和护理操作技术，是培养高素质手术室护士的关键。

　　因编写人员水平有限，加之时间仓促，书中内容难免有不足之处，恳请阅读本书的手术室同仁们给予批评指正，以便及时修订。

編者

2016 年 8 月

目录

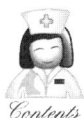

第一章

手术室基础护理技术操作规范

第一节　外科手消毒

外科手消毒是指医务人员在外科手术前用肥皂（液）或抗菌皂（液）和流动水洗手，再用手消毒剂清除或杀灭手部暂居菌、常居菌的过程，洗手消毒是预防手术切口感染的重要环节。

【操作目的】

清除或杀灭手表面暂居菌，减少长居菌，抑制手术过程中手表面微生物的生长，减少手部皮肤细菌的释放，防止病原微生物在医务人员和患者之间的传播，有效预防手术部位感染发生。

【操作步骤】

1. 操作准备

（1）佩戴专用帽子和口罩，头发不可外露，口罩必须遮住口鼻，鼻夹与鼻相适应。

（2）洗手衣下襟掖进裤内，防止因衣着宽大影响消毒隔离，将袖口挽至肘上 10cm 以上。

（3）摘去手表及手部饰物，指甲平整光滑，不可超过指尖，不应佩戴人工指甲或涂指甲油。

（4）选择环境宽敞明亮，配备有非接触式自来水龙头和齐腰高的水槽，流动水应达到 GB5749 规定的区域。

（5）准备洗手液、外科手消毒液、清洁干纸巾、纸巾收纳筐或干燥设备，并检查洗手液及外科手消毒液有效期，使其呈备用状态。

2. 操作方法

（1）洗手

①用流动水湿润双手、前臂和上臂下 1/3，取适量抗菌洗手液于掌心，按七步洗手法充分清洗双手、前臂和上臂下 1/3，并认真揉搓。清洁双手及肘部时，应注意清洁指甲下的污垢及手部和肘部皮肤的褶皱处。

②流动水冲洗双手、前臂和上臂下 1/3，从手指到肘部，沿一个方向用流动水冲洗手和手臂。不可在水中来回移动手臂。

③重复步骤①②内容。

④使用清洁干纸巾擦干双手、前臂和上臂下 1/3。

（2）外科免刷手消毒：涂抹免冲洗外科手消毒液。

①取适量的手消毒液按七步洗手法涂抹双手，将剩余手消毒液环转揉搓前臂和上臂下 1/3。

②取适量的手消毒液重复步骤①内容。

③取适量的手消毒液按七步洗手法涂抹双手，揉搓至干燥。手消毒液的取液量、揉搓时间及使用方法应遵循产品的使用说明。

3. 操作评价（表 1 - 1 - 1）。

【注意事项】

1. 医护人员手部皮肤应无破损。

2. 冲洗双手时，避免水溅湿衣裤。

3. 在整个过程中双手应保持位于胸前，并保持手指朝上高于肘部，将双手悬空举在胸前，使水由指尖流向肘部，避免倒流而致污染。

4. 清洁双手时，应注意清洁指甲下的污垢和手部皮肤的皱褶处。

5. 戴无菌手套前，避免污染双手。

6. 摘除外科手套前后应清洁洗手。

7. 外科手消毒剂开启后应标明日期、时间，易挥发的醇类产品开瓶后的使用期不得超过 30 天，不易挥发的产品开瓶后使用期不得超过 60 天。

8. 若连续进行第二次手术或手术中手套破损怀疑手被污染，应立即重新外科洗手和外科手消毒。

七步洗手法：第一步：洗手掌流水湿润双手，涂抹洗手液，掌心相对，手指并拢互相揉搓；第二步：洗背侧指缝手心对手背沿指缝相互揉搓，双手交换进行；第三步：洗掌侧指缝掌心相对，双手交叉沿指缝互相揉搓；第四步：洗指背弯曲各手指关节，握空心拳把指背放在另一手掌心旋转揉搓，双手交换进行；第五步：洗拇指一手握另一手大拇指旋转揉搓，双手交换进行；第六步：洗指尖弯曲手指关节，把指尖合拢在另一手掌心旋转揉搓，双手交换进行；第七步：洗手腕，揉搓手腕，双手交换进行。

表 1-1-1　外科手消毒评价标准

项目	考核要点	总分	评分等级				得分
			A	B	C	D	
准备	1. 检查所备物品齐全，洗手液、手消毒液在有效期内	11	3	2	1	0	
	2. 按手术室要求着装整齐，穿洗手衣裤，上衣下摆塞进裤腰，袖管卷至肘上 10cm 以上，袖口、领口内衣无外漏，去掉戒指及手表		3	2	1	0	
	3. 正确佩戴帽子、口罩，帽子遮住全发，口罩遮住口鼻。鼻夹与鼻相适应		3	2	1	0	
	4. 手部无破损，修剪指甲，前端平甲缘，剔除指缝污垢		2	1	0	0	

续表

项目	考核要点	总分	评分等级 A	B	C	D	得分
工作流程	1. 洗手：流动水湿润双手、前臂和上臂下 1/3，取皂液均匀涂抹双手	60	2	1	0	0	
	2.（内）掌心相对，手指并拢，相互揉搓，至少来回 10 次		2	1	0	0	
	3.（外）手心对手背沿指缝相互揉搓，至少来回 10 次，交换进行		2	1	0	0	
	4.（夹）掌心相对，双手交叉指缝相互揉搓，至少来回 10 次		2	1	0	0	
	5.（弓）弯曲手指使关节在另一手掌心旋转揉搓，至少来回 10 次，交换进行		2	1	0	0	
	6.（大）一手握另一手大拇指选择揉搓，至少来回 10 次，交换进行		2	1	0	0	
	7.（立）将一手五指指尖并拢放在另一手掌心旋转揉搓，至少来回 10 次		2	1	0	0	
	8.（腕）揉搓手腕，至少来回 10 次，交换进行		2	1	0	0	
	9. 螺旋式上升揉搓整个前臂，两侧在同一平面交替上升，不得回搓		2	1	0	0	
	10. 螺旋式上升揉搓上臂下 1/3，两侧在同一平面交替上升，不得回搓		2	1	0	0	
	11. 流动水彻底冲洗，指尖朝上，肘部放低，水由指尖流向肘部，不得倒流，避免溅湿衣裤		2	1	0	0	
	12. 重复步骤 1～11		11	8	4	0	
	13. 干手：用清洁干纸巾擦干双手、前臂和上臂 1/3		1	0	0	0	
	13. 进行外科手消毒：取适量免冲洗外科手消毒液		1	0	0	0	
	16. 按七步洗手法涂抹双手、前臂和上臂下 1/3，方法同 2～10，重复 2 遍，消毒高度应稍低于清洁高度		18	9	4	0	
	17. 取适量的手消毒液按七步洗手法涂抹双手，揉搓至干燥		7	5	3	0	

项目	考核要点	总分	评分等级				得分
			A	B	C	D	
无菌观念	1. 程序分明，动作熟练，无菌观念强	24	10	5	1	0	
	2. 手消毒液的取液量、揉搓时间及使用方法遵循产品的使用说明。涂抹免冲洗外科手消毒液至消毒液完全蒸发干时间：3 分钟		6	3	1	0	
	3. 消毒后双手置于胸前、手臂不得下垂。		5	3	1	0	
	4. 戴无菌手套前避免污染双手		3	2	1	0	
理论	答题正确得 5 分，基本正确得 3 分，不正确不得分	5	5	5	3	1	0
总分		100					

（王霜　付籍蕴）

第二节　穿、脱无菌手术衣

任何一种外科手消毒方法，都不能完全消灭皮肤深处的细菌，这些细菌在手术过程中逐渐移行到皮肤表面并迅速繁殖生长，故外科手消毒之后必须穿上无菌手术衣，戴上无菌手套，方可进行手术。常用的手术衣有两种式样：一种是对开式手术衣，另一种是折叠式手术衣。它们的穿法不同，无菌范围也不相同。此处以折叠式手术衣为例。

【操作目的】

穿无菌手术衣的目的是避免和预防手术过程中医务人员衣物上的细菌污染手术切口，同时保障手术人员安全，预防职业暴露。

【操作步骤】

1. 操作准备

（1）着装整洁规范，符合手术室要求［同外科手消毒操作前准备（1）～（3）〕。

（2）准备无菌持物钳，按要求打开手术衣敷料包于器械车上。

（3）按要求进行外科手消毒。

2. 操作方法

（1）拿取无菌手术衣，选择较宽敞处站立，面向无菌器械车。

（2）抓住手术衣的衣领，与肩平齐，上下展开，开口对外，远离胸前及手术台和其他人员。

（3）沿着衣领找到衣领两边缘端，轻抖手术衣，直到看到手术衣内袖口。

（4）将手术衣整体向上10cm轻掷，顺势将双手和前臂伸入衣袖内，并向前平行伸展。

（5）由巡回护士在穿衣者背后抓住衣领内面，协助将袖口后拉，器械护士手不可露出袖口。

（6）巡回护士系好领口的一对系带及左页背部与右侧腋下的一对系带。

（7）器械护士按要求无接触式戴手套。

（8）器械护士解开腰间活结，将右页腰带递给台上其他手术人员或交由巡回护士用无菌持物钳夹取，巡回护士旋转至器械护士左侧，将衣带交予器械护士，于腰前打结系紧，使手术衣右页遮盖左页。

（9）巡回护士待器械护士系好前腰带后整理手术衣的衣领及下摆，使手术衣覆盖严密、平整。

（10）手术结束，脱无菌手术衣时，器械护士解开腰间系带，由巡回护士协助解开衣领及背部系带，左手抓右肩手术衣外面，自上拉下手术衣衣襟，将衣袖外翻。同法拉下左肩，手术衣脱下后弃于污衣袋内，再脱手套。

3. 操作评价（表1-2-1）。

【注意事项】

1. 穿手术衣前，保证双手、前臂和上臂下1/3的无菌状态，当发生疑似污染时，应立即重新进行外科手消毒。

2. 穿无菌手术衣必须在相应手术间进行。

3. 取无菌手术衣时应一次整体拿起，传递腰带时，不能与协助穿衣人员相接触。

4. 穿无菌手术衣时应注意手术衣不可触及非无菌区域，如有质疑应立即更换。

5. 有破损的无菌手术衣或可疑污染时，应立即更换。

6. 巡回护士协助穿手术衣时不能触及穿衣者刷过手的手臂及手术衣外面。

7. 穿无菌手术衣人员必须戴好手套后，方可解开腰间活结或接取腰带，未戴手套的手不能触及手术衣衣领下的任何部分。

8. 穿好无菌手术衣后，双手半伸置于胸前，避免触碰周围的人和物。

9. 无菌手术衣的无菌区范围是肩以下、腰以上及两侧腋前线之间。

表 1 - 2 - 1 穿、脱无菌手术衣评价标准

项目	考核要点	总分	评分等级				得分
			A	B	C	D	
准备	1. 按手术室要求着装，洗手，戴口罩，精神饱满，报告声音洪亮	10	5	3	1	0	
	2. 备齐用物，放置合理		5	3	1	0	
工作流程	1. 外科手消毒后进入相应手术间，取无菌手术衣，面向无菌手术台后退一步，双手提起衣领两端，向前上方抖开，使得手术衣内面朝向操作者，将手术衣向上轻抛的同时顺势将双手和前臂伸入衣袖内，并向前平行伸展		15	8	4	0	
	2. 由巡回护士在穿衣者背后抓住衣领内面，协助将袖口后拉，器械护士手不可露出袖口		5	3	1	0	
	3. 巡回护士系好领口的一对系带及左页背部与右侧腋下的一对系带		6	3	1	0	
	4. 器械护士按要求无接触式戴手套		2	1	0	0	

续表

项目	考核要点	总分	评价等级				得分
			A	B	C	D	
工作流程	5. 器械护士解开腰间活结，将右页腰带递给台上其他手术人员或交由巡回护士用无菌持物钳夹取，巡回护士旋转至器械护士左侧，将衣带交予器械护士，于腰前打结系紧，使手术衣右页遮盖左页	55	10	5	1	0	
	6. 巡回护士待洗手护士系好前腰带后应整理手术衣的衣领及下摆，使手术衣覆盖严密、平整		5	2	1	0	
	7. 手术结束，脱无菌手术衣时，器械护士解开腰间系带，由巡回护士协助解开衣领及背部系带，左手抓右肩手术衣外面，自上拉下手术衣衣襟，将衣袖外翻。同法拉下左肩，手术衣脱下后弃于污衣袋内，再脱手套		10	5	1	0	
	8. 整理用物		2	1	0	0	
无菌操作	1. 程序分明，动作熟练，无菌观念强	30	15	8	4	0	
	2. 穿无菌手术衣人员必须戴好手套后，方可解开腰间活结或接取腰带，未戴手套的手不能触及手术衣衣领下的任何部分		5	3	1	0	
	3. 穿手术衣后，手术操作人员的无菌范围在胸前，不高过肩，不低过腰，双手不可交叉放于腋下		5	3	1	0	
	4. 脱手术衣时保护手臂及洗手衣裤不被手术衣外面所污染		5	3	1	0	
理论	答题正确得 5 分，基本正确得 3 分，不正确不得分	5	5	5	3	1	0
总分		100					

（王俊杰　付籍蕴）

第三节　无接触式戴、脱无菌手套

无接触式戴无菌手套是指手术人员在穿无菌手术衣时手不露出袖口独自完成或由他人协助完成戴手套的方法。

【操作目的】

执行无菌技术操作或接触无菌物品时，须戴无菌手套进行严格的医疗护理操作，确保无菌效果，保护患者和医务人员免受污染。

【操作步骤】

1. 操作准备

（1）着装整洁规范，符合手术室要求［同外科手消毒操作前准备（1）～（3）］。

（2）准备无菌持物钳及合适型号无菌手套，并检查无菌手套有效期及包装是否完整无破损、无潮湿。

（3）将无菌手套打开用无菌持物钳夹持放于打开的无菌器械车上。

（4）按要求进行外科手消毒，并穿无菌手术衣，双手不可露出袖口。

2. 操作方法

（1）双手隔衣袖将手套内层包装打开，使手套指尖与身体相对。

（2）右手隔衣袖取对侧手套，使右手大拇指与左侧手套大拇指相对，翻转手腕，手心朝上，使手套指尖朝向前臂，拇指相对反折边与袖口平齐。

（3）左手隔衣袖抓住手套边缘并将之翻转包裹手及袖口，右手顺势前伸，五指张开，迅速伸入手套内。

（4）同法戴手套的右手协助戴左手手套。

（5）双手调整衣袖及手套至舒适。

（6）手术结束，按要求脱下手术衣后，戴手套的右手插入左手手套外面反折边翻转脱去手套，然后左手拇指伸入右手鱼际肌之间，向下翻转脱去右手套。

3. 操作评价（表1-3-1）。

【注意事项】

1. 手套如有破损或污染，应立即更换。

2. 双手始终不能露于衣袖外，所有操作双手均在衣袖内。

3. 向近心端拉衣袖时用力不可过猛，袖口拉到拇指关节处即可。

4. 无接触式戴手套时，将反折边的手套口翻转过来包裹住袖口，不可将腕部暴露。

5. 已戴手套的手不能触及手套内面，未戴手套的手不可触及手套外面。

6. 感染、骨科等手术时手术人员应戴双层手套，有条件内层为彩色手套。

7. 穿无菌手术衣、戴无菌手套后，手术前手臂应保持在胸前，不高过肩，不低过腰，双手不能交叉放于腋下。

8. 脱手套时注意清洁手不被手套外侧面污染。

表1-3-1 无接触式戴、脱无菌手套评价标准

项目	考核要点	总分	评分等级				得分
			A	B	C	D	
准备	1. 按手术室要求着装，洗手，戴口罩，精神饱满，报告声音洪亮	10	5	3	1	0	
	2. 备齐用物，放置合理		5	3	1	0	
工作流程	1. 按要求进行外科手消毒，并穿无菌手术衣，双手不可露出袖口		5	3	1	0	
	2. 双手隔衣袖将手套内层包装打开，使手套指尖与身体相对		5	3	1	0	
	3. 右手隔衣袖取对侧手套，使右手大拇指与左侧手套大拇指相对		5	3	1	0	
	4. 翻转手腕，手心朝上，使手套指尖朝向前臂，拇指相对反折边与袖口平齐		5	3	1	0	

续表

项目	考核要点	总分	评分等级				得分
			A	B	C	D	
工作流程	5. 左手隔衣袖抓住手套边缘并将之翻转包裹手及袖口	55	6	3	1	0	
	6. 右手顺势前伸，五指张开，迅速伸入手套内		6	3	1	0	
	7. 同法戴手套的右手协助戴左手手套		10	5	1	0	
	8. 双手调整衣袖及手套至舒适		5	3	1	0	
	9. 手术结束，按要求脱下手术衣后，戴手套的右手插入左手手套外面反折边翻转脱去手套，然后左手拇指伸入右手鱼际肌之间，向下翻转脱去右手套		6	3	1	0	
	10. 整理用物		2	1	0	0	
无菌操作	1. 程序分明，动作熟练，无菌观念强	30	15	8	4	0	
	2. 双手始终不能露于衣袖外，所有操作双手均在衣袖内		5	3	1	0	
	3. 已戴手套的手不能触及手套内面，未戴手套的手不可触及手套外面		5	3	1	0	
	4. 脱手套时注意清洁手不被手套外侧面污染		5	2	1	0	
理论	答题正确得 5 分，基本正确得 3 分，不正确不得分	5	5	5	3	1	0	0
总分		100					

（高蕊　付籍蕴）

第四节　铺置无菌器械台

利用无菌包布铺无菌区时，包布的内面是无菌的，而包布的外面、边缘视为有菌。

【操作目的】

使用无菌单建立无菌区域，形成无菌屏障，防止无菌手术器械及敷料再污染，最大限度地减少微生物由非无菌区域转移至无菌区域；同时可以加强手术器械的管理，提高手术配合质量。

【操作步骤】

1. 操作准备

（1）着装整洁规范，符合手术室要求［同外科手消毒操作前准备（1）～（3）］。

（2）根据手术性质及范围，选择合适器械车。

（3）置无菌器械车于靠近手术区较宽敞的区域。

（4）准备无菌包、无菌持物钳、无菌溶液及手术所需一次性无菌物品。

（5）将无菌包置于器械车中央，检查无菌包名称、灭菌日期、外包装化学指示物、外包布是否潮湿、破损。

2. 操作方法

（1）按七步洗手法洗手。

（2）检查无菌持物钳（灭菌日期、外包装化学指示物、外包布完整性）。按无菌技术要求打开。

（3）徒手打开无菌包外层包布，先展开左右两侧，再展开近身侧，最后展开对侧。

（4）用无菌持物钳打开内层包布（顺序同外层包布），检查包内指示卡。

（5）检查无菌液体名称、浓度、剂量、有效期、使用方法、瓶口有无松动、瓶体有无裂缝、液体质量有无浑浊、沉淀、变质。按无菌技术原则倒无菌液体于无菌容器内，注意无菌溶液不可溅出浸湿无菌台面。未用完的无菌液体应注明开瓶日期及时间，有效期为4小时。

（6）打开一次性无菌物品外包装，用无菌持物钳夹持无菌物品，放于无菌器械台上。将无菌器械台置于无人走动的位置。

（7）器械护士外科手消毒后，穿无菌手术衣，无接触戴无菌手套，将无菌器械台面按器械物品使用顺序分类进行摆放。

3. 操作评价（表1-4-1）。

【注意事项】

1. 器械护士穿无菌手术衣、戴无菌手套后方可进行器械台的整理。未穿无菌手术衣及未戴无菌手套者，不得跨越无菌区及接触无菌台内无菌物品。

2. 无菌器械台的台面为无菌，无菌单应下垂台缘于30cm以上，手术器械物品不可超出台缘。

3. 保持无菌器械台及手术区整洁、干燥。无菌巾如果浸湿，应立即更换或重新加盖4层以上无菌单。

4. 移动无菌器械台时，器械护士不能接触台缘平面以下，巡回护士不可触及下垂的手术布单。

5. 无菌操作时保证环境清洁，操作区域相对宽阔，不能在人员频繁走动或浮尘飞扬的环境中操作。

表1-4-1　铺置无菌器械台评价标准

项目	考核要点	总分	评价等级				得分
			A	B	C	D	
准备	1. 按手术室要求着装，洗手，戴口罩，精神饱满，报告声音洪亮	20	3	2	1	0	
	2. 清洁器械车，按要求选择无菌包		3	2	1	0	
	3. 物品齐全（少一件扣一分）		6	4	1	0	
	4. 摆放位置正确（器械车放于手术间合适位置，距离墙面至少50cm以上，无菌包置于器械车台面中央位置，器械包正放，敷料包斜放）		8	5	2	0	
工作流程	1. 打开中心镊子罐持物钳方法正确		5	3	1	0	
	2. 查看布是否完整、干燥，有无破损，检查名称、灭菌日期和包外3M胶带		5	3	1	0	
	3. 用手依次打开器械包、敷料包的第一层，方法正确		3	2	1	0	
	4. 取、放无菌持物钳方法正确，钳端保持向下，放下时需咬合，咬合处至少一扣		3	2	1	0	

续表

项目	考核要点	总分	评分等级				得分
			A	B	C	D	
工作流程	5. 用持物钳按顺序打开敷料包及器械包第二层，四周下垂至少30cm，检查包内消毒指示卡	40	6	3	1	0	
			6	3	1	0	
	6. 将器械包内的碗盘摆放于规范位置		5	3	1	0	
	7. 取用溶液前检查液体名称、质量、有效期，瓶口有无松动、瓶体有无裂缝		5	3	1	0	
	8. 倒无菌溶液方法正确		2	1	0	0	
	9. 倒无菌溶液前冲瓶口、不外滴、不外溅						
无菌操作	1. 程序分明，操作熟练规范，无菌观念强，取放无菌物品无污染	35	20	10	5	0	
	2. 无菌台上放置的无菌物品不可超出器械台边缘以外，未消毒的手臂不得横跨无菌区		5	3	1	0	
	3. 移动无菌台时，器械护士不可手握边栏或接触台缘平面以下区域，巡回不可触及下垂的包布		5	3	1	0	
	4. 无菌物品无失效、破损及潮湿，污染后更换		5	3	1	0	
理论	答题正确得5分，基本正确得3分，不正确不得分	5	5	5	3	1	0
总分		100					

（高蕊　付籍蕴）

第五节　手术器械传递

手术器械是保证手术顺利进行的关键条件之一，也是手术室的重要组成部分，正确掌握手术器械的用途和传递方法，是手术护士必备的基础技能之一。

【操作目的】

能够对手术器械进行正确的传递，力度适当，可以起到提醒术者的作用，传递至术者手中的位置准确，术者接过即可使用。

【操作步骤】

1. 操作准备

（1）着装整洁规范，符合手术室要求［同外科手消毒操作前准备（1）~（3）］。

（2）外科手消毒后，穿无菌手术衣，无接触戴无菌手套。

2. 操作方法

（1）手术刀传递法

①采用弯盘进行无接触式传递法，水平传递给术者，防止职业暴露。

②采用徒手传递法：手持刀背，刀刃面向下，尖端向后呈水平传递。

（2）剪刀传递法：右手握住剪刀的中部，弯侧背向掌心，利用手腕部运动，适力将环柄拍打在术者掌心上。

（3）血管钳传递法

①单手传递法：右手握住止血钳前1/3处，弯侧向掌心，通过腕部的适当力量将环柄部拍打在术者掌心上。

②双手传递法：同时递两把器械时，双手交叉同时传递，递对侧器械的手在上，同侧的手在下，不可从术者的肩或背后传递。

（4）持针器传递法：右手捏住持针器的中部，传递时要避免术者将持针器和缝线同时握住，缝针的尖端朝向手心，针弧朝背，缝线搭在手背上。

（5）镊子传递法

①握镊子尖端、闭合开口，直立式传递。

②急时，可用拇指、示指、中指握镊尾部，合力关闭镊端，术者持住镊的中部。

（6）拉钩传递：先用盐水蘸湿，握住前端，将柄平行传递。

（7）咬骨钳传递法：枪状握轴部传递；双关节握头传递。

（8）锤、凿传递法

①左手握凿端柄递给术者左手。

②右手握锤，手柄水平递术者右手。

3. 操作评价（表1-5-1）。

【注意事项】

1. 传递器械前、后应检查器械的完整性，防止缺失部分遗留在手术部位。

2. 传递器械应做到稳、准、轻、快，用力适度，以达到提高术者注意力为限。

3. 传递器械的方式应准确，以术者接过后无须调整方向即可使用为宜。

4. 传递锐利器械时，建议采用无接触传递方法，如果徒手传递，应注意刃口向下，防止自伤及他伤。

5. 传递拉钩前应用盐水浸湿。

6. 向对侧或跨越式传递器械，禁止从医生肩后或背后传递。

7. 传递带线器械，应将缝线绕到手背，以免术者接器械时抓住缝线影响操作。

8. 及时清除手术视野周围不用的器械，避免器械堆积掉到地上。

表1-5-1 手术器械传递评价标准

项目	考核要点	总分	评分等级				得分
			A	B	C	D	
准备	1. 按手术室要求着装，洗手，戴口罩，精神饱满，报告声音洪亮	13	3	2	1	0	
	2. 外科手消毒后，穿无菌手术衣，无接触戴无菌手套方法正确		5	3	1	0	
	3. 整理手术器械台，按要求摆放手术器械，检查器械完整性		5	3	1	0	

续表

项目	考核要点	总分	评分等级				得分
			A	B	C	D	
工作流程	1. 手术刀传递方法正确	54	6	4	1	0	
	2. 剪刀传递方法正确		6	4	1	0	
	3. 血管钳传递方法正确		6	4	1	0	
	4. 持针器传递方法正确		6	4	1	0	
	5. 镊子传递方法正确		6	4	1	0	
	6. 拉钩传递方法正确		6	4	1	0	
	7. 咬骨钳传递方法正确		6	4	1	0	
	8. 锤、凿传递方法正确		6	4	1	0	
	9. 器械带线时缝线绕到手背，术者接器械时未抓住缝线		6	4	1	0	
无菌操作	1. 程序分明，操作熟练规范，无菌观念强，无菌台上放置的手术器械未超出器械台边缘以外，未从医生肩后或背后传递器械	28	15	10	5	0	
	2. 器械传递力度适度，传递过程中无污染		5	3	1	0	
	3. 及时回收用过的手术器械，检查其完整性，擦拭血迹		5	3	1		
	4. 未造成锐器伤		3	2	1	0	
理论	答题正确得 5 分，基本正确得 3 分，不正确不得分	5	5	5	3	1	0
总分		100					

（付籍蕴　熊岩）

第六节　无瘤技术操作

无瘤技术操作是指在恶性肿瘤的手术操作中为减少或防止癌细胞的脱落、种植和播散而采取的一系列措施。肿瘤的不可挤压性、锐性解剖、隔离肿瘤、整块切除、减少术中扩散机会和减少恶性肿瘤细胞污染是无瘤技术的六大原则。大量研究已证实，无瘤技术操作可有效减少肿瘤病灶及根治性手术后肿瘤的局部复发和远处转移，从而改善患者的预后，延长患者的无瘤生存期。因此，如何提高患者术后生存率，减少癌细胞医源性扩散，完善无瘤技术操作，应是引起手术室护士及手术操作人员高度重视的问题。

【操作目的】

无瘤技术的目的是防止癌细胞沿血道、淋巴道扩散，避免癌细胞的种植。

【操作步骤】

1. 操作准备

（1）着装整洁规范，符合手术室要求［同外科手消毒操作前准备（1）～（3）］。

（2）外科手消毒后，穿无菌手术衣，无接触戴无菌手套。

（3）整理无菌器械台，分出相对的"无瘤区"和"瘤区"，根据手术情况准备充足的手术器械，将接触切口的器械与接触肿瘤的器械分开放置。

2. 操作方法

（1）皮肤切口的保护

①粘贴手术切口保护膜，动作轻柔，尽量平整，避免出现小气泡，防止溢出肿瘤细胞在切口种植。

②将护皮巾缝合于两侧腹膜，再使用腹壁牵开器；然后将护皮巾与切口上、下角严密缝合，起到保护腹膜及切口的作用；或者使用一次性切口保护器。

（2）体腔探查

①探查动作要轻柔，切忌挤压，挤压会增加癌细胞向腹腔内脱落的风险，发生癌细胞种植。

②术中探查时应遵循由远及近的顺序，先探查肝、脾、盆腔、腹主动脉、周围淋巴结及肿瘤两端，最后探查原发肿瘤及受

累脏器。

③探查完毕，更换无菌手套。

（3）游离、切除肿瘤

①当肿瘤有溃疡或菜花样外翻时，用纱巾保护或用纱布将其包扎，使其与正常组织及创面相隔离。

②手术者的手套不直接接触肿瘤，如遇术中肿瘤破裂，需彻底清除干净，用纱巾紧密遮盖或包裹，并更换手套和手术器械，术中要及时更换纱巾，所有使用过的纱布、纱巾，均应用短平镊夹取，不能徒手接触，严禁换洗重复使用。如要对病变进行反复探查，每次探查后均应立即更换手套，如不更换手套，医生的手就会成为肿瘤细胞传播的媒介，容易造成腹膜转移。

③手术操作过程中动作要轻柔，避免不必要的接触，以免将肿瘤组织中带有肿瘤细胞的血液挤回进入全身血循环中。手术中显露肿瘤后应尽早结扎肿瘤的出入血管，再分离肿瘤的细胞组织，可减少癌细胞血行播散的机会。

④肿瘤切除后，使用弯盘存放切下的肿瘤标本，严禁在手术台上解剖，所有接触过肿瘤的器械、缝针均应放置于"瘤区"，严禁再用于接触正常组织，以免将器械上的癌细胞带入其他组织。

（4）冲洗

①应用未被有瘤器械污染的盆盛装冲洗液冲洗术野。禁用洗刷过器械被污染的无菌盆盛装冲洗液冲洗术野。

②冲洗液应灌满创面各间隙，保留 3～5 分钟后再吸出，反复冲洗 2～3 次。吸净后，勿用纱垫擦拭，以免癌细胞种植。

（5）选择合适的冲洗液

①蒸馏水：将 43℃的蒸馏水用于肿瘤细胞 3 分钟即可使肿瘤细胞破损。因此蒸馏水作为冲洗液，能有效避免肿瘤细胞的播散和种植。

②碘伏：手术中和手术完毕时，可以用稀释 10 倍的碘伏液

冲洗创面、盆腔、腹腔和切口，以防感染并避免肿瘤种植。

③洗必泰：洗必泰溶液可以迅速吸附细胞质，使细胞胞浆成分外浸，抑制细胞多种酶的活性。因此术中使用洗必泰溶液冲洗手术创面，以减少肿瘤复发的机会。

④抗癌药物溶液：根据情况在生理盐水或蒸馏水中放置抗癌药物。遵医嘱将顺铂、氮芥等化疗药直接注入体腔，体腔药物浓度应远远高于血浆，使种植或游离的癌细胞能充分浸泡在高浓度的化疗药中，增强化疗药物的直接杀伤作用。

（6）"三撤三换"

①"三撤"：撤下接触过肿瘤的器械；撤下使用过的纱布、纱巾；撤下线束治疗巾上层的无菌敷料。

②"三换"：所有台上人员更换无菌手套；切口四周及托盘上加铺治疗巾；更换未接触过肿瘤的器械。

（7）术后器械处理

①肿瘤手术的器械清洗与其他常规手术的清洗方法一致，包括机械清洗、手工清洗。

②机械清洗适用于大部分常规器械的清洗。手工清洗适用于精密、复杂器械的清洗和有机物污染较重器械的初步处理。

3. 操作评价（表1-6-1）。

【注意事项】

1. 根据手术情况应准备充足的手术器械、纱巾、纱布、缝针、缝线及术中需要加铺的敷料和无菌手套。

2. 器械护士应提前15分钟洗手上台，整理无菌器械台，准备好相关手术器械，分出相对的"无瘤区"和"瘤区"；肿瘤切除后，所有接触过肿瘤的器械均放置于"瘤区"，严禁再使用于正常组织，以免将器械上的癌细胞带入其他组织。

3. 纱布、纱巾被癌细胞污染后，应立即更换，注意要用短平镊夹取，不能徒手接触，严禁换洗并重复使用。

4. 切下的瘤体及淋巴结应使用弯盘分类放置，不可混淆，交由巡回护士做好标记，严禁在手术台上解剖。

表 1 - 6 - 1　无瘤技术操作评价标准

项目	考核要点	总分	评分等级				得分
			A	B	C	D	
准备	1. 按手术室要求着装，洗手，戴口罩，精神饱满，报告声音洪亮	16	3	2	1	0	
	2. 外科手消毒后，穿无菌手术衣，无接触戴无菌手套方法正确		5	3	1	0	
	3. 整理手术器械台，分出相对的"无瘤区"和"瘤区"，根据手术情况准备充足的手术器械，按要求摆放手术器械，将接触切口的器械与接触肿瘤的器械分开放置，检查器械完整性		8	5	1	0	
工作流程	1. 皮肤切口保护方法正确	49	5	3	1	0	
	2. 体腔探查完毕，更换无菌手套，如需反复探查，每次探查后更换手套		6	4	1	0	
	3. 术中及时更换接触肿瘤的纱巾、纱布，接取方法正确		6	4	1	0	
	4. 术中如遇肿瘤破裂，处理方法正确		6	4	1	0	
	5. 肿瘤切除后，与其接触的器械放置位置正确		6	4	1	0	
	6. 选择合适的冲洗液，盛装冲洗液容器使用正确（禁用洗刷过器械被污染的无菌盆盛装冲洗液冲洗术野）		4	2	1	0	
	7. 冲洗后"三撤"方法正确		8	5	1	0	
	8. 冲洗后"三换"方法正确		8	5	1	0	
无菌操作	1. 程序分明，操作熟练规范，无菌观念强，接触过肿瘤的器械、缝针、纱巾、纱布未用于其他部位	30	15	10	5	0	
	2. "无瘤区"和"瘤区"划分明确，无互相污染		10	5	1	0	
	3. 切下的瘤体及淋巴结使用弯盘分类放置，未在手术台上解剖		5	3	1	0	

续表

项目	考核要点	总分	评分等级				得分
			A	B	C	D	
理论	答题正确得 5 分，基本正确得 3 分，不正确不得分	5	5	5	3	1	0
总分		100					

（付籍蕴 李玮）

第七节 手术体位的摆放

手术体位是指手术中患者的舒适卧位，正确的手术体位可良好的暴露手术视野，防止神经、肢体等意外损伤，缩短手术时间。反之，可造成手术操作困难，导致重要器官损伤，大血管或神经损伤导致机体功能障碍。因此，必须熟练掌握手术体位的摆放。

【操作目的】

手术体位的摆放要保证患者的舒适和安全，并能充分暴露手术部位，方便手术医生操作，保证呼吸和循环通畅，防止神经、血管受压和肌肉扭伤。手术体位的操作务必做到轻柔缓慢，协调一致，切实注意负重点和支点正确合理，已安置的体位要保持固定不移动，不妨碍呼吸动作和静脉回流，避免软组织受异常压迫或牵引造成机体损伤，为患者营造一个安全舒适的环境，让患者平安度过手术期。

【操作步骤】

1. 仰卧位的体位摆放：适用于头面部，胸部，腹部，上肢，下肢等部位手术。

（1）操作准备：患者资料、中单、软垫、约束带。

（2）操作方法

①着装整洁规范，符合手术室要求，洗手，戴口罩。

②核对患者姓名、性别、年龄、病区、床号、住院号、诊断、手术名称、手术部位等。

③患者仰卧于手术床上。

④双上肢自然放于身体两侧，中单固定。

⑤双下肢伸直，双膝下放一软垫，防止双下肢伸直时间过长引起神经损伤。

⑥约束带轻轻固定膝部，松紧度以放入一横指为宜。

2. 侧卧位的体位摆放：适用于胸部、肾脏、髋部等侧卧位手术。

（1）操作准备：患者资料、中单、软垫、胸垫、束臂带、前后挡板。

（2）操作方法

①着装整洁规范，符合手术室要求，洗手戴口罩。

②核对患者姓名、性别、年龄、病区、床号、住院号、诊断、手术名称、手术部位等。

③患侧向上，侧卧90°。

④胸下垫一胸垫。

⑤束臂带固定双上肢于支臂板上。

⑥安装前后挡板，前方固定于耻骨联合处，后方固定于骶尾处。

⑦头下垫一软枕。

⑧两腿之间放一大软垫，根据手术情况约束带固定下肢，若为髋部或下肢手术，约束带将大软垫与下侧下肢一起固定，而上侧下肢不约束，以便满足术中复位的需要。

3. 截石位的体位摆放：适用于肛门、尿道、会阴部、经腹会阴联合切口、阴道手术、经阴道子宫切除、直肠手术等。

（1）操作准备：患者资料、棉垫、约束带、中单。

（2）操作方法

①着装整洁规范，符合手术室要求，洗手戴口罩。

②核对患者姓名、性别、年龄、病区、床号、住院号、诊

断、手术名称、手术部位等。

③患者仰卧。

④两腿屈髋，膝放于腿架上，腿与腿架之间垫一软垫，并用约束带固定，松紧度以放入一横指为宜。

⑤两腿高度以患者腘窝的自然弯曲下垂为准。

⑥将膝关节摆正，防止腓总神经损伤。

⑦将床尾撤下。

4. 俯卧位的体位摆放：适用于颈椎后路，脊柱及其他背部大手术。

（1）操作准备：患者资料、胸垫、腋垫、髂垫、约束带、大软枕。

（2）操作方法

①着装整洁规范，符合手术室要求，洗手戴口罩。

②核对患者姓名、性别、年龄、病区、床号、住院号、诊断、手术名称、手术部位等。

③将患者俯卧，头置于头托上，胸下垫胸垫，双侧腋下垫腋垫，两侧髂窝垫髂垫，使患者的胸腹部呈悬空状，保持胸腹部呼吸不受限制，同时避免因压迫下腔静脉回流不畅而引起的低血压。

④双上肢自然弯曲置于头侧，并用约束带固定。

⑤双足部垫一大软枕，使踝关节自然弯曲下垂，并用约束带固定。

5. 半坐卧位（沙滩椅位）的体位摆放：适用于鼻、口腔、肩、锁骨等部位手术。

（1）操作准备：圆枕、腘窝垫、足跟垫、约束带。

（2）操作方法

①着装整洁规范，符合手术室要求，洗手，戴口罩。

②核对患者姓名、性别、年龄、病区、床号、住院号、诊断、手术名称、手术部位等。

③患者仰卧于手术床上，将床的中 1/3 上抬与上 1/3 形成夹角使髋随之屈曲 70°~110°，床的中 1/3 与下 1/3 所形成的夹角，

使膝屈曲20°~30°，臀部处于卧位的最低点，有效地抵抗了术中对患者肩部的作用力，避免了半卧位中患者下滑的现象。

④患者坐于手术台上，中1/3交界处，而小腿放在下1/3处，用2根约束带分别将头和下颌固定牢固，颈后垫圆枕以防头部左右摇摆、颈后悬空，保持头屈曲位以便颈后部伸直。

⑤双腘窝部垫一腘窝垫可使髋、膝部适当屈曲，保持功能位，防止神经血管牵拉受压。

⑥足跟处垫足跟垫防止手术时间长皮肤受压，血液循环差。

⑦患者患肩应平手术床沿（肩关节镜手术时患肩要超出床沿，便于操作）。

3. 操作评价（表1-7-1）。

【注意事项】

1. 保持患者安全舒适、骨隆起处衬软垫或防压疮垫；在摩擦较大的部位，衬以软垫。

2. 充分暴露手术部位，保持手术体位固定，固定带松紧适宜。

3. 保持呼吸道通畅，呼吸运动不受限。

4. 保持静脉血液回流良好，大血管、神经不受压，肢体固定时要加衬垫，不可过紧。

5. 上肢外展不得超过90°，保护下肢腓总神经不可受压，俯卧位时小腿垫高，使足尖自然下垂。

6. 安置体位，告知麻醉医生做好相应准备；移位时应动作轻缓，用力协调一致。

表1-7-1 手术体位的摆放评价标准

项目	考核要点	总分	评分等级				得分
			A	B	C	D	
准备	1. 按手术室要求着装，洗手，戴口罩，精神饱满，报告声音洪亮	15	3	2	1	0	
	2. 根据手术方式选择手术体位		6	4	1	0	
	3. 根据手术体位，选择摆放体位所需物品		6	4	1	0	

续表

项目	考核要点	总分	评分等级 A	B	C	D	得分
工作流程	1. 核对患者基本信息，确认手术部位	55	5	3	1	0	
	2. 摆放手术体位方法正确		15	10	5	0	
	3. 约束带固定肢体松紧适宜		5	3	1	0	
	4. 各种体位垫应用合理		5	3	1	0	
	5. 按要求规范使用防压疮材料		5	3	1	0	
	6. 肢体各关节处于功能位		5	3	1	0	
	7. 未造成肢体过度牵拉		5	3	1	0	
	8. 静脉血液回流良好，大血管、神经未受压		5	3	1	0	
	9. 呼吸道通畅，呼吸运动未受限		5	3	1	0	
无菌操作	1. 程序分明，操作熟练规范	25	10	5	1	0	
	2. 患者安全舒适，手术部位暴露充分		5	3	1	0	
	3. 移位患者时，动作轻缓，用力协调一致，注意保暖		5	3	1	0	
	4. 关心体贴患者，注意隐私保护		5	3	1	0	
理论	答题正确得 5 分，基本正确得 3 分，不正确不得分	5	5	5	3	1	0
总分		100					

（高蕊　付籍蕴）

第八节　无菌敷料包配置

手术布类无菌敷料是用来铺盖手术野四周皮肤的屏障材料。传统的手术布类是用未经漂白的纯棉布缝制而成，布质细柔，舒适，价格便宜，可以耐受反复多次的洗涤和灭菌处理；一次性手术衣及手术敷料采用无纺布制作，具有一层结构紧密、能有效阻隔细菌渗透的天然浆层。

【操作目的】

使用无菌敷料可使无菌区与非无菌区绝对分开，以免发生切口感染；降低手术的感染率；阻隔细菌，自我防护。

【操作步骤】

1. 操作准备

（1）用物准备：大包布，中单，治疗巾，孔巾。

（2）常见的敷料包名称、数量与用途（表1-8-1）。

2. 手术布类种类及规格

（1）包布：大140cm×140cm，中100cm×100cm，小80cm×80cm，均为双层。

（2）中单：200cm×100cm，单层。

（3）治疗巾：80cm×50cm，单层。

【注意事项】

1. 打包时包布要平整、无接缝、无破损、无潮湿。

2. 敷料包的结构要紧致，外形规整，打包时遵循内松外紧的原则。

3. 保存在干燥的环境中，避免潮湿。

表1-8-1　敷料包名称、数量与用途

名称	用途	构成及数量	
中型布类包	腹部手术铺单用	孔巾	1
		中单	2
		治疗巾	10
胸部布类包	胸部手术铺单用	治疗巾	10
		中单	10
		大包布	1
衣包	手术人员用	手术衣	1
		手术衣	5

续表

名称	用途	构成及数量	
治疗布包	手术部位铺单	中单	2
		大包布	1
		治疗巾	5

（王霜 付籍蕴）

第九节 手术器械的配置

手术器械是外科手术操作的基本工具，了解各种手术器械的设计目的和结构特点，掌握其主要功能是正确选择和使用器械的前提和保证。

【操作目的】

将基础器械与专科器械进行优化配置，更好地满足手术所需，提高护士的工作效率。

【操作步骤】

1. 物品准备：根据手术所需选择合适器械，并检查器械清洁度与完整性。

2. 器械配置

（1）基腹器械包（表1-9-1）。

（2）胸外科器械包（表1-9-2）。

（3）压缩骨折器械包（表1-9-3）。

（4）上肢骨折器械包（表1-9-4）。

（5）下肢骨折器械包（表1-9-5）。

（6）甲状腺器械包（表1-9-6）。

（7）上颌窦根治器械包（表1-9-7）。

（8）下颌骨切除器械包（表1-9-8）。

（9）小儿腹腔镜器械包（表1-9-9）。

（10）小儿急诊开腹探查器械包（表1-9-10）。

（11）妇科腹腔镜器械包（表1-9-11）。

（12）妇科腹腔镜补充器械包（表1-9-12）。

（13）肝胆腹腔镜器械包（表1-9-13）。

【注意事项】

1. 器械及其容器的总重量不应超过7kg，若过重则易使背负者受伤，并易导致消毒后器械潮湿而不易烘干。

2. 器械的放置必须标准化，以方便存放，更替，更易于对手术所需器械进行识别与定位。

3. 检查器械清洁度时要着重关节和齿缝部位。

4. 检查器械完整性时要注意有无细小螺丝的松动。

5. 根据情况拆分器械进行包装，避免器械包超重。

表1-9-1　基腹器械包

名称	数量	名称	数量	名称	数量
海绵钳	2	持针器	4	直芽血管钳	4
卵圆钳	2	蚊式钳	6	扁平勾	2
刀柄	2	组织钳	6	宽开腹勾	1
组织剪	2	弯血管钳	18	深开腹勾	1
线剪	3	扁桃腺钳	2	特深开腹勾	1
无齿镊	2	小直角钳	2	压肠板	1
有齿镊	3	胸科止血钳	2	自动开腹勾	1
布巾钳	8	长弯血管钳	4		

表1-9-2　胸外科器械包

名称	数量	名称	数量	名称	数量
海绵钳	2	弯血管钳	18	腹部单头深勾	1
卵圆钳	1	扁桃腺钳	2	大开胸器	1
刀柄	2	小直角钳	2	中开胸器	1
组织剪	2	大直角钳	1	小开胸器	2
线剪	3	胸科止血钳	2	并肋器	1

续表

名称	数量	名称	数量	名称	数量
无齿镊	2	长弯血管钳	4	肋骨打孔器	1
有齿镊	2	直芽血管钳	4	乳突牵开器	1
长血管镊	1	心耳钳	1	大肋骨剪	1
布巾钳	18	肺叶钳	2	方头咬骨剪	1
持针器	6	胃钳	1	压肠板	1
蚊式钳	10	扁平勾	2	肋骨骨膜起子	4
组织钳	4	双肌勾	1		
无创组织钳	2	动脉拉钩	1		

表 1-9-3 压缩骨折器械包

名称	数量	名称	数量	名称	数量
海绵钳	2	直血管钳	2	椎板咬骨钳	3
刀柄	2	直芽血管钳	2	长柄刮匙	1
组织剪	2	扁平勾	2	骨锤	1
线剪	2	神经拉钩	2	骨凿（套）	1
无齿镊	2	双头肌肉勾	1	神经剥离子	3
有齿镊	1	单勾	2	骨膜剥离子	2
尖镊	2	棘突咬骨剪	1	圆头骨膜剥离子	2
布巾钳	6	棘突咬骨钳	1	半椎板牵开器	1
持针器	2	髓核钳	3	椎板牵开器	1
蚊式钳	4	鹰嘴咬骨钳	2	后路凹牵开器	1
组织钳	4	直双关节咬骨钳	1	钢尺	1
弯血管钳	8	侧方咬骨钳	2	吸引器头	3

表 1-9-4 上肢骨折器械包

名称	数量	名称	数量	名称	数量
海绵钳	2	直血管钳	8	内六角改锥	2
刀柄	2	直芽血管钳	2	骨膜剥离子	2
组织剪	1	扁平勾	2	神经剥离子	1

续表

名称	数量	名称	数量	名称	数量
线剪	2	双头肌勾	1	刮匙	1
无齿镊	2	四爪拉钩	2	后路凹牵开器	1
有齿镊	1	咬骨钳	1	吸引器头	1
布巾钳	6	老虎钳	2	持骨器	3
持针器	2	骨锤	1	折弯器	2
组织钳	4	骨凿（套）	1		
弯血管钳	8	改锥	1		

表 1 – 9 – 5 下肢骨折器械包

名称	数量	名称	数量	名称	数量
海绵钳	2	弯血管钳	12	改锥	1
刀柄	2	直血管钳	2	骨膜剥离子	2
组织剪	1	长弯血管钳	2	神经剥离子	2
线剪	1	直芽血管钳	2	刮匙	1
无齿镊	3	扁平勾	2	鹰嘴咬骨钳	1
有齿镊	1	双头肌勾	2	老虎钳	2
布巾钳	6	板状拉钩	3	后路凹牵开器	2
持针器	2	骨凿（套）	1	板状拉钩	2
组织钳	4	骨锤	1	髌骨钳	2

表 1 – 9 – 6 甲状腺器械包

名称	数量	名称	数量	名称	数量
海绵钳	2	布巾钳	8	扁桃腺钳	2
刀柄	2	持针器	2	小直角钳	1
组织剪	1	蚊式钳	12	直芽血管钳	4
线剪	2	组织钳	4	甲状腺拉钩	2
无齿镊	2	弯血管钳	24	扁平勾	2
有齿镊	2	直血管钳	8	吸引器头	1

表1-9-7　上颌窦根治器械包

名称	数量	名称	数量	名称	数量
海绵钳	1	弯血管钳	2	长鼻镜	1
刀柄	2	直血管钳	2	短鼻镜	1
中甲剪	1	360°旋转黏膜钳	1	平凿	2
下甲剪	1	上颌窦黏膜咬切钳	1	圆凿	3
线剪	1	鼻中隔咬骨钳	1	上颌窦剥离子	1
无齿镊	1	上颌窦咬骨钳	1	侧弯剥离子	1
枪状镊	2	上颌窦止血钳	1	上颌窦刮匙	1
布巾钳	6	蝶窦咬骨钳	1	上颌窦穿刺针	2
持针器	1	标本钳	7	锤子	1
纹式钳	2	上颌窦拉钩	2	鼻腔吸引头	2
带吸引鼻组织钳	1	圈套器	1	吸引器头	2

表1-9-8　下颌骨切除器械包

名称	数量	名称	数量	名称	数量
海绵钳	2	直血管钳	6	钢丝剪	1
刀柄	2	直芽血管钳	2	尖老虎钳	1
组织剪	1	扁平勾	2	拔牙钳	2
线剪	2	甲状腺勾	2	咬骨钳	1
无齿镊	2	平凿	3	全麻开口器	1
有齿镊	1	圆凿	2	开口器	1
布巾钳	6	神经剥离子	2	牙科锉	1
持针器	2	侧弯剥离子	1	锤子	1
蚊式钳	6	骨膜剥离子	2	吸引器头	1
组织钳	2	刮匙	1		
弯血管钳	18	线锯	1		

表 1 - 9 - 9　小儿腹腔镜器械包

名称	数量	名称	数量	名称	数量
海绵钳	2	有齿镊	1	组织钳	2
刀柄	1	整形平镊	1	单头小拉钩	2
组织剪	1	布巾钳	6	双头小拉钩	2
整形剪	1	持针器	1	吸引器头	1
无齿镊	1	蚊式钳	6		

表 1 - 9 - 10　小儿急诊开腹探查器械包

名称	数量	名称	数量	名称	数量
海绵钳	2	持针器	3	小平勾	2
刀柄	2	蚊式钳	14	开腹勾	1
组织剪	2	组织钳	4	S 拉钩	3
线剪	2	弯血管钳	8	小儿肠钳	2
整形剪	1	扁桃腺钳	2	探针	3
无齿镊	2	小直角钳	1	压肠板	1
有齿镊	2	直芽血管钳	2	吸引器头	1
整形平镊	1	吸引器头	1		
布巾钳	6	扁平勾	2		

表 1 - 9 - 11　妇科腹腔镜器械包

名称	数量	名称	数量	名称	数量
海绵钳	2	有齿镊	1	弯血管钳	5
刀柄	1	布巾钳	8	小平勾	2
线剪	2	持针器	1	吸引器头	1
无齿镊	1	组织钳	4		

表 1 - 9 - 12　妇科腹腔镜补充器械包

名称	数量	名称	数量	名称	数量
有齿镊	1	宫颈钳	2	取环勾	1
大平镊	1	上叶	1	金属导尿管	1

续表

名称	数量	名称	数量	名称	数量
窥镜	2	下叶	1	小S勾	1
吸宫头	2	宫颈探	1		
举宫器	1	宫颈扩张器	13		

表 1-9-13 肝胆腹腔镜器械包

名称	数量	名称	数量	名称	数量
海绵钳	2	布巾钳	8	长弯血管钳	1
线剪	2	持针器	1	小扁平勾	2
无齿镊	1	组织钳	2	胆道取石钳	1
有齿镊	1	弯血管钳	4	吸引器头	1

（高蕊 付籍蕴）

第十节 静脉留置针输液法

静脉留置针输液法是通过穿刺针使套管进入静脉，将无菌溶液或药液直接滴入静脉内的一种方法。静脉留置针在体内一般可以留置72~96小时，一定程度上减轻患者反复穿刺的痛苦，也减少了护理人员的工作负担，能随时保持静脉的通路，方便用药及抢救。

【操作目的】

建立静脉通路，便于抢救；补充血容量，保证术中容量充足；改善微循环，维持血压；纠正水、电解质失调，维持酸碱平衡；补充营养，供给热能。

【操作步骤】

1. 操作准备

（1）着装整洁规范，符合手术室要求，洗手戴口罩。

（2）用物准备：医嘱单、输液溶液、静脉留置针、无菌透明敷料、2%碘酒、75%乙醇溶液、棉签、输液器、三通连接管、止血带、垫巾、支臂板。

2. 操作方法

（1）检查所有物品均在有效期，包装无破损，可以正常使用。

（2）打开液体包装，检查瓶口有无松动及液体质量（将液体上下摇动2次，对光检查有无浑浊、沉淀及絮状物，挤压液体有无漏液）。

（3）打开液体瓶盖并消毒瓶口（以螺旋式动作从中心向外旋转涂擦，一遍2%碘酒两遍75%乙醇溶液消毒，蘸棉签要求无外滴、无倒置、无污染）。

（4）打开三通和输液器包装，连接液体，调整三通开关，连接三通。

（5）挂液体于吊杆上，排气（茂菲氏滴壶内液面高度为1/2~2/3）对光检查输液管内气体是否排尽。

（6）将静脉留置针、无菌透明敷料和皮肤消毒盒（止血带、棉签）备齐至麻醉准备车上，推至手术床旁。

（7）患者入室后核对其信息及解释输液目的。

（8）安装支臂板。

（9）铺垫巾于穿刺侧手臂下方，系止血带（距离穿刺点上方10~15cm），选择合适的血管（穿刺部位皮肤完整，血管弹性良好，无红肿，无硬结），松止血带。

（10）再次排气，对光检查输液管内气体是否排尽。

（11）消毒皮肤，范围8~10cm（要求：以穿刺点为中心，2%碘酒消毒待干后，再用75%乙醇溶液棉签脱碘2次，棉签消毒要有止点），打开静脉留置针、无菌透明敷料包装，系止血带选择合适穿刺部位，嘱患者握拳，反向提问核对患者姓名，请其配合。

（12）进行静脉留置针穿刺（以左手拇指压住静脉使其固定，右手持套管针，针头斜面向上，与皮肤呈15°~30°角，由静脉上方或侧方刺入皮下，见回血后降低穿刺角度顺行刺入约0.2~

0.5cm），确保外套管进到静脉内，右手回撤针芯，左手拇指与示指将外套管全部送入血管，松止血带，嘱患者松拳，左手按住套管顶端，右手拔出套管针芯，去掉三通帽连接至套管，松开滴速调节器，贴无菌透明敷料（纵行贴敷，连接处位于贴膜中心点），于贴膜边缘处粘贴写好穿刺日期及时间的标识。

（13）调节滴速（成人40~60滴/分钟，儿童20~40滴/分钟，年老体弱、婴幼儿、心肺疾病患者输入宜慢）。

（14）收止血带、垫巾，整理用物，向患者交代注意事项。

3. 操作评价（表1-10-1）。

【注意事项】

1. 血管选择应由远心端向近心端，选择弹性好，走向直，清晰可见，便于穿刺的血管置管。由于手术室的特殊性，为保证患者安全，便于静脉给药、抢救、快速补充溶液，应尽量选择较粗血管和较粗型号的静脉留置针。

2. 静脉留置针操作必须严格执行无菌技术操作规程，严格一人一巾一带，止血带用毕浸泡消毒。

3. 贴无菌透明敷料后，应及时粘贴写好穿刺日期及时间的标识，注意要贴于无菌透明敷料边缘处，不可遮挡穿刺点，以免影响对穿刺部位的观察。

4. 进行静脉留置针穿刺的肢体应妥善固定，以免针管脱出。

5. 不可在输液侧肢体上端使用血压袖带或止血带。

6. 观察患者生命体征，观察穿刺部位情况，有无红肿、渗液，向非全麻患者询问有无疼痛不适，如有异常情况应及时拔除套管并作相应处理，更换肢体另行穿刺。

表1-10-1 静脉留置针输液法评价标准

项目	考核要点	总分	评分等级				得分
			A	B	C	D	
准备	1. 按手术室要求着装，洗手、戴口罩，精神饱满，报告声音洪亮	7	2	1	0	0	
	2. 备齐用物、放置合理		5	3	1	0	

续表

项目	考核要点	总分	评分等级 A	评分等级 B	评分等级 C	评分等级 D	得分
工作流程	1. 检查所有物品有效期及是否漏气（从左至右最后棉签、口述）	68	5	3	1	0	
	2. 检查液体瓶口及质量方法正确		3	2	1	0	
	3. 消毒瓶口方法正确		3	2	1	0	
	4. 取用输液器、三通延长管方法正确无污染		4	2	1	0	
	5. 排气一次成功		3	2	1	0	
	6. 液面高度适宜（1/2～2/3处）		2	1	0	0	
	7. 备齐物品至麻醉准备车上		2	1	0	0	
	8. 患者入室核对、解释		2	1	0	0	
	9. 安装支臂板方法正确、位置合理		2	1	0	0	
	10. 铺垫巾位置正确		2	1	0	0	
	11. 系止血带部位合适（10～15cm）		2	1	0	0	
	12. 选血管方法正确（口述），松止血带及时		3	2	1	0	
	13. 再次排气，检查气泡，药液无浪费（小于5滴）		3	2	1	0	
	14. 消毒皮肤范围（8～10cm）方法正确		3	2	1	0	
	15. 打开静脉留置针、无菌透明敷料包装，方法正确，无污染		2	1	0	0	
	16. 反问核对姓名、嘱配合		2	0	0	0	
	17. 进针稳准，一针见血（退一次扣2分，扎穿0分）		10	8	4	0	
	18. 送套管及连接方法正确		6	4	2	0	
	19. 穿刺后及时"三松"（止血带、调节器、拳）		3	2	1	0	
	20. 无菌透明敷料固定静脉留置针方法正确、牢固、美观，标注穿刺日期、时间及时，准确		2	1	0	0	

续表

项目	考核要点	总分	评分等级 A	B	C	D	得分
工作流程	21. 合理调节滴速，计算输液时间，（超出标准范围不得分，在标准范围内±5滴不扣分，大于±5滴每滴扣0.2分，计时结束）		2	1	0	0	
	22. 整理用物，向患者交代注意事项		2	1	0	0	
无菌操作	1. 操作正确，动作轻柔，点滴通畅		4	2	1	0	
	2. 无菌观念强，操作无污染		5	3	1	0	
	3. 观察，处理故障正确	15	2	1	0	0	
	4. 患者痛感较小，无不适感		2	1	0	0	
	5. 操作时间4分钟（每超10秒扣1分）		2	1	0	0	
理论	理论答题正确得3分、基本正确2分、不正确得0分	5	5	3	1	0	
告知	告知内容全面得3分、基本全面得2分、不正确得0分	5	5	3	1	0	
总分		100					

（王雅静　张冬梅）

第十一节　术中输血与术中给药

术中输血是指在手术中输入血液（包括自体血以及异体全血、红细胞，血小板、新鲜冰冻血浆和冷沉淀等）。在手术过程中，使用药品是不可或缺的，绝大多数都是通过静脉通路给药，是由麻醉医生和手术室护士操作。

【操作目的】

补充血容量，以维持循环的稳定；改善贫血，以增加携氧能力；提高血浆蛋白，以增加胶体渗透压；增加免疫力和凝血能力。

【操作步骤】

1. 术中输血：术中失血（15ml/kg 以上）致血容量低下者，应输用全血补充；凝血异常者，除输入新鲜血外，还应着重输入有关凝血因子，如血小板、第Ⅷ因子等。

（1）操作准备

①着装整洁规范，符合手术室要求，洗手戴口罩。

②用物准备：取血箱、取血单、病历（内有血型单）、0.9%氯化钠溶液、输血器。

（2）操作步骤

①麻醉医师根据术中患者病情及失血情况确定血液制品类型及数量，开具取血单，巡回护士与血库联系后，携带病例、取血单、取血箱去血库取血。

②在血库由巡回护士与发血者根据病历内血型单、取血单共同查对发血单和血袋上的患者姓名、性别、年龄、床号、住院号、血型、交叉配血结果、血液成分、血袋号、血量、取血时间、血液有效期及血液颜色、外观、包装完整性，分别签字确认。

③巡回护士取回血后与麻醉医生共同来到患者床旁核对患者"腕带"信息，并再次核对发血单与血袋信息。核对无误后，开始输血操作。

④取 0.9% 氯化钠溶液连接输血器预冲输血管，输入适量生理盐水后，无菌操作下将输血器插入血袋内，调节输血速度，输血速度依病情而定。

⑤观察有无输血反应（若发生一般输血反应，则减慢或停止输血；若发生严重输血反应应立即停止输血，进行对症处理，并报告输血科，将输血器及血袋及时送至输血科，由输血科进行检测、检查、开展医学溯源，并做完整记录）。

⑥输血完毕后再输入少量 0.9% 氯化钠溶液冲管。

⑦若无输血反应，输血器、血袋保留 24 小时，按《医疗废弃物管理办法》进行处理。

⑧准确记录输血起始、完毕时间及输血量。

2. 术中给药：根据患者病情、抗生素应用，由其主治医生开具的抗菌药物术前医嘱并注明过敏试验结果，手术时间若超过3小时或失血量大于1500ml时，药物应再追加一个剂量；抢救时给药。

（1）操作准备

①着装整洁规范，符合手术室要求，洗手戴口罩。

②用物准备：病历（内有抗生素医嘱单及过敏实验结果）、100ml 0.9%氯化钠溶液、20ml注射器、消毒物品。

（2）操作步骤

①应用抗菌药物时，需要查阅患者病历，找到抗生素医嘱单及过敏试验阴性结果，二人核对抗生素无误后，方可使用。

②根据无菌技术操作要求使用20ml注射器抽吸0.9%氯化钠溶液溶解抗生素并加入到100ml 0.9%氯化钠溶液中。

③根据患者情况，在麻醉医生指导下进行抗生素输入。

④术中给药或抢救时用药，应执行麻醉医生口头医嘱，必须复述一遍医嘱，并与麻醉医生核实，确认无误后方可给药。

⑤剖宫产手术时，为了避免胎儿接受抗菌药物，应在钳夹脐带或断脐后给药。

3. 操作评价（表1-11-1）。

【注意事项】

1. 取血后必须立即送到手术间并尽量减少血液震荡。

2. 严格执行查对制度，输血前，与麻醉医生共同查对，查对无误后方可使用。

3. 除紧急情况下，不得向血液制品和输血管路中添加任何其他溶液或药物，以防发生不良反应。

4. 两袋血之间应输入0.9%氯化钠溶液冲洗管路。

5. 开始输血后，应密切观察患者有无输血反应，如出现输血不良反应，应立即停止输血，并保留剩余血液备查。

6. 为保证患者输血安全，输血完毕后血袋必须保留24小时。

7. 使用任何注射药物，均应先核对瓶签，并同另一人核对浓度、剂量后方可使用。

8. 用过的空安瓿，应保留至手术结束后丢弃，以便查对。

9. 执行麻醉医生口头医嘱用药时，必须复述一遍医嘱，并与麻醉医生核实，确认无误后方可给药。

表 1 - 11 - 1　术中输血与术中给药评价标准

项目	考核要点	总分	评分等级				得分
			A	B	C	D	
准备	1. 按手术室要求着装，洗手，戴口罩，精神饱满，报告声音洪亮	8	2	1	0	0	
	2. 备齐用物、放置合理		6	4	1	0	
工作流程	1. 检查所有物品灭菌结果、有效期及是否漏气	72	3	2	1	0	
	2. 与麻醉医师确认血液制品类型及数量		3	2	1	0	
	3. 与血库联系所述内容正确、齐全		3	2	1	0	
	4. 去血库取血所带物品正确、齐全		3	2	1	0	
	5. 与发血者共同核对内容准确、齐全，并确认签字		5	3	1	0	
	6. 取血后必须立即送到手术间并尽量减少血液震荡		2	1	0	0	
	7. 与麻醉医师共同核对内容准确、齐全		5	3	1	0	
	8. 连接 0.9% 氯化钠溶液和输血器预冲输血管方法正确，无污染		3	2	1	0	
	9. 将输血器插入血袋内方法正确，无污染		3	2	1	0	
	10. 正确调节输血滴速		2	1	0	0	
	11. 两袋血之间输入 0.9% 氯化钠溶液冲洗管路，方法正确		3	2	1	0	
	12. 术中如遇输血反应，处理方法正确（口述）		5	3	1	0	
	13. 除紧急情况下，未向血液制品和输血管路中添加任何其他溶液或药物		2	1	0	0	

续表

项目	考核要点	总分	评分等级 A	B	C	D	得分
工作流程	14. 输血完毕，冲管方法正确		3	2	1	0	
	15. 若无输血反应，输血器、血袋保留方法、时间正确		2	1	0	0	
	16. 准确记录输血起始、完毕时间及输血量		2	1	0	0	
	17. 应用抗菌药物时，双人核对内容全面、方法正确		3	2	1		
	18. 溶解抗菌药物方法正确，无污染		5	3	1	0	
	19. 输入抗菌药物方法正确		3	2	1	0	
	20. 正确调节输入抗菌药物滴速		2	1	0	0	
	21. 术中给药或抢救时用药，执行麻醉医生口头医嘱方法正确，给药准确		5	3	1	0	
	22. 使用任何药物，二人查对方法正确，内容准确		3	2	1	0	
	23. 用过的空安瓿，保留至手术结束后丢弃		2	1	0	0	
无菌操作	1. 操作正确，动作迅速	15	5	3	1	0	
	2. 无菌观念强，操作无污染		5	3	1	0	
	3. 观察、处理故障正确		5	3	1	0	
理论	理论答题正确得 3 分、基本正确 2 分、不正确 0 分	5	5	3	1	0	
总分		100					

（熊岩　付籍蕴）

第十二节　留置导尿术

导尿术是在严格无菌操作下，用导尿管经尿道插入膀胱引出尿液的方法。留置导尿术是在导尿后将尿管保留在膀胱内持续引流尿液的方法，是手术患者术前进行的常规护理操作。导尿作为一种侵入性操作，易引起患者疼痛与不适。尤其对于男性患者，由于生理弯曲、狭窄等解剖特点，操作时采用全麻诱导 10 分钟后，在超滑导尿管外加涂利多卡因乳膏等表面麻醉剂的导尿方法效果最佳。

【操作目的】

手术患者术前留置尿管的目的是持续排空膀胱，避免术中损伤，预防术中患者尿潴留，观察尿量，了解病情的重要措施。

【操作步骤】

1. 操作准备

（1）护士准备：着装整洁规范，符合手术室要求，洗手戴口罩。

（2）用物准备：托盘、一次性超滑导尿包、利多卡因乳膏。

（3）患者准备：根据男女患者不同，采取不同导尿体位。男患者采取平卧双腿自然分开，女患者采取平卧双腿屈曲平放于床面，两足相对，大致呈菱形即可。

2. 女患者留置导尿术操作方法

（1）麻醉后，按要求为患者摆放合适体位，如有下肢损伤患者可将患侧腿伸直尽量外展，健侧腿屈曲平放于床面，尽量外展。显露会阴部，并遮挡其他部位，注意为患者保暖。

（2）将超滑导尿包至于托盘上，打开第一层纸盒包装确认包装无破损、无潮湿、在有效期内。

（3）打开第二层塑料包装将小包至于患者双腿之间，按无菌要求打开，双手按要求戴无菌手套，用镊子将纱布置于肛门处（注意无菌原则，镊子不可接触纱布以外的非无菌区）。打开消毒包将消毒棉球至于小盘内外侧。

（4）用镊子夹持消毒棉球自上而下、由外向内分别消毒阴阜，对侧大腿内侧，近侧大腿内侧，对侧大阴唇，近侧大阴唇，左手分开大阴唇，消毒对侧小阴唇，近侧小阴唇，尿道口至前庭，尿道口至肛门。将消毒后物品及脱下手套打包放于床尾，注意远离已消毒区域。

（5）按无菌要求打开导尿包大包，双手戴无菌手套，铺置洞巾。

（6）整理包内用物。

（7）向气囊内注水检查气囊完好性，将尿管与尿袋相连接后将尿管放于润滑液中浸泡3分钟。

（8）左手拿两块纱布分开小阴唇，用镊子夹持消毒棉球由内向外再次分别消毒尿道口，对侧小阴唇，近侧小阴唇，尿道口。

（9）在尿管上涂抹无菌利多卡因乳膏。

（10）更换圆头镊子夹持导尿管轻轻插入6~8cm，直到尿液流出后再插入1~2cm，确定导尿管插入膀胱后向气囊内注入15~20ml生理盐水，向外轻拉导尿管，确定气囊顶住膀胱出口，导尿管不会脱出，再将尿管送入1~2cm，撤去洞巾，脱手套，记录导尿时间，根据手术情况将尿管固定在大腿内侧或腹部并将尿袋固定在患者床旁，恢复体位盖上被子，整理用物将床尾小包和大包一并放于黄色垃圾袋内。

3. 男患者留置导尿术操作方法

（1）麻醉后，按要求为患者摆放合适体位。双腿自然分开显露会阴部，并遮挡其他部位，注意为患者保暖。

（2）将超滑导尿包至于托盘上，打开第一层纸盒包装确认包装无破损、无潮湿、在有效期内。

（3）打开第二层塑料包装将小包至于患者双腿之上，按无菌要求打开，双手按要求戴无菌手套。

（4）用镊子夹持一个消毒棉球由外向内分别消毒阴阜，三个消毒棉球自上而下消毒阴茎上面（先对侧后中间再近侧），左手垫纱布提起阴茎，用三个消毒棉球分别消毒阴茎背侧及阴囊（先对侧后中间再近侧），左手后推包皮充分暴露冠状沟，自尿道开口起，用三个消毒棉球做逆时针由内向外环形消毒阴茎头三次。将消毒后物品及脱下手套打包放于床尾。

（5）按无菌要求打开导尿包大包，双手戴无菌手套，铺置洞巾。

（6）整理包内用物。

（7）向气囊内注水检查气囊完好性，将尿管与尿袋相连接后将尿管放于润滑液中浸泡3分钟。

（8）左手拿一块纱布提起阴茎，用镊子夹持消毒棉球再次消毒尿道口至冠状沟顺时针三次，尿道口一次。

（9）在尿管上涂抹无菌利多卡因乳膏。

（10）更换圆头镊子夹持导尿管轻轻插入3~4cm时左手提起阴茎使其与腹壁呈60°角，继续插入10cm时放平阴茎，将尿管全部插入，直到尿管与气囊分叉处见到尿液流出后确定导尿管已插入膀胱内，向气囊内注入15~20ml生理盐水，向外轻拉导尿管，确定气囊顶住膀胱出口，导尿管不会脱出，再将尿管送入1~2cm，将包皮回位，撤去洞巾，脱手套，根据手术情况将尿管固定在大腿内侧或腹部并将尿袋固定在患者床旁，恢复体位盖上被子，整理用物将床尾小包和大包一并放于黄色垃圾袋内。

4. 操作评价（表1-12-1）。

【注意事项】

1. 严格执行无菌技术及消毒制度，导尿管一经污染或拔出均不得再次使用，严防医源性感染的发生。导尿时无菌操作不正规或消毒不严格均可将尿道口的细菌带入膀胱，导致尿路感染。

2. 插入或拔出导尿管时，动作要轻、慢、稳，切勿用力过重，以免损伤尿道黏膜。这些损伤的组织可成为细菌入侵的部位，成为尿路感染的途径。

3. 尿管进入膀胱后必须见到尿液从尿管内流出才能进行气囊注水固定。以免尿管盘在尿道内，气囊注水造成尿道损伤。

4. 确认尿管在膀胱内时应向外轻拉导尿管，确定气囊顶住膀胱出口导尿管不会脱出，再将尿管送入膀胱内1~2cm，减少气囊对膀胱颈部的压迫性刺激。

5. 男性患者导尿后要将包皮推回原位，以免龟头嵌顿，造成龟头水肿。

6. 尿管要固定牢固，防止摆放体位搬动患者时尿管反复移位或脱出，加速细菌上行感染造成尿道、膀胱损伤诱发机械性炎性反应的发生。

7. 操作过程中注意为患者保暖及保护隐私，加强爱伤观念。

表 1 - 12 - 1　留置导尿术评价标准

项目	考核要点	总分	评分等级				得分
			A	B	C	D	
准备	1. 按手术室要求着装，洗手，戴口罩，精神饱满，报告声音洪亮	5	2	1	0	0	
	2. 物品齐全（每少一件扣 1 分）		3	2	1	0	
工作流程	1. 评估、查对、告知、遮挡患者、按要求摆放体位	69	4	2	1	0	
	2. 检查导尿包有效期包装、双腿间（男双腿上）打开小包		3	2	1	0	
	3. 戴无菌手套（计时开始），纱布位置正确，无污染		3	2	1	0	
	4. 右手持镊夹棉球消毒外阴，顺序正确		10	5	2	0	
	5. 撤去用物、脱手套		2	1	0	0	
	6. 打开导尿包大包		2	1	0	0	
	7. 戴无菌手套、铺洞巾		6	3	1	0	
	8. 摆台、检查气囊、润滑导尿管		8	5	2	0	
	9. 二次消毒		4	2	1	0	
	10. 将导尿用物置于洞巾下端		1	0	0	0	
	11. 插入尿管、动作轻柔、方法正确		6	3	1	0	
	12. 插入长度正确，女 6 ~ 8cm；男先 3 ~ 4cm，提起阴茎与腹壁呈 60° 继续插入 10cm，放平插至 20 ~ 30cm		4	2	1	0	
	13. 见尿后再插入 1 ~ 2cm		3	2	1	0	
	14. 留置尿管、气囊内注生理盐水 15ml ~ 20ml		4	2	1	0	

续表

项目	考核要点	总分	评分等级				得分
			A	B	C	D	
工作流程	15. 轻拉尿管，回送，男患者导尿注意回位包皮（计时结束）		2	1	0	0	
	16. 撤去洞巾、脱去手套		2	1	0	0	
	17. 固定尿袋、整理用物、洗手、记录		5	3	1	0	
无菌操作	1. 无菌观念强、为跨越无菌区	16	10	5	2	0	
	2. 层次分明		3	2	1	0	
	3. 动作熟练、时间5分钟（每超10秒扣1分）		3	2	1	0	
理论	理论答题正确得3分、基本正确2分、不正确得0分	5	5	3	1	0	
告知	告知内容全面得3分、基本全面得2分、不正确得0分	5	5	3	1	0	
总分		100					

（熊岩　胡小灵）

第十三节　心肺复苏术

心肺复苏是指对早期心跳呼吸骤停的患者，通过采用人工循环、人工呼吸、电除颤等方法帮助其恢复自主心跳和呼吸，它包括三个环节：基本生命支持、高级生命支持、心脏骤停后的综合管理。患者呼吸停止，意识丧失，颈动脉搏动消失即可诊断为呼吸心搏骤停。心搏骤停一旦发生，如得不到及时地抢救复苏，4～6分钟后就会造成患者脑和其他人体重要器官组织的不可逆损害，因此，心搏骤停后的心肺复苏必须在现场立即进行。

【操作目的】

心肺复苏的目的是开放气道、重建呼吸和循环，以人工呼吸代替患者的自主呼吸，以胸外心脏按压形成暂时的人工循环并诱发心脏的自主搏动，以徒手操作来恢复猝死患者的自主循环、自主呼吸和意识，抢救发生突然意外造成心跳骤停的患者，使患者的脑细胞因有氧持续供应而不致坏死。

【操作步骤】

1. 操作准备

（1）着装整洁规范，符合手术室要求，洗手戴口罩。

（2）用物准备：护理记录单、脚踏凳、不显影纱布、手术间挂钟及吸引器、监护仪、麻醉机（各种管路连接完好，处于备用状态）、除颤仪、口咽通气道、气管插管（根据患者情况备所需型号）等抢救设备。

2. 操作方法

（1）术中若发现患者呼吸心跳骤停，应立即停止手术，实施心肺复苏术。如为局麻患者，轻拍、呼叫患者无反应，判断呼吸和颈动脉搏动（颈动脉搏动判断方法：右手示指和中指并拢，沿患者的气管纵向滑行至喉结处，在旁开 2～3cm 处停顿触摸颈动脉，计数大于 5 秒小于 10 秒），如确定患者无呼吸或仅是喘息（即呼吸不正常），不能在 10 秒内明确感觉到脉搏，应立即通知麻醉医生准备抢救物品，连接氧气装置，打开氧气流量表开关，调节氧流量至 8～10L/min，并记录抢救时间。

（2）掀开无菌单，去掉体位垫，将患者置于复苏体位，暴露患者胸部，进行胸外心脏按压 30 次（按压部位及方法：两乳头连线的中点或用示指和中指触及肋下缘，向上滑动至剑突，再向上移动两横指；一手掌根部放于按压部位，另一只手平行重叠于此手背上，两手手指紧紧相扣，手指不触及胸壁，只以掌跟部接触按压部位，双臂位于患者胸骨的正下方，双肘关节伸直，以髋关节为支点运动，利用上身重量垂直下压。按压频率 100～120 次/分钟；按压深度至少 5cm，但不超过 6cm；按压与放松比为 1:1）。除颤仪准备好后，立即协助医生除颤。

（3）协助麻醉医生使用纱布或吸引器清除口鼻分泌物，检查有无义齿，有义齿者取下义齿。

（4）协助麻醉医生开放气道（托举双颌法），人工通气，加压给氧（方法：一手以 EC 手法固定面罩，一手挤压气囊，按压、放气时间比为 1:1，潮气量 400~600ml），气管插管，有高级气道的按压与通气比：以 100~120 次/分钟的速率持续按压，每 6 秒给予 1 次呼吸（每分钟 10 次呼吸）。

（5）如未建立高级气道，胸外心脏按压与人工通气次数比为 30:2，循环 5 个周期后，根据监护仪判断心跳、血压已恢复。

（6）协助麻醉医生进行后续高级生命支持，应用血管活性药物进一步心肺功能复苏，或者使用低温、快速静滴甘露醇等措施进行脑复苏。

3. 操作评价（表 1-13-1）。

【注意事项】

1. 人工通气时送气量不宜过大，胸廓稍有起伏即可。吹气时间不宜过长，过长会引起急性胃扩张、胃胀气和呕吐。通气过程要注意观察患者气道是否通畅，胸廓是否被吹起。

2. 未建立高级气道时，严格按照胸外心脏按压与人工通气次数的比例 30:2 操作，按压与通气的次数过多和过少均会影响复苏的成败。

3. 胸外心脏按压的位置必须准确，每次按压前均应定位，位置不准确容易损伤其他脏器。

4. 胸外心脏按压时要确保足够的频率和深度，按压不宜中断，中断时间限制在 10 秒以内，每次胸外按压后均要保证胸廓的充分回弹，使心脏血液回流顺畅，切忌按压后依靠在患者胸上。

5. 胸外心脏按压时，双肘关节伸直，肩、肘、腕在一条直线上，并与患者身体长轴垂直，以髋关节为支点运动，利用上身重量垂直下压，按压时手掌掌根不能离开按压部位。按压的力度要适宜，过猛易使胸骨骨折，引起气胸；按压的力度过轻，胸腔压力小，不足以推动血液循环。

6. 胸外心脏按压的部位：儿童（1岁至青春期）与成人是胸骨的下半部，两乳头连线与胸骨交叉点的中点；婴儿（不足1岁，除新生儿以外）是胸部中央，两乳头连线中点正下方。深度：成人胸骨下陷至少5cm，但不超过6cm；儿童至少为胸部前后径的1/3大约5cm；婴儿至少为胸部前后径的1/3大约4cm。频率：成人、儿童、婴儿均为100～120次/分钟；胸外心脏按压与人工通气次数比例：成人为30:2，儿童和婴儿单人施救为30:2，双人施救为15:2。方法：成人为双手按压；儿童为双手或单手按压；婴儿为两指按压，按压与放松比例均为1:1。

7. 协助麻醉医生进行后续高级生命支持时，注意观察患者的生命体征及尿量变化。

表1-13-1 心肺复苏术评价标准

项目	考核要点	总分	评分等级				得分
			A	B	C	D	
准备	1. 按手术室要求着装，洗手，戴口罩，精神饱满，报告声音洪亮	7	2	1	0	0	
	2. 备齐用物、各种仪器设备性能良好，处于备用状态		5	3	1	0	
工作流程	1. 判断患者意识、颈动脉搏动部位、方法正确（右手示指和中指并拢，沿患者的气管纵向滑行至喉结处，在旁开2～3cm处停顿触摸颈动脉），计数大于5秒小于10秒		10	5	2	0	
	2. 通知麻醉医生，打开氧气流量表开关，调节氧流量至8～10L/min		3	2	1	0	
	3. 记录抢救时间		2	1	0	0	
	4. 将患者置于复苏体位		3	2	1	0	
	5. 胸外心脏按压30次		5	2	1	0	
	6. 胸外心脏按压部位选择正确（两乳头连线的中点或用示指和中指触及肋下缘，向上滑动至剑突，再向上移动两横指）		5	3	1	0	

续表

项目	考核要点	总分	评分等级 A	评分等级 B	评分等级 C	评分等级 D	得分
工作流程	7. 胸外心脏按压方法正确（一手掌根部放于按压部位，另一只手平行重叠于此手背上，两手手指紧紧相扣，只以掌跟部接触按压部位，双臂位于患者胸骨的正下方，双肘关节伸直，利用上身重量垂直下压）	73	5	3	1	0	
	8. 胸外心脏按压深度至少 5cm，但不超过 6cm		5	3	1	0	
	9. 胸外心脏按压频率 100～120 次/分钟（每组按压时间≤18 秒，每个循环不合标准扣 2 分）		5	3	1	0	
	10. 胸外心脏按压与放松比为 1:1		5	3	1	0	
	11. 有效按压≥95%（有效按压 150 次得 10 分，每少 5 次扣 1 分）		10	5	2	0	
	12. 协助麻醉医生使用纱布或吸引器清除口鼻分泌物，检查有无义齿，有义齿者取下义齿		2	1	0	0	
	13. 协助麻醉医生开放气道方法正确（托举双颌法），有效开放气道		2	1	0	0	
	14. 协助麻醉医生加压给氧方法正确（方法：一手以 EC 手法固定面罩，一手挤压气囊，按压、放气时间比为 1:1，潮气量 400～600ml）		2	1	0	0	
	15. 胸外心脏按压与正压通气次数比为 30:2，循环 5 个周期		5	3	1	0	
	16. 根据监护仪判断心跳、血压恢复		2	1	0	0	
	17. 协助麻醉医生进行后续高级生命支持		2	1	0	0	
熟练程度	1. 操作熟练、动作规范，程序流畅	15	5	3	1	0	
	2. 侧重于急救意识，反应敏捷，关心体贴患者，注意保暖，有真实感		5	3	1	0	
	3. 全程操作时间小于 3 分钟，每超过 30 秒扣 1 分，超过 1 分钟后面步骤不得分		5	3	1	0	

续表

项目	考核要点	总分	评分等级				得分
			A	B	C	D	
理论	理论答题正确得 3 分、基本正确 2 分、不正确 0 分	5	5	3	1	0	
	总分	100					

（熊岩　张冬梅）

第十四节　麻醉的配合

麻醉是用药物或者其他方法使患者整体或局部暂时失去知觉，以达到无痛、安全、肌肉松弛的目的。手术室护士不仅要在麻醉前、中、后做好准备及护理工作，而且要懂得麻醉的基本知识，原理，能够协助麻醉医生处理麻醉过程中出现的各种情况，要对麻醉工作有一个全面的认识，才能在手术过程中与麻醉医生密切配合，这是保障手术患者的安全的重要因素之一。

【操作目的】

保障患者手术期安全；便于麻醉医生操作；积极配合麻醉医生的抢救工作。

【操作步骤】

1. 操作准备

（1）护士准备：按照围手术期护理的要求进行术前访视，介绍麻醉方法，麻醉时的体位，麻醉清醒后的感觉等，使患者对准备实施的麻醉过程有一个大概的了解，取得患者的配合。

（2）物品准备：麻醉药物、消毒物品、喉镜、气管导管、衔接管、导管芯、牙垫、润滑剂、插管钳、吸引器。

（3）患者准备：了解麻醉的方式，怎样配合麻醉，麻醉的体位。

2. 操作方法

（1）吸入麻醉

①开放点滴，小儿麻醉诱导。

②紧闭法，半紧法吸入全身麻醉。

（2）静脉麻醉

①单次静脉注射作为短小手术麻醉，静脉滴注可作为长手术的麻醉维持。

②单次肌内注射作为小儿麻醉诱导，分次注射可作为短小手术麻醉。

（3）气管插管术

①放入喉镜。

②插入气管插管，插入声门 3~5cm 时，拔出管芯。

③插入牙垫：将牙垫插入上下齿之间，退出喉镜，用胶布固定导管及牙垫，以防导管深入或滑出。

（4）椎管内麻醉

①准备硬膜外穿刺包。

②取侧卧位，护士站在患者的腹侧面，协助患者屈躯，双手抱膝，大腿贴近腹壁，头向胸部屈曲，腰背部向后弓成弧形；背部与床面垂直。

3. 操作评价（表 1 - 14 - 1）。

【注意事项】

1. 去除患者金属饰物，提醒麻醉医生检查患者口腔，有无义齿，有义齿者取出，有活动牙齿者，按需要固定。

2. 连接负压吸引装置，准备好急救用物。

3. 给药时排尽连接管内的空气。

4. 推注麻醉药之前，应再次口头复述医嘱。

5. 固定患者四肢不宜过紧，以免影响肢体血液循环，甚至造成骨折。

6. 严格执行查对制度，开启麻醉药后，与麻醉医生及术者再次查对后方可使用。

表 1 - 14 - 1 麻醉的配合评价标准

项目	考核要点	总分	评分等级				得分
			A	B	C	D	
准备	1. 按手术室要求着装，洗手，戴口罩，精神饱满，报告声音洪亮	14	2	1	0	0	
	2. 准备吸引器已处于备用状态		6	4	1	0	
	3. 协助麻醉医生备齐麻醉用物、放置合理		6	4	1	0	
工作流程	1. 检查所有物品灭菌结果、有效期及是否漏气	53	8	5	1	0	
	2. 协助麻醉医生准备麻醉药品，二人核对方法、内容准确		8	5	1	0	
	3. 协助麻醉医生为患者摆放麻醉体位，有义齿者取出，有活动牙齿者，按需要固定		8	5	1	0	
	4. 协助麻醉医生麻醉，方法、顺序正确		8	5	1	0	
	5. 麻醉诱导时，给药方法正确，名称、剂量准确		8	5	1	0	
	6. 执行麻醉医生口头医嘱方法正确		8	5	1	0	
	7. 用过的空安瓿，保留至手术结束后丢弃		5	3	1	0	
无菌操作	1. 协助麻醉方法正确，对待患者动作轻柔，有语言和肢体的关怀，能够减轻患者紧张焦虑情绪	28	15	10	5	0	
	2. 无菌观念强，操作无污染		8	5	1	0	
	3. 注意观察患者反应，遇到问题及时报告麻醉医生		5	3	1	0	
理论	理论答题正确得 3 分、基本正确 2 分、不正确 0 分	5	5	3	1	0	
总分		100					

（王霜 付籍蕴）

第十五节　无菌单的铺置

手术区消毒后，铺置无菌单，建立无菌安全区，显露手术切口所必需的皮肤区域，遮盖切口周围，以避免和减少手术中的污染。铺置无菌单原则：①铺无菌单由器械护士和手术医生共同完成。铺单前，器械护士应穿无菌手术衣、戴无菌手套。护士传递无菌单时，手持两端向内翻转遮住双手，医师接时可避免接触护士的手。铺置大的无菌单，在铺展开时，要手持单角，向内翻转遮住手背，以免双手被污染。②手术医生操作分两步，未穿无菌手术衣、未戴无菌手套，直接铺第 1 层治疗巾，穿好无菌手术衣、戴无菌手套，方可铺其他层单。③铺无菌单时，至少 4 层，距离切口 2~3cm，悬垂至床缘 30cm 以上，距地面 20cm 以上。④无菌单一旦放下，不要移动，必须移动时，只能由内向外移动，不得由外向内移动。⑤严格遵循铺单顺序。方法视手术切口而定，原则上第 1 层治疗巾是从相对干净到较干净、先远侧后近侧的方向进行铺置。

【操作目的】

1. 手术野铺无菌单的目的是建立无菌区，防止细菌进入切口。

2. 应保持无菌巾干燥，尽量避免和减少手术中污染。

【操作步骤】

1. 操作准备

（1）护士准备：器械护士按手术室要求着装，外科手消毒后穿无菌手术衣。

（2）物品准备：敷料包、大包布、中单。

2. 腹部手术无菌单铺置的操作方法

（1）对折成方形的治疗巾 4 块，以切口为中心覆盖于切口的下方 - 对侧 - 上方 - 近侧。

（2）粘贴无菌手术膜覆盖。

（3）铺剖腹单，开口正对切口部位，先向上展开，盖住麻醉架，再向下展开，盖住手术托盘及床尾。

（4）切口上至麻醉架铺双层中单1块，切口下至托盘铺双层中单1块。

（5）大包布1块加双层中单铺双托盘。

（6）肝、脾、胰、髂窝部肾移植等手术时，宜先在术侧身体下方铺双层中单1块。

3. 颈部手术无菌单铺置的操作方法

（1）治疗巾2块分别折成长条做成卷状，填塞于颈部两侧空隙处。

（2）治疗巾3块铺于切口对侧 - 下方 - 近侧。

（3）1/3横折中单1块，器械护士双手卧反折边，短边对向自己递与医生，医生将反折长边铺于患者头上的托盘架上，巡回护士加盖托盘后，医生将中单反折覆盖患者下颌及托盘，4把巾钳固定。

（4）铺剖腹单，开口正对切口部位，先向上展开，盖住患者头上托盘，再向下展开，盖住手术托盘及床尾。

（5）切口下至托盘铺双层中单1块。

（6）两侧托盘上分别加双层中单1块。

4. 腰背部手术无菌单铺置的操作方法

（1）对折成方形的治疗巾4块，以切口为中心覆盖于切口的下方 - 对侧 - 上方 - 近侧。

（2）粘贴无菌手术膜覆盖。

（3）铺剖腹单，开口正对切口部位，先向上展开，盖住麻醉架，再向下展开，盖住手术托盘及床尾。

（4）切口上至麻醉架铺双层中单1块，切口下至托盘铺双层中单1块。

（5）大包布1块加双层中单铺双托盘。

5. 腹会阴部手术无菌单铺置的操作方法

（1）双层中单1块，上竖搭1块治疗巾，铺置于患者臀下。

（2）治疗巾 3 块，分别铺置于腹部切口对侧 - 上方 - 近侧。

（3）治疗巾 2 块，分别铺置于两侧大腿根部，齐边对齐腹股沟中线。

（4）横向对折 3 折治疗巾，铺置于耻骨联合处，4 把布巾钳固定腹部治疗巾。

（5）治疗巾 1 块铺置于会阴下，2 把布巾钳固定会阴部治疗巾。

（6）双层中单 2 块分别铺置于会阴部两侧，齐边对齐腹股沟中线，完全覆盖双腿，2 把布巾钳分别固定。

（7）铺剖腹单，开口正对腹部切口部位，先向上展开，盖住麻醉架，再向下展开，盖至双腿膝部。

6. 四肢手术无菌单铺置的操作方法

（1）大包布 1 块，反折 20cm 铺盖于术侧肢体下方（覆盖健侧肢体）。

（2）双层中单 1 块铺于大包布上。

（3）竖折治疗巾 1 块，由下至上覆盖包裹大腿根部包住止血带，递 1 把布巾钳固定。

（4）重叠 2 块治疗巾覆盖于包裹大腿的治疗巾上，递 2 把布巾钳固定。

（5）双层中单包裹术侧肢体末端，无菌绷带包扎。

（6）铺剖腹单，术侧肢体从剖腹单口穿出，先向上展开，盖住麻醉架，再向下展开，盖住手术床尾。

（7）患者腹部至麻醉架加双层中单。

7. 耳部手术无菌单铺置的操作方法

（1）治疗巾 2 块展开放于患者头下，上面 1 块治疗巾包裹头部，布巾钳固定。

（2）头部放置托盘架，托盘距患者面部约 2 ~ 3cm。

（3）竖折治疗巾三块，在患者耳部及切口周围围成三角形的区域，三把布巾钳固定。

（4）1/3 横折中单 1 块，器械护士双手握反折边，短边对向自己递给医生，医生将反折长边铺于患者头上的托盘架上，巡回护士加盖托盘后，医生将中单反折覆盖患者下颌及托盘。

（5）铺剖腹单，开口正对切口部位，先向上展开，盖住患者头上托盘，再向下展开，盖住手术托盘及床尾。

（6）切口下至托盘铺双层中单1块。

（7）两侧托盘上分别加双层中单1块。

8. 眼部手术无菌单铺置的操作方法

（1）治疗巾2块错位重叠，用双手拇指、示指和中指分别夹住2块治疗巾的两端，平整垫于患者的头颈部，放开中指，即下面的1块治疗巾。由拇指和示指将上面的1块治疗巾沿耳垂向额部包住患者的头部，布巾钳固定于非术眼侧。

（2）术眼下至托盘铺中单1块，形成手术无菌操作区域并保持患者呼吸道通畅。

（3）铺切口区域，先于托盘处横向铺1治疗巾，术眼左侧斜铺1块，右侧交叉斜铺1块，然后于近侧铺1块形成切口三角范围，最后加盖眼科孔巾1块。

9. 操作评价（表1-15-1）。

【注意事项】

1. 铺剖腹单向上向下展开时，要手持单角，向内翻转遮住手背，以免双手被污染。

2. 铺剖腹单向托盘侧展开时，托盘前沿处要压实，勿悬空。

3. 器械护士传递无菌单时，方法、顺序要正确，防止污染。

4. 眼科手术铺单时应注意患者口鼻前留有空隙，保持患者呼吸道通畅。

5. 护士传递无菌单时，手持两端向内翻转遮住双手，医师接时可避免接触护士的手。

6. 铺无菌单时，至少4层，距离切口2～3cm，悬垂至床缘30cm以上，距地面20cm以上。

7. 无菌单铺置时，一旦放下，不可移动，必须移动时，只能由内向外移动，不得由外向内移动，以免污染。

8. 铺单时，所有双折的无菌单齐边应对向切口。

9. 腹会阴手术铺单时，协助抬患者臀部的医务人员注意手要插入患者身下，勿污染腹部消毒区域。

表1-15-1　无菌单的铺置评价标准

项目	考核要点	总分	评分等级				得分
			A	B	C	D	
准备	1. 按手术室要求着装，洗手，戴口罩，精神饱满，报告声音洪亮	18	3	2	1	0	
	2. 按手术部位选择铺单方法，根据铺单方法准备手术敷料		5	3	1	0	
	3. 外科手消毒后，穿无菌手术衣，无接触戴无菌手套方法正确		5	3	1	0	
	4. 整理手术敷料台，按要求摆放		5	3	1	0	
工作流程	1. 传递无菌单方法正确	57	6	4	1	0	
	2. 传递无菌单顺序正确		6	4	1	0	
	3. 传递无菌单过程中无污染		5	3	1	0	
	4. 无菌单铺置时，一旦放下，不可移动，必须移动时，方法正确		5	3	1	0	
	5. 无菌单铺置方向正确		5	3	1	0	
	6. 无菌单铺置完成后，层数正确		5	3	1	0	
	7. 无菌单铺置完成后，距切口距离正确		5	3	1	0	
	8. 无菌单铺置完成后，悬垂距床缘距离正确		5	3	1	0	
	9. 无菌单铺置完成后，距地面距离正确		5	3	1	0	
	10. 无菌单铺置完成后，未遮挡口鼻，保持患者呼吸道通畅。		5	3	1	0	
	11. 使用托盘的手术，托盘前沿处已压实，未悬空		5	3	1	0	
无菌操作	1. 程序分明，操作熟练规范，无菌观念强	20	15	10	5	0	
	2. 无菌台上放置的手术敷料未超出敷料台边缘以外		5	3	1	0	

续表

项目	考核要点	总分	评分等级				得分
			A	B	C	D	
理论	答题正确得 5 分，基本正确得 3 分，不正确不得分	5	5	3	1	0	
	总分	100					

（熊岩　胡小灵）

参 考 文 献

[1]刘新民,万小平,邹淑花.妇产科手术难点与技巧图解[M].北京:人民卫生出版社,2010.

[2]魏革,刘苏君.手术室护理学[M].第 3 版.北京:人民军医出版社,2014.

[3]陶仁骥,王芳,李丽,等.密码学与数学[J].自然杂志,1984,7(7):527.

[4]谢庆,康卫平.手术室护理学[M].第 2 版.北京:人民军医出版社,2012.

[5]魏革,刘苏君,王方.手术室护理学[M].第 3 版.北京:人民军医出版社,2014.

[6]吴钟琪.医学临床"三基"训练护士分册[M].第 3 版.长沙:湖南科学技术出版社,2002.

[7]王海霞,李秀峰.成年男性全麻开腹手术导尿时机及方法[J].齐鲁护理杂志,2012,18(8):105 - 106.

[8]李金梅.留置气囊导尿的护理进展[J].护理学杂志,2009,24(14):91,291 - 292.

[9]任广芝.女患者导尿术体位摆放的改进[J].护理学杂志,2009,14(2):46 - 47.

[10]毕连枝,孙连娟,王庆昕.留置导尿护理操作的护理评估[J],实用医药杂志,2009,26(11):48 - 49.

[11] Kahle W,Leonhardt H,Platzer W.人体解剖学及彩色图谱(毕

玉顺,李振华译)[M].济南:山东科学技术出版社,2000:710,728.

[12]胡洁.浅析导尿管感染的预防[J].中华医院感染学杂志,2005,15(5):157.

[13]李业梅.气囊导尿管插入深度的改进对尿道损伤的影响[J].临床护理杂志,2008,7(1):26.

[14]叶寿惠.循证护理在留置气囊导尿管并发症中的临床实践[J].重庆医学,2009,38(14):1796-1799.

[15]李仲廉.疼痛的基础理论[M].第2版.天津:天津科学技术出版社,2000:25-26.

[16]徐波,王惠,高绪芳.留置尿管患者尿道口消毒与清洁护理的效果比较[J].中华护理杂志,2006,41(11):1044-1045.

[17]李海琴,陈和月.2%利多卡因凝胶在女性患者导尿中的应用[J].现代医学,2015,43(1):51-54.

[18]刘淑清,王宏涛.全身麻醉手术留置导尿者拔管时间的探讨[J].齐鲁护理杂志,2002,8(8):619-620.

[19]廖月荣,罗碧华.导尿及留置气囊尿管存在的护理问题及对策[J].广西医科大学学报,2007,9(24):109-110.

[20]蒋之英.手术前患者导尿时机研究[J].护理研究,2004,18(5):759-760.

[21]郝立荣.留置导尿相关并发症的护理体会[J].临床合理用药,2012,5(10B):126.

[22]叶任高,钟南山.内科学[M].北京:人民卫生出版,2002:548-554.

[23]吴娟,单君.留置尿管伴随性尿路感染的预防现状[J].中华护理杂志,2010,45(10):958-960.

[24]Barford JM,Anson K,Hu Y,et al. A model of catheter-associated urinary tract infection initiated by bacterial contamination of the catheter-tip[J]. BJU Int,2008,102(1):67-74.

[25]郭丽珍,雷凤仙.住院患者留置导尿目标性监测与分析[J].中华医院感染学杂志,2006,16(9):1010.

[26]何丽,李丽霞,李冉.手术体位安置及铺巾标准流程[M].北

京:人民军医出版社,2014.

　　[27]魏革,刘苏君.手术室护理学[M].第3版.北京:人民军医出版社,2014.

　　[28]孙育红.手术室护理操作指南[M].北京:人民军医出版社,2013.

　　[29]仲剑平.医疗护理技术操作常规[M].第4版.北京:人民军医出版社,2005.

第二章

手术室专科护理技术操作规范

第一节　普通外科手术配合

一、腹股沟斜疝修补术

腹股沟斜疝是指疝囊从腹壁下动脉外侧的内环凸出，向内、向下、向前斜行经过腹股沟管，在穿出腹股沟管皮下环，可突入阴囊内或大阴唇前端的疝。腹股沟斜疝是最常见的腹外疝，约占腹股沟疝的90%。男性占绝大多数，右侧比左侧多见。腹股沟斜疝有先天性和后天性两种，前者的发病原因为腹膜鞘状突未闭，后者的发病原因除了腹股沟部有先天性缺损外，腹内斜肌和腹横肌的发育不全起主要作用。

【适应证】

腹股沟斜疝。

【麻醉方式】

局部麻醉、椎管内麻醉或气管插管全身麻醉。

【手术切口】

下腹部斜切口。

【手术体位】

仰卧位。

【手术用物】

1. 敷料：敷料包。

2. 器械：基础器械。

3. 特殊用物：1#丝线、4#丝线、3 - 0 圆针可吸收缝合线、电刀，局麻手术备 2% 盐酸利多卡因注射液、盐酸肾上腺素。

【护理评估】

1. 患者情况

（1）一般情况：年龄、身高、体重、皮肤完整性。

（2）既往史，有无高血压、糖尿病、心、肺、肝、肾功能障碍等影响手术顺利进行的因素。

（3）营养状况，有无肠梗阻、脱水及休克。

（4）外周静脉血管情况。

（5）术前准备及禁食水情况。

（6）焦虑、恐惧：对陌生环境，手术创伤，疼痛，麻醉意外的不确定性；经济承受能力的顾虑和对手术治疗过程及预后的担忧。

2. 术中体温保护：身体暴露、遮盖不严、室温影响。

3. 手术体位：肢体有无功能受限等影响手术体位摆放等情况。

4. 术前 1 天备皮，包括会阴、阴囊部皮肤，剃净且防止皮肤损伤，沐浴更衣。

5. 术前排空膀胱，以免损伤膀胱。

【手术步骤与配合】（表 2 - 1 - 1）

表 2 - 1 - 1　腹股沟斜疝修补手术步骤与配合

手术步骤	手术配合
1. 消毒铺单	递海绵钳夹纱球蘸 2% 碘酒、75% 乙醇纱球消毒皮肤，0.5% 碘伏消毒会阴部。递一球状治疗巾置阴囊下，常规铺单

手术步骤	手术配合
2. 切开皮肤	递23#刀，在髂前上棘至耻骨联合上2~3cm处切开皮肤、皮下组织及筋膜，递干纱布拭血，电凝止血
3. 切开腹外斜肌腱膜	递甲状腺拉钩拉开暴露手术野，血管钳提起腹外斜肌腱膜，递10#刀在腹外斜肌腱膜内环和外环连线上做一切口，组织剪沿腹外斜肌腱膜纤维方向剪开，内达腹内斜肌与联合肌腱，外至腹股沟韧带，显露腹股沟韧带的反折部分
4. 分离提睾肌、显露疝囊。疝囊一般位于精索的内前方、色灰白，较易识别。如疝囊过小或寻找困难时，可让病人咳嗽或腹部用力，有助于识别	递电刀纵行切开提睾肌后即可显露精索及疝囊。递血管钳提起疝囊，示指包纱布钝性将疝囊与输精管、精索血管及周围组织分开。递直角钳和湿纱布条将精索提起，游离至内环口处
5. 切开疝囊将疝内容物回纳	递2把血管钳提起疝囊壁，递10#刀切开疝囊，注意勿伤及疝的内容物，递组织剪刀扩大其切口，血管钳夹住边缘。递无齿镊将内容物还纳回腹腔
6. 放置补片并固定	递长无齿镊夹持补片平放置于腹股沟后壁，圆形口两侧围绕精索，递3-0圆针可吸收缝合线将其与周围组织间断缝合固定
7. 缝合切口	递温盐水冲洗切口，手术创面严密止血。清点用物。递3-0圆针可吸收缝合线逐层缝合腹外斜肌腱膜和皮下，3-0皮针可吸收缝合线皮内缝合切口
8. 包扎	递敷料贴覆盖伤口

【护理评价】

1. 物品准备齐全，手术进行顺利。

2. 护理文书记录清楚、工整、详细。

3. 术后物品清点准确无误。

4. 术后患者转运顺利。

【注意事项】

1. 严格核查手术部位与手术标识，若小儿和表达不清楚的患者，应与其家属核查。

2. 疝修补手术患者多为老年患者，术前严格控制输液速度，以免造成膀胱充盈，影响手术。

3. 术中使用的补片，巡回护士复诵型号、厂家、有效期后，正确才能上台使用。

4. 局部麻醉疝修补手术，使用盐酸肾上腺素前，了解患者有无高血压病史。

5. 保持切口敷料干燥，若污染及时更换。

6. 术后切口处置小沙袋，压迫 24 小时。注意保暖，预防受凉引起咳嗽；咳嗽时用手按压、保护切口，保持大小便通畅。

7. 术后取平卧屈膝，膝下垫枕，使髋关节屈曲，阴囊抬高，减少腹壁张力；卧床休息 3 天后可起床但避免活动，7 天后可适当活动。

（史朔铜　熊岩）

二、胃大部分切除术

胃大部切除术是我国治疗溃疡病常用的手术方式，多年来临床经验证明疗效比较满意，其吻合方式分为胃十二指肠吻合（Billroth 氏 I 式）和胃空肠吻合（Billroth 氏 II 式）。Billroth 氏 I 式是指将胃大部分切除后将胃的残留部分与十二指肠吻合；Billroth 氏 II 式是指将胃的残留部分与空肠吻合，然后将十二指肠的残端关闭。Billroth 氏 I 式相对操作简便，吻合后胃肠道接近于正常解剖生理状态，所以术后由于胃肠道功能紊乱而引起的并发症少。此处以 Billroth 氏 I 式吻合术为例。

【适应证】

1. 内科治疗无效、较大的胃溃疡，慢性、疑有恶变的胃溃疡。

2. 胃溃疡并大量或反复出血者。

3. 伴有瘢痕性幽门梗阻者。

4. 确诊的穿孔性溃疡、球后溃疡、巨大溃疡、复合溃疡、胃泌素瘤所至的溃疡。

5. 早期胃癌及部分进展期胃癌。

【麻醉方法】

气管插管全身麻醉。

【手术体位】

仰卧位。

【手术切口】

上腹部正中切口。

【手术用物】

1. 敷料：敷料包。

2. 器械：基础器械。

3. 特殊用物：胃钳、肠钳、3-0圆针可吸收8根针缝合线、皮肤缝合器。

4. 仪器设备：高频电刀。

【护理评估】

1. 患者情况

（1）一般情况：年龄、身高、体重、皮肤完整性。

（2）既往史，有无高血压、糖尿病、心、肺、肝、肾功能障碍等影响手术顺利进行的因素。

（3）营养状况，有无贫血、脱水及电解质紊乱。

（4）有无持续胃肠减压。

（5）外周静脉血管情况、尿道情况。

（6）术前准备及禁食水情况。

（7）焦虑、恐惧：对陌生环境，手术创伤，疼痛，麻醉意外的不确定性；经济承受能力的顾虑和对手术治疗过程及预后的担忧。

2. 术中体温保护：身体暴露、遮盖不严、室温影响。

3. 手术体位：肢体有无功能受限等影响手术体位摆放等情况。

4. 了解肿瘤的位置及大小。

【手术步骤与配合】（表2-1-2）

表2-1-2　胃大部分切除术手术步骤与配合

手术步骤	手术配合
1. 患者仰卧位，留置尿管，常规消毒铺单	同仰卧位消毒铺单
2. 沿腹正中线切开皮肤及皮下组织	递23#刀切开皮肤，血管钳止血，干纱巾拭血，1#丝线结扎或电凝止血
3. 切开腹白线，显露腹膜	递23#刀切开腹白线，组织剪扩大切口，递甲状腺拉钩牵开手术野，递刀柄将腹膜外脂肪推开，显露腹膜
4. 切开腹膜，保护切口	递血管钳2把钳夹提起腹膜，10#刀或电刀切开腹膜，递组织剪上、下扩大打开腹膜，递切口护皮巾保护切口
5. 探查腹腔	递腹壁拉钩显露手术野，递生理盐水湿手探查，更换深部手术器械及湿纱巾，递腹壁自动牵开器牵开显露术野
6. 游离胃大弯，切断胃网膜左动脉和静脉及胃网膜右动脉和静脉	递血管钳钳夹游离，组织剪剪开，4#丝线结扎或6×17圆针、4#丝线缝扎，胃左动脉用钳带7#丝线或双4#丝线结扎
7. 游离胃小弯，切断胃右动脉和静脉及胃左动脉下行支	递血管钳夹游离，组织剪剪开，4#丝线结扎或6×17圆针、4#丝线缝扎
8. 断胃	递6×17圆针、1#丝线缝2针支持线，递直芽钳、胃钳夹持胃部，递10#刀切开前臂浆肌层，6×17圆针、1#丝线缝扎黏膜下血管；同法处理胃后壁
9. 缝合胃部残端	递长镊、6×17圆针、1#丝线间断全层缝合

续表

手术步骤	手术配合
10. 于胃小弯侧游离、断离十二指肠	递纹式钳，长组织剪游离，1#丝线结扎或缝扎；递2把直芽钳分别夹住十二指肠壶腹和幽门部，长解剖镊夹持盐水纱巾包裹十二指肠四周，递10#刀切断，取下标本及刀一并置入弯盘内；递吸引器头吸尽胃内容物，卵圆钳夹持乙醇纱球消毒残端，更换吸引器头及污染器械
11. 残胃和十二指肠残端端端吻合：先将胃和十二指肠拟定吻合口两侧缝牵引线，然后间断缝合后壁浆肌层，全层缝合胃与十二指肠后壁前臂，最后加固缝合其前臂浆肌层	递长解剖镊，6×17圆针、1#丝线缝合作牵引，纹式钳夹线尾，再递6×17圆针、1#丝线缝合浆肌层，6×17圆针、4#丝线缝合全层
12. 冲洗腹腔，放置引流管	递温灭菌注射用水冲洗腹腔，检查无活动出血；放置腹腔引流管，递9×28角针4#丝线固定，并连接引流袋
13. 关闭腹膜及腹白线	清点器械、纱布、纱巾、缝针等。递血管钳钳夹腹膜上下角及两侧缘，0#PDSⅡ连续缝合腹膜。再次清点用物。递甲状腺拉钩牵开，递9×28圆针、7#丝线间断缝合腹白线
14. 冲洗切口	递甲硝唑冲洗切口，更换干纱巾
15. 缝合皮下组织	递有齿镊、9×28圆针、1#丝线间断缝合皮下组织，递75%乙醇棉球擦拭周围皮肤
16. 缝合皮肤，覆盖伤口	递皮肤缝合器钉皮，递2把有齿镊对皮，敷贴覆盖切口

【护理评价】

1. 手术进行顺利，物品准备充分。手术医生、麻醉医生、巡回护士三方核查按要求已严格执行。

2. 术中体位摆放合理，未造成神经损伤、肢体过度牵拉。

3. 术中未发生体温异常。

4. 术中输液、输血、给药方法、途径、剂量正确。

5. 术中各种标本保管妥善，名称标记清楚。

6. 无菌、无瘤技术操作已严格执行。

7. 术后皮肤完整无异常。

8. 各种管路连接通畅，固定妥善。

9. 物品清点清楚完整，无遗漏。

10. 护理文书记录清楚、工整、详细。

11. 专科仪器设备功能良好，未发生异常。

12. 患者平稳出室，无遗漏用物。

13. 转运过程安全顺利。

【注意事项】

1. 术前一日访视患者，了解病情。

2. 术中注意隐私保护，患者入室后脱去病服时应加以遮盖。手术开始前手术区域也应加以覆盖，不应在患者面前谈及与癌症相关话题。

3. 选择上肢充盈静脉，顺利穿刺。

4. 体位摆放正确舒适，充分暴露手术野。

5. 术中密切观察患者生命体征的变化。

6. 严格执行无菌操作和无瘤技术操作。术中接触肿瘤的器械和被消化道分泌液污染的纱巾等物品均应及时更换。切口周围加治疗巾隔离。关闭腹腔前，手术人员必须更换手套。

7. 腹腔冲洗用 45℃ 灭菌注射用水（蒸馏水），促进肿瘤灭活，防止肿瘤种植。

8. 术中密切观察术野，积极主动配合，正确传递器械并检查器械的完整性，防止术中脱落，遗留体腔。

9. 清扫的淋巴结依次标明放入标本袋并妥善保管。

（刘薇薇　熊岩）

三、腹腔镜下胃大部分切除术

胃大部切除术是我国治疗溃疡病常用的手术方式，其吻合方式分为胃十二指肠吻合（Billroth 氏 I 式）和胃空肠吻合（Billroth 氏 II 式）。Billroth 氏 I 式是指将胃大部分切除后将胃的残留部分与十二指肠吻合；Billroth 氏 II 式是指将胃的残留部分与空肠吻合后，将十二指肠的残端关闭。随着微创外科技术的不断进步，腹腔镜技术已广泛应用于胃大部切除术，其仅在患者腹部做 6~8cm 的小切口，外加 4 个 5mm 的小孔就可施行手术。有手术视野开阔、操作精细、美容效果好、术后康复快、生活质量高等优点。此处以 Billroth 氏 II 式吻合术为例。

【适应证】

1. 内科治疗无效、较大的胃溃疡，慢性、疑有恶变的胃溃疡。

2. 药物无法控制症状的顽固性十二指肠溃疡。

3. 伴有幽门梗阻及反复出血、穿孔的胃十二指肠溃疡。

4. 确诊的穿孔性溃疡、球后溃疡、巨大溃疡、复合溃疡、胃泌素瘤所致的溃疡。

5. 早期胃癌及部分进展期胃癌。

6. 无腹腔镜禁忌证者。

【麻醉方法】

气管插管全身麻醉。

【手术体位】

仰卧位，双下肢分开 45°，以能站立一人为宜。

【手术切口】

1. 观察孔：脐下行 10mm Trocar 孔。

2. 主操作孔：左肋缘下 12mm Trocar 孔。

3. 辅助孔：左腹中部、右腹中部、右肋缘下行 5mm Trocar 孔。

【手术用物】

1. 敷料：敷料包。

2. 器械：基础器械、腹腔镜器械。

3. 特殊用物：30°镜头、腔镜肠钳 2、超声刀、Hem－o－lok钳、Hem－o－lok 夹（XL）、10mm 一次性 Trocar、5mm 一次性 Trocar、腔镜直角钳、扇形牵开器、3－0 圆针可吸收 8 根针缝合线、0#PDSⅡ、荷包钳、荷包线、一次性腔内切割吻合器、一次性管型吻合器、皮肤缝合器。

4. 仪器设备：腹腔镜主机（包括摄像机、冷光源、电子气腹机）、超声刀主机、高频电刀。

【护理评估】

1. 患者情况

（1）一般情况：年龄、身高、体重、皮肤完整性。

（2）既往史，有无高血压、糖尿病、心、肺、肝、肾功能障碍等影响手术顺利进行的因素。

（3）营养状况，有无贫血、脱水及电解质紊乱。

（4）有无持续胃肠减压。

（5）评估外周静脉血管情况、尿道情况。

（6）术前准备及禁食水情况。

（7）焦虑、恐惧：对陌生环境，手术创伤，疼痛，麻醉意外的不确定性；经济承受能力的顾虑和对手术治疗过程及预后的担忧。

2. 术中体温保护：身体暴露、遮盖不严、室温影响。

3. 手术体位：肢体有无功能受限等影响手术体位摆放的情况。

【手术步骤与配合】（表 2－1－3）

表 2－1－3　腹腔镜胃大部分切除术手术步骤与配合

手术步骤	手术配合
1. 患者仰卧位，留置尿管，常规消毒铺单	同仰卧位消毒铺单

续表

手术步骤	手术配合
2. 正确连接各种导线	连接、检查、调节腹腔镜摄像系统、CO_2气腹系统及电切割系统
3. 于脐下作弧形切口，置入 10mm Trocar 作为观察孔，探查腹腔	递有齿镊夹 75% 乙醇棉球消毒皮肤，递 11# 刀切开皮肤，干纱布 1 块拭血，递提皮钳 2 把提起腹壁，递气腹针穿刺至腹膜，递抽吸生理盐水的注射器，证实气腹针是否进入腹腔，连接 CO_2 输入管建立气腹，递 10mm Trocar 置入，递 30° 观察镜，用碘伏纱球擦拭后经此 Trocar 进入，探查腹腔
4. 在内镜监视下建立主操作通道 1 个，辅助通道 3 个	递 11# 刀切开，置入 12mm Trocar 建立主操作通道，递 11# 刀切开，置入 5mm Trocar 建立辅助通道
5. 游离大网膜	递腔镜肠钳夹持大网膜向上牵拉，递超声刀沿结肠缘分离胃结肠韧带，向左至胃大弯脾下极处，向右至胃大弯幽门下
6. 切断胃网膜右动静脉	递超声刀紧贴胰头表面分离并解剖出胃网膜右动、静脉，递 Hem-o-lok 夹夹闭，超声刀离断
7. 在胃窦及幽门上游离小网膜，显露并切断胃右动脉	超声刀游离小网膜，递腔镜直角钳分离出胃右动脉，用 Hem-o-lok 夹夹闭，近端两个，远端一个，递超声刀离断
8. 游离并显露胃左动静脉	递超声刀游离并显露胃左动静脉，递 Hem-o-lok 夹夹闭，近端两个，远端一个，超声刀离断
9. 沿胃小弯游离肝胃韧带至与胃大弯相对处	递超声刀游离
10. 游离十二指肠段约 2cm，待切断十二指肠	递超声刀游离

续表

手术步骤	手术配合
11. 关闭气腹，在上腹部做 4~6cm 腹正中切口	关闭气腹，撤回腹腔镜器械，准备开腹器械。递23#刀切开皮肤、皮下组织，干纱巾拭血，递甲状腺拉钩牵开显露术野，电刀切开腹白线及腹膜，递切口保护圈保护切口
12. 离断十二指肠	递直线切割缝合器距幽门 3cm 处切断十二指肠后，将胃拖出切口外，远端递 3-0 圆针可吸收 8 根针缝合线加强缝合
13. 空肠-空肠侧侧吻合	递管型吻合器距曲式韧带 10~15cm 处做空肠与空肠侧侧吻合，吻合口递 3-0 圆针可吸收 8 根针缝合线加强缝合
14. 胃-空肠吻合	递管型吻合器经胃造口在距空肠侧侧吻合口 30~40cm 处，取空肠近端对大弯、空肠远端对小弯，完成残胃后壁与空肠双襻吻合，吻合口用 3-0 圆针可吸收 8 根针缝合线加强缝合
15. 断胃	递直线切割缝合器于预切平面切除肿瘤并闭合胃残端，用 3-0 圆针可吸收 8 根针缝合线加强缝合残端
16. 沿胃-空肠吻合口附近置入乳胶管一根，经右侧辅助孔引出后固定	引流管角针 4#丝线固定，连接引流袋
17. 冲洗腹腔，清点器械敷料无误，逐层关腹	温灭菌注射用水冲洗腹腔，甲硝唑、生理盐水冲洗切口，递 0# PDS Ⅱ缝合腹膜及腹白线，3-0 圆针可吸收 8 根针缝合线缝合皮下，皮肤缝合器钉皮

【护理评价】

1. 手术进行顺利，物品准备充分。手术医生、麻醉医生、手术护士三方核查按要求已严格执行。

2. 术中体位摆放合理，未造成神经损伤、肢体过度牵拉。

3. 术中未发生体温异常。

4. 术中输液、输血、给药方法、途径、剂量正确。

5. 术中各种标本保管妥善，名称标记清楚。

6. 无菌技术、无瘤技术操作已严格执行。

7. 术后皮肤完整无异常。

8. 各种管路连接通畅，固定妥善。

9. 物品清点清楚、完整、无遗漏。

10. 护理文书记录清楚、工整、详细。

11. 专科仪器设备功能良好，未发生异常。

12. 术后物品补充、归位、处理妥善。

13. 患者平稳出室，无遗漏用物。

14. 转运过程安全顺利。

【注意事项】

1. 术前一日访视患者，了解病情。

2. 术中注意隐私保护，患者入室后脱去病服时，应加以遮盖。手术开始前手术区域也应加以覆盖。不应在病人面前谈及与癌症相关的话题。

3. 选择充盈的上肢静脉，顺利穿刺。

4. 体位摆放正确、舒适，充分暴露手术野。

5. 术中密切观察患者生命体征的变化。

6. 术中严禁将镜头与导光束分离，以免强光接触患者皮肤，引起烫伤。

7. 仔细检查腹腔镜器械的完整性，防止术中零件脱落，遗留体腔。随时检查超声刀头的硅胶垫圈有无缺损、断裂。

8. 超声刀持续工作 7 秒后应断开，每工作 10～15 分钟应将刀头在生理盐水中超洗一次，以免刀头被组织堵塞。

9. 术中传递锐利器械时，应避免划伤腹腔镜的各种导线，以防引起漏电。

10. 凡接触过胃肠等空腔脏器的物品、器械均视为污染，切开消化道前应做好保护性隔离措施，避免污染手术切口及周围组织。

11. 清扫的淋巴结依次标明放入标本袋，并妥善保管。

12. 严格执行无菌技术和无瘤技术操作。

13. 撤收腹腔镜及导线时，应轻拿轻放，避免磕碰，以免受损影响其性能。

（王军　熊岩）

四、直肠癌经腹会阴联合切除术

直肠癌指直肠齿状线以上至直肠和乙状结肠交界部的肿块。由黏膜和黏膜下层发生，生长迅速，容易转移，术后容易复发，是一种比较常见的肠道恶性肿瘤。直肠癌下缘距齿状线 <2cm 者需行直肠癌经腹会阴联合切除术。此术式是低位直肠癌的经典根治术式，切除范围包括乙状结肠远端、肠系膜下动脉及其区域淋巴结、全部直肠及其系膜、肛提肌、坐骨直肠窝内脂肪组织、肛管及肛门周围 3～5cm 的皮肤。腹部做永久性结肠造口，即人工肛门，会阴部切口一期缝合。

【适应证】

1. 肛管癌或直肠下段癌。

2. 癌肿下缘距齿状线 5cm 以内。

3. 分化较差的黏液癌。

【麻醉方式】

气管插管全身麻醉。

【手术切口】

下腹部正中切口。

【手术体位】

膀胱截石位，臀部垫高 10°，双上肢收于身体两侧。

【手术用物】

1. 敷料：敷料包、大包布。

2. 器械：基础器械、肛门器械。

3. 特殊用物：皮肤缝合器、3-0 圆针可吸收 8 根针缝合线、

2 - 0 圆针可吸收 8 根针缝合线、0#PDS Ⅱ 、荷包钳 + 线、26#腹腔引流管、凡士林纱布。

4. 仪器设备：超声刀主机、高频电刀。

【护理评估】

1. 患者情况

（1）一般情况：年龄、身高、体重、皮肤完整性。

（2）既往史，有无高血压等影响手术顺利进行的因素。

（3）营养状况，有无贫血、脱水及电解质紊乱。

（4）有无持续胃肠减压。

（5）外周静脉血管情况、尿道情况。

（6）术前准备及禁食水情况。

（7）焦虑、恐惧、对陌生环境、手术创伤、疼痛、麻醉意外的不确定性；经济承受能力的顾虑和对手术治疗过程及预后的担忧。

2. 手术方式：确定手术部位、手术方式、根据手术方式准备手术用物。

3. 手术体位：肢体功能情况。

4. 肿瘤的位置、大小、距肛门的距离。

【手术步骤与配合】（表 2 - 1 - 4）

表 2 - 1 - 4 直肠癌经腹会阴联合切除术手术步骤与配合

手术步骤	手术配合
1. 消毒皮肤	海绵钳夹持 2% 碘酒、75% 乙醇纱球消毒皮肤
2. 铺置无菌单	协助医生铺无菌单
3. 切开皮肤、皮下组织及白线	递23#刀切开皮肤、皮下组织干纱巾拭血，递皮肤拉钩牵开显露术野
4. 切开腹膜	递血管钳钳夹住腹膜并提起，10#刀切开小口，使用两把血管钳牵开腹膜，用电刀或者组织剪沿着切口打开腹膜
5. 切口保护	准备切口保护巾，电刀止血后，放置切口保护巾或使用切口保护圈

手术步骤	手术配合
6. 暴露术野	递腹腔自动牵开器，湿纱巾保护小肠与大网膜，腹腔拉钩拉开，显露乙状结肠
7. 游离乙状结肠	递血管钳、电刀或组织剪离断乙状结肠系膜与侧腹膜的粘连
8. 游离降结肠	沿着 Toldt 白线向上游离，逐渐向内侧游离
9. 离断肠系膜下动、静脉	递超声刀离断肠系膜下动、静脉，用 7# 丝线结扎处理
10. 游离直肠	递超声刀或电刀沿盆筋膜脏层和壁层之间游离直肠，向下游离至提肛肌平面
11. 会阴部手术	准备肛门器械
12. 消毒肛周皮肤	递海绵钳夹持 0.5% 碘伏纱球消毒皮肤
13. 封闭肛门	递持针器夹持 2 - 0 角针缝合线沿肛周缝合
14. 游离肛门直肠	沿肛门四周皮肤做梭形切口，切断肛门尾骨韧带、肛提肌、会阴部与腹腔相通，游离肛门、直肠，并将远端拖出，切除直肠
15. 左下腹行永久性造瘘	在左髂前上棘与脐连线中点的外上方行造瘘术
16. 切开皮肤及皮下组织	递23# 刀切开，电刀止血
17. 固定结肠	递3 - 0 圆针可吸收8 根针缝合线、持针钳、组织镊，分层将造瘘肠段固定于腹壁上
18. 保护造瘘口	造瘘口消毒后覆盖凡士林油纱
19. 放置引流管，关闭肛门切口	与骶前腔隙放置引流管，递 2 - 0 角针缝合线固定引流管，2 - 0 圆针可吸收 8 根针缝合线关闭肛门切口。
20. 关闭腹腔，覆盖切口	清点物品。递持针器夹持 0# PDS Ⅱ、缝合腹膜及腹白线，3 - 0 圆针可吸收缝合线缝合皮下组织，皮肤缝合器钉皮，递敷料贴覆盖

【护理评价】

1. 手术进行顺利，物品准备充分，手术医生、麻醉医生、巡回护士三方核查按要求已严格执行。

2. 术中体位摆放合理未造成神经损伤、肢体过度牵拉。

3. 术中未发生体温异常。

4. 术中各种标本保管妥善，名称标记清楚。

6. 术后皮肤完整无异常。

7. 各种管路连接通畅，固定妥善。

8. 物品清点清楚完整。

9. 转运过程安全顺利。

10. 术后物品补充、归位、处理妥善。

【注意事项】

1. 术前一日访视患者，了解患者病情及基本身体状况。

2. 患者入室后要注意隐私保护，脱去病服时应有棉被遮盖，手术开始前手术区域也应加以覆盖。

3. 癌症患者麻醉前谈话不应提及与癌症相关话题，注意保护患者心理隐私。

4. 注意掌握手术医生、麻醉医生、巡回护士三方核查的时机。

5. 输液部位选择上肢充盈静脉，保证穿刺顺利。由于要进行锁骨下穿刺，要准备两套液体。

6. 摆放截石位时，由于术者站在患者右侧，故要将患者右侧下肢低于左侧下肢，便于医生操作。肩部和腘窝处加软垫，注意平整无皱褶，防止局部组织的压伤。大腿与小腿纵轴角度应≥90°过小会使腘窝受压，引起小腿血液循环障碍，导致静脉血栓。双下肢之间的角度应≤90°过大易压迫腓骨小头，引起腓总神经损伤，导致足下垂。

7. 术中手术人员应避免压迫患者肢体，造成局部组织损伤。

8. 直肠韧带组织较厚，应及时清洁超声刀头黏附的碳化污物，使超声刀保持良好功率状态，达到有效切割和止血作用，利于术者操作。

9. 术中注意无菌技术操作，严格区分腹腔操作器械与肛门操作器械，不可混淆。接触过肠腔的手术器械不可再用于其他部位。

10. 术中注意无瘤技术操作，接触过肿瘤的器械应用灭菌注射用水浸泡或更换。

五、腹腔镜下低位直肠癌根治套入式吻合保肛术

直肠癌是发生于乙状结肠与直肠交界处至齿状线之间的癌肿，由黏膜和黏膜下层发生，生长迅速，易局部复发和远处转移，是一种比较常见的肠道恶性肿瘤。腹腔镜下直肠癌手术具有以下优点：①对盆筋膜脏壁层间隙的入路选择更精准；②能够放大局部视野，保护盆神经丛；③超声刀锐性解剖能更完整地切除直肠系膜。

【适应证】

1. 直肠癌灶下缘距肛缘 5~7cm、低位直肠癌者。

2. TNM 分期以Ⅰ、Ⅱ期为主或Ⅲ期为高分化腺癌，肿瘤较小者。

3. 早期直肠癌局限于肠壁，癌灶直径≤3cm，癌灶占据肠壁≤1/2 周者。

4. 管状腺瘤、绒毛管状腺瘤癌变者，其癌下缘切除 >1cm；分化较好的腺癌者，其癌灶下缘切除 >2cm；低分化或黏液腺癌者，其癌灶下缘切除 >3~5cm。

5. 无腹腔镜禁忌证者。

【麻醉方式】

气管插管全身麻醉 + 椎管内麻醉。

【手术切口】

1. 观察孔：脐孔行 10mm Trocar 孔。

2. 主操作孔：右下腹行 12mm Trocar 孔。

3. 辅助孔：右脐旁腹直肌外缘和左中腹行 5mm Trocar 孔。

【手术体位】

1. 改良膀胱截石位，右下肢高度低于常规截石位，尽量与身体水平。臀部垫高 10°，双上肢收于身体两侧，肩部使用肩托。

2. 手术开始后将体位调整至头低臀高 30°，左高右低 15°。

【手术用物】

1. 敷料：敷料包、大包布、中单。

2. 器械：基础器械、腹腔镜器械、肛门器械。

3. 特殊用物：30°镜头、肠钳、超声刀线、Hem - o - lok 钳、Hem - o - lok 夹（XL）、10mm 一次性 Trocar、5mm 一次性 Trocar、皮肤缝合器、3 - 0 圆针可吸收 8 根针缝合线、2 - 0 圆针可吸收 8 根针缝合线、碘伏纱球若干、凡士林纱布。

4. 仪器设备：腹腔镜主机（包括摄像机、冷光源、电子气腹机）、超声刀主机、高频电刀。

【护理评估】

1. 患者情况

（1）一般情况：年龄、身高、体重、皮肤完整性。

（2）既往史，有无高血压等影响手术顺利的因素。

（3）营养状况，有无贫血、脱水及电解质紊乱。

（4）有无持续胃肠减压。

（5）评估外周静脉血管情况、尿道情况。

（6）术前准备及禁食水情况。

（7）心理状态：焦虑、恐惧、对陌生环境，手术创伤、疼痛、麻醉意外的不确定性；经济承受能力和对手术治疗过程及预后的担忧。

2. 手术方式：确定手术部位、手术方式、根据手术方式准备手术用物。

3. 手术体位：肢体功能情况。

4. 术中体温保护：身体暴露、覆盖不严、术中 CO_2 气腹及麻醉药物作用易产生术中低体温。

【手术步骤与配合】（表 2 - 1 - 5）

表 2 - 1 - 5 腹腔镜下低位直肠癌根治套入式吻合术手术步骤与配合

手术步骤	手术配合
1. 常规消毒铺单留置尿管	同截石位消毒铺单，留置尿管
2. 准备腹腔镜物品	连接、检查、调节腹腔镜摄像系统、CO_2 气腹系统及电切割系统
3. 建立气腹及观察通道，观察腹腔内有无腹水、转移灶，肿物与周围组织有无粘连，初步判定能否行腹腔镜手术	（1）递 11# 刀切开皮肤，干纱布 1 块拭血 （2）递提皮钳 2 把提起腹壁，递气腹针穿刺至腹膜，连接 CO_2 输入管 （3）递 10mm Trocar 置入；递 30° 观察镜经此 Trocar 进入观察
4. 在内镜监视下建立主操作通道 1个，辅助通道 2 个	递 11# 刀切开，置入 12mm Trocar 建立主操作通道，递 11# 刀切开，置入 5mm Trocar 建立辅助通道
5. 由乙状结肠系膜和小盆腔交界处开始切开后腹膜，沿左髂总动脉表面游离，显露腹主动脉，分理出肠系膜下动脉并切断。在同一平面游离切断肠系膜下静脉	递助手两把肠钳辅助牵拉肠系膜，递主刀无损伤抓钳、超声刀，切开后腹膜，沿左髂总动脉表面游离，显露腹主动脉，分理出肠系膜下动脉，递 Hem - o - lok 夹夹闭肠系膜下动脉，近端两个，远端一个，递超声刀切断。超声刀游离肠系膜下静脉，递 Hem - o - lok 夹夹闭肠系膜下静脉，近端一个，远端一个，递超声刀切断
6. 游离乙状结肠，注意保护输尿管和精索或卵巢动静脉	递无损伤抓钳和超声刀游离
7. 游离直肠后壁至盆底肌达尾骨尖，并保护盆自主神经丛	递无损伤抓钳和超声刀游离
8. 游离直肠两侧，切断直肠侧韧带	递无损伤抓钳和超声刀游离并切断
9. 游离直肠前壁至肿瘤远端 3 ~ 5cm，注意保护前列腺或阴道	递无损伤抓钳和超声刀游离
10. 以肿瘤上端 10cm 处肠管为预订切缘，处理相应系膜，裸化肠管	递无损伤抓钳和超声刀裸化

手术步骤	手术配合
11. 附加硬膜外麻醉给药，使肛门处于完全松弛状态，开始会阴部手术，常规消毒肛门，加铺中单	准备肛门器械，碘伏纱球消毒肛门内，传递无菌中单建立肛门操作台
12. 采用 5 针悬吊法暴露肛管齿状线以上及直肠下段术野	递给术者 10×34 角针 7# 线进行 5 针悬吊，自动肛门双叶牵开器显露
13. 距齿状线上缘 1cm 处直肠黏膜下层环行注射 0.1‰ 肾上腺素生理盐水	递吸入 0.1‰ 肾上腺素生理盐水的 10ml 注射器
14. 距齿状线上 1.5~2.0cm 处环行切开直肠黏膜一周，沿直肠黏膜下锐性游离，向上剥离至提肛肌平面，环形切断直肠，将直肠肿瘤及远端结肠一并从肛门取出体外	递 23# 刀环形切开，组织剪锐性游离并切断直肠，电刀止血
15. 清除肠系膜下动静脉根部淋巴结，距肿瘤约 10cm 近心端切断结肠，将近端结肠经直肠拉出肛门	递电刀清除肠系膜下动静脉根部淋巴结，组织剪切断结肠，移除标本
16. 远端结肠浆肌层与直肠肌鞘间断减张固定缝合	递 2-0 圆针可吸收 8 根针缝合线间断减张固定 4 针
17. 结肠远端全层与直肠残留黏膜及黏膜下吻合	递 2-0 圆针可吸收 8 根针缝合线行套入式吻合
18. 检查吻合端血供良好，无张力，凡士林油纱布填塞肛管内起支撑作用	递凡士林油纱布一块填塞
19. 拆除悬吊缝线，还纳直肠吻合部分使肛门复位，完成套入式吻合	递线剪拆除悬吊线
20. 放置引流	递粗乳胶 1 根，10×34 角针 4# 线固定
21. 包扎会阴部	递无菌纱布、10×15 敷料贴覆盖
22. 腹部冲洗，关闭气腹，Trocar 放气后撤出腹腔镜器械，缝合 Trocar 口	温灭菌注射用水、甲硝唑冲洗，3-0 圆针可吸收 8 根针缝合线缝合皮下，皮肤缝合器缝合皮肤

【护理评价】

1. 手术进行顺利，物品准备充分，手术医生、麻醉医生、巡回护士三方核查按要求已严格执行。

2. 术中体位摆放合理未造成神经损伤、肢体过度牵拉。

3. 术中未发生体温异常。

4. 术中各种标本保管妥善，名称标记清楚。

5. 术后皮肤完整无异常。

6. 各种管路连接通畅，固定妥善。

7. 物品清点清楚完整。

8. 转运过程安全顺利。

9. 术后物品补充、归位、处理妥善。

【注意事项】

1. 术前一日访视患者，了解患者病情及基本身体状况。

2. 患者入室后要注意隐私保护，脱去病服时应有棉被遮盖，手术开始前手术区域也应加以覆盖。

3. 癌症患者面前不应提及与癌症相关话题，注意保护患者心理隐私。

4. 输液部位选择上肢充盈静脉，保证穿刺顺利。若要进行锁骨下穿刺，应准备两套液体。

5. 摆放截石位时，由于术者站在患者右侧，故要将患者右侧下肢低于左侧下肢，便于医生操作。肩部和腘窝处加软垫，注意床单平整无皱褶，防止局部组织的压伤。大腿与小腿纵轴角度应≥90°，角度过小会使腘窝受压，引起小腿血液循环障碍，导致静脉血栓。双下肢之间的角度应≤90°，角度过大易压迫腓骨小头，引起腓总神经损伤，导致足下垂。

6. 手术人员操作时，应避免挤压患者肢体，造成局部组织损伤。

7. 直肠韧带组织较厚，应及时清洁超声刀头黏附的碳化污物，使超声刀保持良好功率状态，达到有效切割和止血作用，利于术者操作。

8. 术中注意无菌技术操作，严格区分腹腔操作器械与肛门操作器械，不可混淆。接触过肠腔的手术器械不可再用于其他部位。

9. 术中注意无瘤技术操作，接触过肿瘤的器械应用灭菌注射用水浸泡或更换。关闭腹腔前，手术人员必须更换手套。

10. 在操作过程中和消除气腹时要通过穿刺套管阀门排气，不要通过腹壁穿刺孔直接排气。以防止"烟囱效应"导致肿瘤转移。

11. 密切观察患者生命体征，术中如遇大出血时，应反映迅速，及时备好血管缝合器械和针线，巡回护士应及时取血配合抢救工作。

（熊岩　郝雪梅）

六、阑尾切除术

阑尾炎是因多种因素而形成的炎性改变，为外科常见疾病，以青年最为多见，男性多于女性。临床上急性阑尾炎较为常见，各年龄段及妊娠期妇女均可发病，慢性阑尾炎较为少见。当急性阑尾炎诊断明确，都应采用阑尾切除手术治疗。

【适应证】

1. 急性阑尾炎是最主要的适应证，包括单纯性、化脓性及阑尾头体部坏疽性阑尾炎。

2. 右下腹急腹症怀疑急性阑尾炎，尤其是绝经前妇女，需排除其他疾病者。

3. 慢性阑尾炎和慢性右下腹痛的患者。

4. 阑尾炎穿孔。

【麻醉方式】

椎管内麻醉。

【手术体位】

仰卧位。

【手术切口】

右下腹斜切口（麦氏切口）。

【手术用物】

1. 敷料：敷料包。

2. 器械：基础器械。

3. 特殊用物：苯酚、无菌棉签 3 根、甲硝唑冲洗液。

【护理评估】

1. 术前禁食水、各项检查情况。

2. 患者情况

（1）一般情况：年龄、身高、体重、皮肤完整性等。

（2）既往史：是否有腰椎受伤、凝血功能障碍等无法进行椎管麻醉，有无腹部手术史或患有其他疾病导致腹腔严重粘连。

（3）用药史、女性月经史，有无过敏史，凝血功能障碍。

（4）营养状况、皮肤及外周静脉血管情况。

（5）发热、疼痛、焦虑：是否能积极配合麻醉、手术。

3. 手术方式：确定手术部位、方式，手术用物准备充分。

4. 面容体位：评估患者是否为急性病容、强迫体位。

【手术步骤与配合】（表 2 - 1 - 6）

表 2 - 1 - 6　阑尾切除术手术步骤与配合

手术步骤	手术配合
1. 常规消毒皮肤，铺置无菌单	递海绵钳夹持 2% 碘酒纱球依次消毒皮肤，75% 乙醇脱碘两遍，常规铺置无菌单
2. 自脐与右前上棘之间中外 1/3 处切开皮肤、皮下组织。	递 23# 刀、有齿镊切开皮肤、皮下组织，干纱巾拭血
3. 钝性分离腹外斜肌腱膜、腹内斜肌及腹直肌	递血管钳撑开、甲状腺拉钩 2 把向切口两端拉开，钝性分离
4. 切开腹横筋膜与腹膜，进入腹腔	递血管钳 2 把提起腹膜，递 10# 刀片切开，组织剪扩大
5. 探查腹腔，寻找阑尾	递长解剖镊夹湿纱巾推开小肠，寻找并显露盲肠及阑尾
6. 夹持阑尾并提出	递卵圆钳夹提出阑尾于切口，递 2 把组织钳分别夹住阑尾根部及阑尾末端，周围垫以纱巾
7. 处理系膜	递血管钳钳夹，组织剪剪断，4# 丝线结扎或 6×17 圆针 4# 丝线缝扎

续表

手术步骤	手术配合
8. 切除阑尾	递 6×17 圆针 4# 丝线围绕阑尾根部做一荷包缝合，递 10# 刀切断阑尾（递弯盘接切除的阑尾和 10# 刀）；处理残端，依次递 3 个无菌棉签，将棉签分别蘸上苯酚、乙醇、生理盐水，按顺序依次涂擦在阑尾残端黏膜面，收紧荷包并包裹残端，也可在内翻区域用 6×17 圆针 4# 丝线间断或八字缝合
9. 清理腹腔	递甲硝唑冲洗液冲洗腹腔，长解剖镊夹湿纱布蘸拭盆腔内积液
10. 关闭腹腔	清点器械、敷料、缝针。血管钳钳夹腹膜，9×28 圆针 4# 丝线间断缝合，腱膜；递 9×28 圆针 1# 丝线间断缝合皮下组织；递 75% 乙醇棉球消毒，递有齿镊 9×28 角针 1# 丝线间断缝合皮肤切口；递 2 把有齿镊对合皮肤切缘，敷料贴覆盖伤口

【护理评价】

1. 手术进行顺利，物品准备充分。

2. 术后皮肤完好，皮肤未接触金属，负极板处皮肤干燥，未造成损伤。

3. 手术体位摆放适宜，各管路连接固定妥善。

4. 手术物品清点清楚。

5. 仪器设备运作良好。

6. 患者运转过程安全顺利。

【注意事项】

1. 择期手术患者，术前访视时了解患者的病史及相关病情，做好术前宣教，耐心解答疑问，使患者积极配合手术。

2. 急诊手术患者，把关各项术前检查、禁食水情况，快速做好术前准备，保证物品准备充分。

3. 注意保护患者隐私，手术开始前在不影响各项操作的前提下，患者手术及隐私区域要加以覆盖。

4. 儿童患者需准备特殊的儿科器械及其他手术用物。术前建立通畅的静脉通路，术中注意患儿体温，保护肢体各处不受压，使用负极板时应注意选择合适的型号和粘贴位置。

5. 术中注意无菌操作，取出的阑尾用弯盘接取及时放于指定位置。接触阑尾的器械要单独放置。

6. 术毕将和手术医生交接标本送病理，妥善固定患者（尤其是患儿），安全送回病房。

（刘薇薇　熊岩）

七、腹腔镜下阑尾切除术

经典而成熟的开放式阑尾切除术已有百年历史，但随着腔镜外科设备和技术的发展，腹腔镜阑尾切除术日益完善，已成为安全可靠的治疗方法。对于不能明确诊断的右下腹痛的患者，腹腔镜技术的优势更为突出，较传统手术，腹腔镜下能够全面探查腹盆腔，从而提高诊断率，而且腔镜技术还具有手术创伤小、术后疼痛轻、功能恢复快等优点。

【适应证】

1. 急性阑尾炎是主要的适应证。包括单纯性、化脓性及阑尾头体部坏疽性阑尾炎。

2. 右下腹急腹症怀疑急性阑尾炎，尤其是绝经前妇女，需排除其他疾病者。

3. 慢性阑尾炎和慢性右下腹痛的患者。

4. 阑尾炎穿孔。

5. 腹腔镜阑尾切除术同样适用于儿童患者。

【麻醉方式】

气管插管全身麻醉。

【手术体位】

仰卧位，术中调整体位头低足高 $10° \sim 20°$、左倾 $10° \sim 15°$。

【手术切口】

1. 观察孔：脐孔内下缘行 10mm Trocar 孔。

2. 主操作孔：左下腹反麦氏点处行 5mm Trocar 孔。

3. 辅助孔：耻骨联合上 2cm 处行 5mm Trocar 孔。

【手术用物】

1. 敷料：敷料包。

2. 器械：基础器械、腹腔镜器械。

3. 特殊用物：10mm 30°镜头、超声刀头及连接线、Hem - o - lok 钳、Hem - o - lok 夹、腔镜肠钳、腔镜 3 - 0 圆针可吸收缝合线、3 - 0 角针可吸收缝合线、2 - 0 圆针丝线、取物袋。

4. 仪器设备：腹腔镜主机（包括摄像机、冷光源、电子气腹机）、超声刀主机、高频电刀。

【护理评估】

1. 术前禁食水、各项检查情况。

2. 患者情况

（1）一般情况：年龄、身高、体重、皮肤完整性等。

（2）既往史：是否有慢性病、心肺疾病等无法耐受全身麻醉，有无腹部手术史或患有其他疾病导致腹腔严重粘连。

（3）用药史、女性月经史，有无过敏史，凝血功能障碍。

（4）营养状况、皮肤及外周静脉血管情况。

（5）发热、疼痛、焦虑：是否能积极配麻醉、手术。

3. 手术方式：确定手术部位、方式，手术用物准备充分。

4. 面容、体位：评估患者是否为急性病容、强迫体位。

【手术步骤与配合】（表 2 - 1 - 7）

表 2 - 1 - 7 腹腔镜阑尾切除术手术步骤与配合

手术步骤	手术配合
1. 常规消毒皮肤，铺置无菌单	递海绵钳夹持 2% 碘酒纱球依次消毒皮肤，75% 乙醇脱碘两遍，常规铺置无菌单
2. 准备腔镜手术用物	连接、检查、安装并调节腹腔镜设备，CO_2 系统，电切割系统及超声刀
3. 建立腹壁切口：	递有齿镊夹 75% 乙醇棉球消毒皮肤，递 11# 刀切开皮肤，干纱布 1 块拭血，递提皮钳 2 把提起腹壁，递气腹针穿刺至腹膜，递抽吸生理盐水的注射器，证实气腹针是否进入腹腔，连接 CO_2 输入管建立气腹，递 10mm Trocar 置入，递 30° 观察镜，用碘伏纱球擦拭后经此 Trocar 进入，探查腹腔
(1) 再次消毒脐孔，在脐下缘做一 10mm 横行皮肤切口，置入 10mm Trocar 作为观察孔，探查腹腔	
(2) 在内镜监视下建立主操作通道 1 个，辅助通道 1 个	递 11# 刀切皮，干纱布拭血，分别递 10mm（加 5mm 转换头）、5mm Trocar。建立主操作通道和辅助通道
4. 变换体位，观察阑尾情况	取头低足高 10°～20°、左倾 10°～15° 体位，递肠钳拨开肠管，顺结肠带找到阑尾
5. 如阑尾处有粘连，先分离，再处理阑尾系膜	递肠钳、左弯钳处理粘连带；递肠钳展开系膜，超声刀离断，处理系膜
6. 处理阑尾动脉	递左弯钳分离阑尾动脉，视情况用 Hem - o - lock 钳分别上 2～3 个 Hem - o - lok 夹夹闭动脉，超声刀离断或用超声刀直接凝断
7. 处理阑尾根部	递腔镜持针器夹持长约 10cm 的 7# 丝线牢固结扎阑尾根部，远、近端各一道，递左弯钳协助打结，递扣剪刀剪线
8. 切除阑尾	递超声刀或腔镜组织剪在两结扎线间离断阑尾，递电锤或电钩烧灼阑尾残端
9. 取出阑尾	递左弯钳夹持取物袋置入腹腔，再递一把左弯钳协助装取阑尾，收紧取物袋，直视下将部分取物袋口置入主操作孔的 Trocar 内，连同 Trocar 一并取出，弯盘接取

续表

手术步骤	手术配合
10. 重新置入 Trocar，再建气腹，将手术野的炎性物质冲洗干净后吸出，观察有无活动出血、阑尾残端结扎是否牢靠	递 Trocar 和冲洗吸引器，链接输液器，调整体位至头高足低 20°，温生理盐水冲洗，吸尽冲洗液后将体位恢复至水平
11. 放出 CO_2 气体，拔除 Trocar，若阑尾化脓感染严重、渗出较多，需放置引流管	收回手术用物并清点，若放置引流管，可经辅助操作孔切口处放置于盆腔，最后放尽余气，拔除 Trocar，递持针器夹持 2－0 圆针丝线固定引流管
12. 消毒皮肤，缝合切口，敷料贴覆盖	递有齿镊、75% 乙醇棉球消毒皮肤，递持针器夹持 3－0 圆针可吸收缝合线缝合切口皮下各层，3－0 角针可吸收缝合线缝合皮肤，再次消毒后，敷料贴覆盖

【护理评价】

1. 手术进行顺利，物品准备充分。

2. 术后皮肤完好，皮肤未接触金属，负极板处皮肤干燥，未造成副损伤。

3. 手术体位摆放适宜，各管路连接固定妥善。

4. 手术物品清点清楚。

5. 仪器设备运作良好。

6. 患者运转过程安全顺利。

【注意事项】

1. 择期手术患者，术前访视时了解患者的病史及相关病情，做好术前宣教，耐心解答疑问，使患者积极配合手术。

2. 急诊手术患者，把关各项术前检查、禁食水情况，快速做好术前准备，保证物品准备充分，以应对阑尾根部穿孔、坏疽难以用腹腔镜满意处理时中转开腹情况。

3. 注意保护患者隐私，手术开始前在不影响各项操作的前提下，患者手术及隐私区域要加以覆盖。

4. 儿童患者需准备特殊的儿科腹腔镜器械及其他手术用

物，术前建立通畅的静脉通路，术中注意患儿体温。保护肢体各处不受压。使用负极板时，应注意选择合适的型号和粘贴位置。

5. 使用气腹机时，开始应用低流速充气比较安全，充气过快可能对腔静脉回流和膈肌运动产生急剧影响，引起心律失常。

6. 安全使用冷光源。导光束未连接镜头时，禁止开启开关，以免发生布类燃烧；确认使用完毕后妥善放置镜头，及时关闭，以延长灯泡使用寿命。注意镜头不可接触皮肤，以防止余热灼伤皮肤。

7. 术中注意无菌操作，用弯盘接取阑尾并及时放于指定位置。接触阑尾的器械要单独放置。

8. 术毕，先放余气再拔出 Trocar，再次消毒切口后缝合，防止切口感染。

9. 在拔管、复苏阶段，妥善固定患者（尤其是患儿），防止发生脱管、坠床等问题。

（张景啸　熊岩）

八、甲状腺次全切除术

甲状腺次全切除术是治疗甲状腺功能亢进、单纯性甲状腺肿、多发性甲状腺腺瘤、巨大甲状腺腺瘤或巨大囊肿而进行的手术。凡符合适应证者，应积极早期手术。但术后也有复发者，复发率在 4%～6%，多为 40 岁以下患者。

【适应证】

1. 单纯甲状腺肿压迫气管、食管、喉返神经或颈部大静脉而引起临床症状者，X 线检查发现气管已变形或移位，喉镜检查有声带麻痹现象者。

2. 巨大的单纯甲状腺肿影响病人参加生产劳动者。

3. 青春期后单纯甲状腺肿明显增大。

4. 结节性甲状腺肿伴有甲状腺功能亢进症或有恶性变的可能（4%～7%）者。

5. 甲状腺囊肿，继续长大，压迫气管引起呼吸困难，有囊内出血，体积明显增大，引起急性气管压迫，难与腺瘤鉴别，不能排除癌性变者。

6. 较严重的甲状腺功能亢进症其基础代谢率在30%以上，经抗甲状腺药物治疗一年左右无明显疗效者。

7. 结节性甲状腺肿继发甲状腺功能亢进症，或有恶性变的可能，手术治疗的效果优于甲状腺药物和放射性[131]I治疗者。

8. 并发心功能紊乱的甲状腺功能亢进症者。

【麻醉方式】

气管插管全身麻醉。

【手术切口】

在胸骨切迹上二横指沿颈部皮肤横纹做正中弧形切口。

【手术体位】

头颈过伸位。

【手术用物】

1. 敷料包：敷料包，中单。

2. 器械：基础器械。

3. 特殊用物：23#刀片、10#刀片、电刀、超声刀、3-0圆针可吸收缝合线、3-0扣线，引流球。

4. 仪器设备：高频电刀主机、超声刀主机。

【护理评估】

1. 患者情况

（1）一般情况：年龄、身高、体重、皮肤完整性。

（2）既往史，有无高血压、心脏病、过敏史、手术史、植入物、特殊感染及其他疾病史。

（3）焦虑、恐惧：多数患者伴有呼吸困难，对陌生环境，手术创伤、疼痛、手术意外的不确定性；对术后切口的美观有一定顾虑。

2. 手术方式：确定手术部位、手术方式，根据手术方式准备用物。

3. 手术体位：颈椎活动度及体型。脊柱有无畸形。肢体功能情况是否良好。

4. 甲状腺功能亢进患者关注其心率、肿瘤的大小及位置、突眼症状。腺瘤是否影响呼吸。

5. 核查手术部位及标识。

6. 认真核实患者有无义齿，牙齿有无松动。

7. 术中是否送检快速病理切片。

【手术步骤与配合】（表2-1-8）

表2-1-8 甲状腺次全切除术手术步骤与配合

手术步骤	手术配合
1. 常规消毒铺单	递海绵钳夹持2%碘酒纱球、75%乙醇纱球消毒皮肤，颈部常规手术铺单
2. 切开皮肤、皮下组织、颈阔肌	递23#刀、组织镊，在胸骨切迹上两横指处切开皮下组织及颈阔肌
3. 分离皮瓣：上至甲状软骨，下至胸骨颈静脉切迹，两侧达胸锁乳突肌缘	递组织镊提起皮缘，电刀游离上下皮瓣，血管钳止血，1#丝线结扎或电凝止血
4. 暴露甲状腺	递10#刀、电刀或超声刀纵形打开颈白线，递甲状腺拉钩牵开两侧颈前带状肌群，暴露甲状腺
5. 处理甲状腺上极、下极，以及周围血管	递蚊式钳、超声刀分离上、下极组织，处理甲状腺上动静脉、下动静脉和甲状腺中静脉，近心端双重4#丝线结扎
6. 处理甲状腺峡部	递电刀或超声刀贴气管壁前分离甲状腺峡部并切除
7. 切下甲状腺组织	递血管钳或蚊式钳数把，沿预定切线依次钳夹，递10#刀切除，取下标本，切除时避免损伤喉返神经。递1#丝线结扎残留甲状腺腺体，3-0圆针可吸收缝合线间断缝合甲状腺被膜

续表

手术步骤	手术配合
8. 冲洗切口	递生理盐水冲洗，吸引器头吸引，更换干净纱布。清点器械、敷料等用物，除去肩部垫枕
9. 放置引流，缝合切口，加压覆盖切口	递 11×28 角针 4# 丝线固定引流管，3 - 0 圆针可吸收缝合线缝合颈阔肌、皮下组织，3 - 0 扣线进行皮内缝合。递干纱布、敷料贴加压覆盖切口

【护理评价】

1. 皮肤完好，无压疮。

2. 引流管顺畅，固定牢固。

3. 护理文书记录清楚，详细，工整。

4. 手术进展顺利，配合默契。

5. 术中体位摆放合理，未造成神经损伤，肢体过度牵拉。

6. 术中各种标本标记明确，保管妥善。

7. 手术用物清点准确无误。

8. 转运过程安全，注意事项交代清楚。

【注意事项】

1. 术前一日访视患者，了解患者病情及基本身体状况。

2. 严格执行核查制度。

3. 术中若行局部麻醉，正确配比和使用局麻药物。

4. 注意患者角膜的保护。眼突症状严重，麻醉后任闭合困难的患者，涂抹红霉素眼药膏，然后用胶布或敷料粘贴上下眼睑，避免眼角膜损伤。

5. 注意保护好患者颈椎，颈下垫软枕。

6. 保障患者安全，合理约束固定。

7. 根据手术需要正确放置特殊仪器，仪器设备确保性能良好。

8. 手术过程中密切观察患者气管插管有无脱落。

9. 护理记录文书完整，无遗漏。

10. 术中病理标本应妥善保管。送检快速病理切片时，交接清楚。

11. 密切观察患者生命体征，如遇到术中大出血、出现呼吸困难情况时，反应迅速，及时配合抢救。

12. 甲状腺瘤侵犯到胸骨后的，术前准备好开胸器械。

13. 甲状腺血运、神经丰富，转运病人时，轻抬轻放。

（王亚　郝雪梅）

九、腔镜下甲状腺切除术

甲状腺肿瘤的主要治疗措施是外科手术。随着电视腔镜外科技术的发展与进步，腔镜下甲状腺切除术既能切除肿瘤，又不影响颈部美观的手术方式渐受青睐。其切口较小，远离颈部暴露部位，相对于传统手术切口，有良好的美容效果且其镜下解剖清晰、操作空间大，不易致意外损伤。

【适应证】

1. 单纯甲状腺腺瘤、囊性腺瘤、囊性增生性良性病变，瘤体直径＜6cm。

2. 早期低度恶性肿瘤与周围重要器官无浸润。

3. 良性或低级的滤泡性病变。

4. 无严重心肺疾病等影响手术安全性的并发症。

【麻醉方式】

气管插管全身麻醉。

【手术体位】

仰卧位，颈肩部垫一10cm软枕，头稍后仰，头下垫一头圈固定头部。

【手术切口】

胸乳入路三孔法：

1. 观察孔：双侧乳头连线胸骨上方行10mm Trocar孔。

2. 主操作孔：左侧乳晕上缘处行 5mm Trocar 孔。

3. 辅助孔：右侧乳晕上缘处行 5mm Trocar 孔。

【手术用物】

1. 敷料：敷料包、中单。

2. 器械：基础器械、腹腔镜器械。

3. 特殊用物：30°镜头、超声刀头及连接线、5mm 一次性 Trocar、盐酸肾上腺素注射液、20ml 注射器、注射用长针头、3 - 0 圆针可吸收缝合线、0#圆针可吸收缝合线、2 - 0 角针丝线、皮肤生物黏合胶水。

4. 仪器设备：腹腔镜主机（包括摄像机、冷光源、电子气腹机）、超声刀主机、高频电刀。

【护理评估】

1. 患者情况

（1）一般情况：年龄、身高、体重、皮肤完整性等。

（2）既往史：有无慢性病、心肺疾病、急慢性传染病史，有无外伤、手术、过敏史。

（3）营养状况、外周静脉血管情况。

（4）心理方面：有无焦虑、紧张及恐惧等情绪，对疾病和健康的理解；疾病对生活、经济带来的压力等。

2. 手术方式：确定手术部位、手术方式，手术用物准备充分。

3. 体位护理：颈椎活动度及体型。脊柱有无畸形。肢体功能情况是否良好。

4. 甲状腺功能亢进患者关注其心率、肿瘤的大小及位置、突眼症状。腺瘤是否影响呼吸。

5. 核查手术部位及标识。

6. 认真核实患者有无义齿，牙齿有无松动。

7. 术中是否送检快速病理切片。

【手术步骤与配合】（表 2 - 1 - 9）

表 2 - 1 - 9 腔镜下甲状腺切除术手术步骤与配合

手术步骤	手术配合
1. 常规消毒皮肤	递海绵钳夹持 2% 碘酒、75% 乙醇常规消毒皮肤
2. 铺置无菌单	同颈部手术铺单
3. 准备腔镜手术用物，配置盐酸肾上腺素生理盐水，对剥离区域行皮下浸润注射做水压分离	检查、连接、安装并调节腹腔镜设备，CO_2 系统和超声刀；将 0.5mg 盐酸肾上腺素注射液加入到 250ml 生理盐水中，用 20ml 注射器抽取稀释好的盐酸肾上腺素注射液盐水加注射用长针头递予术者
4. 切口选择、操作隧道建立	
（1）双侧乳头连线胸骨旁皮肤做一 10mm 切口，经皮肤切口向上分离出皮下间隙后置入 10mm Trocar	递 11# 刀切开皮肤，纱巾 1 块拭血；递长组织剪，充分分离皮下疏松结缔组织后，递 10mm Trocar
（2）连接气腹管接头	打开气腹机，注入 CO_2 气体，压力设定在 6~8mmHg（1mmHg = 0.133kPa）
（3）于 10mm Trocar 内置入 10mm 30° 内镜观察	碘伏纱球擦拭镜头，递干净纱布 1 块调节白平衡
（4）内镜引导下分别在两侧乳晕上缘处各做一 5mm 切口，分别置入 5mm Trocar	递 11# 刀切开皮肤，干纱巾拭血，递 5mm Trocar
5. 处理颈前肌群、暴露甲状腺：游离甲状腺上方操作区域，颈前皮下分离范围上至甲状软骨，左右至胸锁乳突肌缘，切开颈白线，离断患侧颈前肌群，充分暴露甲状腺，观察肿瘤位置、大小	递左弯钳、超声刀游离甲状腺上方操作区域，超声刀切开颈白线，离断患侧颈前肌群，充分暴露甲状腺，吸引器吸净手术野的液体，准备盐水碗湿纱布擦拭清洗超声刀头
6. 切除肿瘤	递左弯钳提起甲状腺腺体或瘤体，递超声刀切除
（1）甲状腺肿瘤切除：提起甲状腺肿瘤瘤体，从甲状腺下极开始边切边凝直至切除瘤体，检查肿瘤床部有无出血	

续表

手术步骤	手术配合
（2）甲状腺部分切除：将甲状腺向内上翻转，离断甲状腺悬韧带及甲状腺峡部，切除甲状腺部分腺体，保留甲状腺后被膜	同甲状腺肿瘤切除
7. 取出甲状腺肿瘤和腺体：将取物袋从 10mm Trocar 处放入后再置入镜头，用左弯钳钳夹切下的病理标本放入取物袋内，经胸骨上方 10mm 的切口处取出	递左弯钳钳夹取物袋放入，标本装好后，拔出 Trocar，递长弯血管钳伸入 10mm 切口内取出取物袋，将标本交于巡回护士送快速冰冻病理检查
8. 彻底检查手术野有无出血点，生理盐水冲洗腔隙	注射器抽取生理盐水递于术者，递吸引器吸净，递超声刀止血
9. 待快速冰冻病理结果报告为良性后，缝合颈前肌群	清点物品，递持针钳夹持 0# 圆针可吸收缝合线由体外穿入皮下，递腔镜持针器夹持针线缝合组织，递左弯钳协助打结，递腔镜扣剪刀剪线
10. 经右侧乳晕切口置入引流管并固定	递引流管，持针器夹 2－0 角针丝线固定
11. 放出腔隙内 CO_2 气体，拔除 Trocar，关闭切口	递有齿镊夹乙醇棉球消毒切口周围皮肤，递针持钳夹 3－0 圆针可吸收缝合线缝合皮下组织，生物胶粘合切口
12. 覆盖切口，颈前和胸壁加压包扎	覆盖敷料贴，递不显影纱布数块和橡皮胶布加压包扎

【护理评价】

1. 手术进行顺利，物品准备充分。

2. 术中标本保管妥善，标记清除。

3. 各管路连接妥善固定。

4. 术中体位摆放适宜未造成颈部过度后仰等副损伤。

5. 术中未发生低体温。

6. 手术物品清点清楚，记录完整。

7. 仪器设备运转正常。

8. 患者转运过程安全顺利。

【注意事项】

1. 多数手术患者年龄较轻，术前访视时应注重沟通，了解患者需求，解答相关疑问；对输液、导尿等侵入性操作做好充分宣教，使患者知晓操作的必要性，鼓励其做好手术配合。

2. 应注意保护患者隐私，患者入室后在协助其脱去病服时应注意有棉被遮盖，手术开始前手术区域亦应加以覆盖。

3. 严格执行安全核查制度，应用开放式问答方式核对患者手术相关信息，包括病历资料、术中用物、手术标记等。

4. 术前摆放体位时，应当根据患者身形及脖颈长度调整高度，注意对颈椎的保护，避免力量、角度过大和放置速度过快。

5. 术中调节气腹机 CO_2 灌注压力应控制在 $6 \sim 8mmHg$，不得超过 $10mmHg$，若术中 CO_2 压力过高，灌注过快，CO_2 向皮下组织扩散，可引起皮下气肿，严重者可引起纵隔积气。

6. 严格无菌、无瘤技术操作，切下的标本在未送病理前，应单独放置，与之接触的器械应和其他器械区分；取标本时要用取物袋，不可用手接触，不可在手术台上切开瘤体。

7. 确保标本正确，术中左、右侧甲状腺和各部位淋巴结应及时收纳，并与医生确认至少两次，由巡回护士准确表明，标本送检时，注意病理单与标本名称相符。

8. 保证快速病理切片结果准确传达，请手术医生阅读，禁止口头汇报。

9. 术毕仔细清点手术用物，检查皮肤情况，及时擦去多余血迹，系好衣物，维护患者尊严；妥善护理各种管路，保证引流通畅，待患者平稳苏醒，避免患者躁动。

（张景啸　熊岩）

十、乳腺改良根治术

随着乳腺疾病普查及卫生宣教的广泛开展，早期病例的发现大大增加，改良根治随之广泛开展，其治疗效果等同于根治术，因此 20 世纪 70 年代以来，渐渐成为乳腺癌外科治疗的标准术式。多数乳腺癌患者并无胸大肌侵犯，而手术技术的发展使胸大小肌间和锁骨下淋巴结的清扫不需要切除胸肌即可完成。对胸肌无癌侵犯的患者，不切除胸大肌又可达到根治性切除术要求的方法，称之为乳腺癌改良根治术。乳腺癌改良根治术的要点是包括切除全部乳房和腋窝、锁骨下淋巴结，其与乳腺癌典型根治术的主要差别是不切除胸大肌，而使患者术后上肢功能明显改善。

【适应证】

临床Ⅰ、Ⅱ期乳腺癌，肿瘤未累及胸肌筋膜。

【麻醉方式】

气管插管全身麻醉。

【手术切口】

以肿瘤为中心环绕乳头和乳晕做一纵梭形切口。

【手术体位】

仰卧位，患侧上肢外展，肩胛部垫腋垫，显露腋后线部位，支臂板支持上肢。

【手术用物】

1. 敷料：敷料包、中单。

2. 器械：基础器械包。

3. 特殊用物：4－0 可吸收 8 根针、8×24 角针、弹力绷带。

4. 仪器设备：高频电刀。

【护理评估】

1. 患者年龄，体重，营养状况。

2. 评估外周静脉的充盈度。

3. 皮肤的完整性：乳房外形有无特征改变，有无乳头溢液。

4. 肩部活动度情况，上臂外展有无障碍。

5. 心理状况：焦虑，自我形象的紊乱。

6. 患者核查：检查手术部位标识情况。

【手术步骤与配合】（表 2 - 1 - 10）

表 2 - 1 - 10　乳腺改良根治术手术步骤与配合

手术步骤	手术配合
1. 常规消毒，铺置无菌单	海绵钳夹持 2% 碘酒纱球消毒皮肤，75% 乙醇纱球脱碘。递无菌敷料单
2. 连接电刀、吸引器	递电刀、吸引器
3. 再次消毒皮肤	递有齿镊夹持 75% 乙醇棉球再次消毒皮肤
4. 切皮，以肿瘤为中心做横向切口，切口长约 15cm	递 23# 刀切皮，递 2 块干纱布拭血
5. 游离皮瓣。游离范围：上至锁骨，内侧至胸骨旁，外至背阔肌前缘，下至腹直肌上缘	递单头小尖钩拉起皮缘，用电刀紧贴皮肤沿脂肪组织浅层进行锐性剥离，递 1# 丝线结扎血管
6. 切除乳房	递拉钩暴露术野，递组织钳夹住乳房组织，递血管钳和电刀将乳房从胸大肌表面切除，电刀止血或钳带 1# 丝线结扎止血
7. 清扫腋窝淋巴结及脂肪组织，注意保护胸长神经及胸背神经	递血管钳、电刀切开筋膜，解剖腋静脉，分离周围淋巴结、脂肪组织及腋动静脉分支，分离中电刀止血或钳带 1# 丝线结扎止血
8. 冲洗	递生理盐水冲洗创面，递干纱布擦拭
9. 放置引流	递有齿镊夹持 75% 乙醇棉球消毒，递血管钳放置引流管，8 × 24 角针 1# 丝线固定引流管于皮肤上
10. 缝合切口	递无齿镊 4 - 0 圆针可吸收 8 根针缝合线间断全层缝合皮瓣
11. 覆盖切口，加压包扎	递大量的纱布填压腋窝及胸壁，使皮瓣与胸壁贴近，促进愈合，减少刀口积液，弹力绷带加压包扎

【护理评价】

1. 手术进行顺利，物品准备充分。

2. 物品清点清楚。

3. 术后皮肤完整。

4. 术中未发生低体温。

5. 各种管路连接妥善固定。

6. 术中体位摆放正确未造成神经损伤、肢体过度牵拉。

7. 术后意识清醒。

8. 转运过程安全顺利。

【注意事项】

1. 术前一日访视患者，了解患者病情、病理学诊断结果，影像学检查结果及基本身体状况。

2. 注意保护患者隐私。对于自我形象紊乱引起的焦虑情绪进行有效的心理疏导与心理支持。

3. 注意掌握手术医生、麻醉医生、巡回护士三方核查的时机。

4. 输液部位选择健侧上肢充盈静脉，保证穿刺顺利。

5. 摆放体位时上肢外展不得超过90°，以免损伤臂丛神经。

6. 导管内乳头状瘤手术，术前备好亚甲兰注射液。

7. 手术需长时间使用电刀，应及时清理刀头焦痂，保证电流有效传到。

8. 术中及时收回用过的器械，擦拭血迹，不要堆积于切口周围。

9. 术中严密观察各种管路，确保通畅。

10. 妥善保管好切下的病理，做好标记，切勿丢失。快速病理切片交接清楚。

11. 术后搬运患者轻抬轻放，注意静脉通路、尿管、引流管，防止脱出。

（殷萍　熊岩）

参 考 文 献

[1]郝雪梅,杨梅,等.腹部无切口经肛门切除标本的腹腔镜低位直肠癌根治套入式吻合手术配合[J].中华普外科手术学杂志,2014,8(4):56-58.

[2]李世拥.实用结直肠癌外科学.北京:人民卫生出版社,2012.

[3]李胜云.手术室优质护理实践指南[M].郑州:郑州大学出版社,2012.

[4]潘凯.腹腔镜胃肠外科手术图谱[M].北京:人民卫生出版社,2009.

[5]张杰,王晓玲.腔镜手术室护理实用技术手册[M].武汉:湖北科学技术出版社,2013.

[6]何丽,李丽霞,李冉.手术体位安置及铺巾标准流程[M].北京:人民军医出版社,2014.

[7]李世拥,陈纲,陈光,等.腹腔镜低位直肠癌经肛门切除套入式吻合保肛术首例报告[J].中华普外科手术学杂志电子版,2011,5(2):151-155.

[8]魏革,刘苏君,王方.手术室护理学[M].北京:人民军医出版社,2014.

[9]龚仁蓉,李继平,等.图解普外科手术配合[M].北京:科学出版社,2015.

[10]夏云,王震.腹腔镜阑尾切除术在临床中的运用[J].当代医学.2012,16:78-79

[11]梁颖锟,丁淑红.腹腔镜甲状腺瘤切除术的护理[J].腹腔镜外科杂志,2003,1(8):64.

[12]陈德兴,董加清.内窥镜下甲状腺手术的临床应用.中国微创外科杂志.2002,5(2):319-320.

[13]许瑞云.外科围手术期监护治疗学[M].广州:华南理工大学出版社,2002.

[14]曲华,宋振兰.手术室护士手册.北京:人民卫生出版社,2011.

[15]王宇,胡雪慧.西京手术室临床工作手册[M].西安:第四军医

大学出版社,2012.

[16]楼鲁萍,王小芳.手术室专科护士实践手册[M].北京:化学工业出版社,2013.

第二节 肝胆外科手术配合

一、腹腔镜下胆囊切除、胆道取石术

腹腔镜下胆囊切除、胆道取石术属于微创外科手术,是现代高科技与传统外科技术结合的产物。随着微创手术在腹部外科日益广泛的应用、腹腔镜技术的普及、外科医师经验的日益丰富及腹腔镜技能的不断提高,腹腔镜下胆囊切除、胆道取石术正在普遍得到开展,成为处理急、慢性胆囊结石继发胆总管结石疾病的有效手段。腹腔镜下胆囊切除、胆道取石术具有创伤小,疼痛轻,恢复快,并发症少的优点。与传统意义上的腹部手术切口相比避免了因手术切口带来的种种损伤和不适,有明显的优越性。

【适应证】

慢性或急性胆囊结石继发胆总管结石,胆道蛔虫症。

【麻醉方式】

气管插管全身麻醉。

【手术切口】

1. 观察孔:脐口内上缘行 10mm Trocar 孔。

2. 主操作孔:剑突下 2cm 处行 10mm Trocar 孔。

3. 辅助孔:右锁骨中线肋缘下 3cm 处、腋前线肋缘下行 5mm Trocar 孔。

【手术体位】

平卧位,术中头高脚低 30°,左低右高 10°~15°。

【手术用物】

1. 敷料:敷料包、中单。

2. 器械:基础器械、腹腔镜器械。

3. 特殊用物:30°镜头、可吸收生物夹、生物夹钳、取石网篮、3-0圆针可吸收缝合线、2-0角针丝线、一次性取物袋。

4. 仪器设备:腹腔镜主机(包括摄像机、冷光源、电子气腹机)、高频电刀、胆道镜设备。

【护理评估】

1. 患者年龄、体重、全身状况,营养及水、电解质、酸碱平衡情况。

2. 评估患者术前准备,禁食水情况。

3. 了解患者重要脏器如心、肺、肾功能及肝功能代偿情况。

4. 与患者进行有效沟通,了解患者既往史和患病史,给予患者心理疏导与心理支持。

5. 评估患者皮肤完整性、血管弹性,以及对手术的耐受性。

【手术步骤与配合】(表2-2-1)

表2-2-1 腹腔镜下胆囊切除、胆道镜取石术手术步骤与配合

手术步骤	手术配合
1. 常规消毒,铺巾	递海绵钳夹持2%碘酒、75%乙醇纱球消毒皮肤。消毒范围:上至胸骨上窝平面,下至耻骨联合平面,左侧至腋前线,右侧至腋后线
2. 准备腹腔镜物品,连接、固定腹腔镜物品,检查调整腹腔镜系统	递30°镜头、医用无菌保护套、吸引器头及吸引器管、单极线、气腹管、巾钳2把、治疗巾一块,连接、固定各种管线
3. 再次消毒	递有齿镊夹持75%乙醇棉球再次消毒切口部,递干纱布擦拭
4. 做观察孔切口,建立气腹,开放内视镜通道,放置腹腔镜镜头探查腹腔	递11#刀在脐口内上缘做10mm切口,干纱布一块拭血。递提起皮钳2把提起腹壁,递气腹针穿刺至腹膜,递抽吸生理盐水的注射器证实气腹已穿刺至腹腔。连接气腹,正确调节流量和气腹压力,递30°镜头经此 Trocar 进入观察

手术步骤	手术配合
5. 在内视镜下做主操作孔和辅助孔,置入 Trocar,开放器械通道	递 11# 刀,开放主操作孔:在剑突下 2cm 处做 10mm 切口,递 10mm Trocar,穿刺成功。开放 2 个辅助操作孔:右锁骨中线肋缘下 3cm 处和右腋前线肋缘下做 5mm 切口,递 5mm Trocar
6. 游离胆囊	递转换帽、左弯钳、电凝钩暴露游离胆囊
7. 分离胆囊三角区,切断胆囊动脉和胆囊管	递无损伤抓钳夹住胆囊颈向上牵引,用电凝钩解剖分离胆囊管、胆囊动脉,递可吸收夹分别夹闭其近端,钛夹夹闭远端;递左弯剪剪断胆囊管、胆囊动脉
8. 切除胆囊,处理肝床区	递无损伤抓钳提起胆囊颈,用电凝钩分离胆囊床,切除胆囊递电球电凝止血
9. 解剖肝十二指肠韧带前脂肪,显露胆总管前壁,纵行切开胆总管前壁约 1~1.5cm	递分离钳游离解剖,递电凝钩切开胆总管前壁
10. 连接胆道镜,更换转换器,从剑突下切口进入腹腔,在持续生理盐水冲洗下进入胆总管	递 Trocar 转换器,胆道镜。巡回护士连接冷光源和冲洗用生理盐水
11. 探查胆总管、肝管、Oddi 括约肌,发现结石后使用取石网篮逐一将结石套出	胆道镜探查,依据术者要求递取石网篮等用物,标本盘接标本
12. 确认无残余结石及其他病变,置入 T 型引流管,缝合胆总管切口	递 T 型引流管放置引流,递持针器夹持 3-0 圆针可吸收缝合线缝合胆管切口
13. 胆道注水试验阴性,取出胆囊及结石	递注射器注入生理盐水,确认无渗液;递胆囊抓钳夹住胆囊颈部拖至剑突下切口,递大弯钳夹住胆囊颈部,递 2 把血管钳扩开切口,取出胆囊,递标本盘盛接胆囊
14. 观察术野有无渗血,退镜,固定引流管	确认无渗血后,递持针器夹持 2-0 圆针丝线在切口处固定
15. 清点器械和用物,常规关闭切口	与巡回护士清点核对器械和用物,2-0 圆针丝线缝合切口,敷料贴覆盖

【护理评价】

1. 手术进行顺利,物品准备充足。

2. 手术严格按照无菌原则操作,干净整洁、未污染。

3. 物品清点完整、齐全。

4. 术后皮肤完整,无电灼伤、无压疮。

5. 术中未发生低体温,体位舒适。

6. 各种管路连接妥善固定。

7. 术后意识清醒,转运顺利。

【注意事项】

1. 术前一日访视患者,了解患者病情及基本身体状况,做好准备工作。

2. 术前备齐用物,检查仪器及器械的功能。

3. 输液部位选择充盈的上肢静脉,确保穿刺顺利。

4. 术中摆放体位时应注意妥善固定,使患者舒适。

5. 术中密切观察患者生命体征的变化,做好保温工作。

6. 密切观察患者氧饱和度,如 CO_2 充气过度造成患者腹压过高影响呼吸功能,应立即停止充气或降低充气压力。

7. 连接或撤收摄像头导线时,器械护士和巡回护士交接稳妥,避免坠地损坏。术中腔镜器械及导光束需轻拿轻放,传递锐利器械应避免划伤光及腹腔镜套,各种线路勿打折。

8. 按要求认真检查腹腔镜器械的各种配件,确保腹腔镜器械的完整性及功能正常,防止术中遗留于体腔。

9. 切开胆囊、胆管前做好隔离,被胆汁污染的纱垫及器械不再使用。

10. 术中若使用取石网,在递给术者使用前和使用后一定要检查网篮是否有损坏。取出结石应妥善保管好,术后交医生处理。

11. 术后,胆道镜、腹腔镜器械彻底清洗,保养。

(殷萍　魏霞)

二、左半肝部分切除术

左半肝切除术较常应用，特别是对左叶的肝癌和肝内结石。切除界限在肝正中裂左侧0.5cm左右，这样才不会损伤行径在正中裂中、汇流中间两个肝叶回血的肝中静脉。肝脏是人体最大的实质性器官，位于腹腔的右上部，膈肌之下。大部分位居右季肋区，仅有小部分超越正中线而达到上腹区及左季肋区。肝脏由肝实质和一系列管道结构组成。

【适应证】

1. 肝肿瘤：良性肿瘤（肝海绵状血管瘤、肝腺瘤、肝囊肿）和恶性肿瘤（肝癌、肝肉瘤）。肝癌分原发性和继发性两类。原发性肝癌仅在非弥漫型的早期，无远距离转移，无恶病质，无明显黄疸、腹水、浮肿、门静脉高压时才可切除，继发性肝癌仅在原发灶可获根治及转移灶是单发局限时才可切除。

2. 肝外伤：肝内较大的血管破裂，使部分肝失去血液供应，大块组织离断、碎裂；肝组织严重挫裂伤，单纯缝合修补不能控制出血或已有严重感染者。

3. 肝脓肿：并存严重出血和长期共存治疗不愈的慢性肝脓肿，在条件许可时，可行肝切除术。

4. 肝内胆管结石：局限于一叶的肝内结石，病变严重，造成肝叶萎缩者。

5. 胆道出血：因恶性肿瘤侵蚀、肝内血管破裂或肝内局限性感染引起胆道出血不止时，可行肝切除止血，并去除病因。

【麻醉方式】

气管插管全身麻醉。

【手术切口】

肋缘下斜切口或上腹正中切口。

【手术体位】

仰卧位。

【手术用物】

1. 敷料：敷料包、中单。

2. 器械：基础器械、肝移植器械、阻断器械、框架拉钩器械。

3. 特殊用物：肝缝针、2-0角针丝线、3-0圆针丝线、4-0圆针丝线。

4. 仪器设备：氩气刀、高频电刀。

【护理评估】

1. 健康史：有无肝炎病史、有无肝癌家族史、有无腹水和恶病质、凝血功能、电解质等情况。

2. 身体状况：年龄、体重、皮肤完整性、血管弹性。

3. 肝功能及全身营养状况：肝代谢功能、蛋白质摄入、消化吸收功能。

4. 心理状况：由于表现较重的疼痛、发热、黄疸、营养不良，患者对治疗方案及手术预后的顾虑，常有焦虑、恐惧、绝望的心理状态。

5. 肿瘤的性质：良性肿瘤（囊肿、血管瘤），恶性肿瘤。

6. 了解肿瘤的位置，评估手术的难度和阻断肝门的时间。

7. 术中备血情况。

【手术步骤与配合】（表2-2-2）

表2-2-2　左半肝切除术手术步骤与配合

手术步骤	手术配合
1. 常规消毒，铺单	海绵钳夹持2%碘酒、75%乙醇纱球依次消毒腹部皮肤，同平卧位消毒铺单
2. 铺无菌手术巾，术野贴手术薄膜	递手术薄膜，干纱垫1块协助贴膜
3. 取肋缘下斜切口，进入腹腔	递干纱巾2块置于切口两侧拭血，23#刀切皮、电刀逐层切开，电凝止血，放置框架拉钩充分暴露术野
4. 显露探查腹腔	递生理盐水给术者浸湿双手，递长无齿镊协助探查，观察病变位置及转移情况

续表

手术步骤	手术配合
5. 游离左半肝，将肝圆韧带、镰状韧带、左冠状韧带、左三角韧带、肝胃韧带和一部分右冠状韧带离断	递长组织剪，长直角钳，长弯血管钳分离、钳夹、组织剪剪断，4#丝线结扎或4-0圆针丝线缝扎
6. 分离肝左动脉、门静脉分支及肝管、肝门的管道，分别结扎胆囊管和肝左动脉	递长弯血管钳、直角钳游离、钳夹，组织剪剪断，3-0圆针丝线缝扎或4#丝线结扎
7. 暴露第二肝门，在下腔静脉旁切开肝包膜，钝性分离肝实质，暴露肝左静脉	递阻断带、橡皮蚊式钳、直角钳阻断，电刀切开肝包膜、分离肝实质，递长弯血管钳游离、钳夹肝左静脉，组织剪剪断，3-0圆针丝线缝扎
8. 完全切除左半肝	递氩气刀沿分界线切肝，肝针或3-0圆针丝线间断缝扎，取下标本
9. 冲洗止血，放置引流	温盐水彻底冲洗创面，干纱垫拭血，电刀止血，递粗乳胶放于肝面下，另做出口引出，2-0角针丝线固定
10. 清点物品，关闭腹腔	递血管钳提起腹膜0#PDSⅡ或0#圆针可吸收缝合线连续缝合腹膜，递9×28圆针1#丝线间断缝合皮下组织，递有齿镊，9×28角针1#丝线间断缝合皮肤，敷料贴覆盖

【护理评价】

1. 手术进行顺利，物品准备充分。
2. 术后皮肤完整。
3. 各种管路连接妥善固定。
4. 术中摆放体位正确未造成神经损伤，肢体过度牵拉。
5. 术中未发生低体温及紧急情况。
6. 物品清点清楚。
7. 阻断肝门计时准确。
8. 转运过程安全顺利。

【注意事项】

1. 注意用物是否准备齐全，严格执行核对制度确保手术顺利进行。

2. 注意保护患者隐私和容易受压迫的部位，肢体放置功能位，注意保暖。

3. 术中严格监督手术人员的无菌操作。

4. 能保证静脉通路通畅，以防病肝切取时大量出血，血容量不足致血压下降，迅速应对特殊的突发情况。

5. 器械多而复杂，因而器械护士要充分了解手术步骤，做到及时传递相应器械。

（魏霞 郝雪梅）

三、腹腔镜下肝部分切除术

肝脏由于血运丰富、解剖复杂、位于上腹部，腹腔镜下显露术野困难，既往被认为腹腔镜手术的最后禁区。近年来，随着腹腔镜手术器械的发展，以及腔镜肝外科医生经验的不断积累，腹腔镜肝脏手术在全球范围内已得到广泛开展，其适应证从起步阶段肝脏周围浅表良性病灶的切除，逐渐拓展为肝脏各个部位的各种良、恶性病变。

【适应证】

1. 原发性肝癌或转移性肝脏肿瘤 <5cm，无肝门侵犯，无破裂出血，无肝内转移，无门静脉癌栓及肝门淋巴结转移，无肝静脉、腔静脉侵犯及肝外转移，适合行根治性腹腔镜手术者。

2. 肝脏海绵状血管瘤等肝脏良性肿瘤 <10cm，适合行腹腔镜手术者。

3. 区域型肝胆管结石病患者，合并肝外胆道病变较轻，无严重萎缩—肥大复合征及肝门转位，无肝门区胆管纤维化、狭窄。

4. 肝功能 Child – pugh B 级以上，无严重肝硬化，肝脏储备功能良好，ICG <15%，剩余肝脏能满足患者生理需要，预留肝

脏体积与标准肝脏体积之比 >40%。

5. 全身情况良好，其他脏器无器质性病变，符合开腹解剖性肝切除的条件。

【麻醉方式】

气管插管全身麻醉。

【手术切口】

操作位置根据需要处理的肝脏病变的位置而定，以利于手术操作、互不影响为原则。

1. 观察孔：位于脐上或脐下行 10mm Trocar 孔。

2. 主操作孔：尽可能接近病变部位，病变在右肝者取剑突下，病变在左肝者取左锁骨中线肋缘下行 10mm Trocar 孔。

3. 辅助孔：须与主操作孔及镜头保持一定的距离，一般采用右锁骨中线肋缘下及右腋前线肋缘下附近行 5mm Trocar 孔。

一般右肝四个孔，左肝三个，并根据实际情况加做辅助孔。

【手术体位】

平卧位。术中随术者要求随时调换体位充分暴露术野，根据病变取头高足低位，头抬高 5°。如右肝手术：左侧倾斜 45°；左肝手术：右侧倾斜 10°。

【手术用物】

1. 敷料：敷料包、中单。

2. 器械：基础器械、腔镜器械、自制阻断器械。

3. 特殊用物：30°镜头、肠钳、超声刀 + 线、Hem - o - lok 钳、Hem - o - lok 夹（XL）、5mm 一次性 Trocar、双极电凝、2 - 0 角针丝线、3 - 0 圆针丝线、4 - 0 圆针丝线、钛夹、一次性取物袋。

4. 仪器设备：腹腔镜主机（包括摄像机、冷光源、电子气腹机）、CO_2、超声刀主机、高频电刀。

【护理评估】

1. 患者情况

（1）健康史：有无肝炎病史、有无肝癌家族史、有无腹水、凝血功能、电解质等情况。

（2）身体状况：年龄、体重、皮肤完整性、血管弹性。

（3）营养状况：肝代谢功能、蛋白质摄入、消化吸收功能。

（4）焦虑、恐惧：对陌生环境、手术创伤、疼痛、麻醉意外的不确定性；对治疗过程和预后的担忧。

2. 肿瘤的性质：良性肿瘤（囊肿、血管瘤），恶性肿瘤。

3. 了解肿瘤的位置，评估手术的难度和阻断肝门的时间。

【手术步骤与配合】（表 2 – 2 – 3）

表 2 – 2 – 3　腹腔镜下左/右半肝切除术手术步骤与配合

手术步骤	手术配合
1. 常规消毒，铺单	同平卧位消毒铺单
2. 准备腹腔镜物品	连接、检查、调节腹腔镜摄像系统、CO_2气腹系统及电切割系统。显示器放于术者直视部位
3. 再次消毒皮肤	递有齿镊夹持75%乙醇棉球消毒皮肤
4. 建立气腹及 10mm Trocar 观察孔	递提皮钳置于脐旁开 3cm 左右，递 11# 刀在脐部做横行或弧形切口后，递气腹针，给予生理盐水注射器，证实气腹针在腹腔后，连接气腹管，腹腔充气，置入 10mm Trocar，30°镜头探查腹腔
5. 在内镜监视下建立主操作通道 1 个，辅助通道 2 个	递 11# 刀切开、剑突下主操作孔置入 10mm Trocar，右锁骨中线、右腋中线置入 5mm Trocar
6. 根据术者要求摆放体位	头高足低 5°，右肝手术左侧 45°倾斜，左肝手术右侧 10°倾斜
7. 游离肝脏	递给助手肠钳或左弯钳辅助牵拉，递给术者左弯钳和超声刀依次游离切断肝圆韧带、镰状韧带、左/右冠状韧带、左/右三角韧带，分别用 Hem – o – lok 钳结扎后，电钩或超声刀切断

续表

手术步骤	手术配合
8. 第二肝门处	递电钩、直角游离出左/右肝静脉，递阻断带绕血管阻断
9. 如右半肝切除，此时需解剖第三肝门	递直角钳、超声刀分离肝短静脉，钛夹、Hem-o-lok 夹夹闭，超声刀离断
10. 解剖第一肝门放置自制阻断器备用	递超声刀配合电钩分离左/右肝动脉、门静脉及胆管，钛夹、Hem-o-lok 夹夹闭，超声刀离断。递电钩按照左/右半肝出血缺血线做标记
11 离断肝实质	递超声刀沿肝脏缺血线标记离断肝实质，递钛夹、Hem-o-lok 夹闭较粗大的胆管及血管。钛夹或 Hem-o-lok 夹闭左/右肝静脉，超声刀离断
12. 检查肝断面并止血	递冲吸器冲洗肝断面，双极电凝止血
13. 取出标本、放置引流	递23#刀扩大主操作孔，取物袋取出标本，或另作耻骨上横切口取出标本，经右锁骨中线肋缘下 Trocar 孔放置引流管，11×34 角针 4#线固定
14. 缝合皮肤	关闭气腹，撤回腹腔镜器械。递 0#圆针可吸收缝合线缝合至皮下，10×28 圆针 4#丝线缝合皮下，11×34 角针 1#丝线缝合皮肤

【护理评价】

1. 手术进行顺利，物品准备充分。
2. 术后皮肤完整，无压疮。
3. 各种管路连接妥善固定。
4. 术中摆放体位正确未造成神经损伤，肢体过度牵拉。
5. 术中未发生低体温及紧急情况。
6. 物品清点清楚，护理单记录完善。
7. 阻断肝门计时准确。
8. 转运过程安全顺利。

【注意事项】

1. 严格执行核查制度。

2. 控制手术间温度、湿度。

3. 运用暖风机或变温毯给患者保暖，防止术中低体温发生。

4. 术中用超声刀、双极应及时擦拭，保证其功能正常。

5. 备好开腹用物，能迅速应对特殊的突发情况。

6. 若肝脏缝合，需备专用肝针缝合线，使用前保持光滑湿润，以免缝合时损伤肝组织及肝内血管。

7. 术毕所有物品都应完整收回。腹腔镜器械均须拆分到最小单位，浸泡再清洗擦净。超声刀线、导光束、各连接线不能折叠、打结，以免损坏。仪器设备定期保养备用。

8. 器械护士要充分了解手术步骤，熟悉手术器械，做到及时准确的传递器械。

(田昌平 熊岩)

四、脾切除术

脾切除广泛应用于脾破裂、肝内型门静脉高压症合并脾功能亢进等引起充血性脾肿大等疾病。脾脏是人体内最大的周围淋巴器官，能够产生多种免疫活性细胞因子，是机体储血、造血、滤血、毁血的主要器官，具有重要的免疫调节、抗感染、抗肿瘤、内分泌及产生备解素及促吞噬肽等作用。基于目前对脾脏功能的手术，已是目前全球外科医生的共识。

【适应证】

1. 脾破裂：脾外伤穿透性损伤及闭合性损伤引起的脾破裂或包膜下破裂、自发性脾破裂等。

2. 游走脾（异位脾）：由于移植脾蒂过长，脾可过度活动而成游走脾。甚至出现脾蒂扭转，脾坏死。

3. 脾局部感染：脾脓肿、局限性脾结核。

4. 肿瘤：原发性肿瘤或转移性肿瘤，但不论良性的（如血管瘤）或恶性的（如淋巴肉瘤）均应行脾切除术。发生在脾的亦不少见，大多数已广泛转移不适宜手术。

5. 肝内型门静脉高压症合并脾功能亢进者，肝外性门静脉高压症引起充血性脾肿大者，均应行脾专门切除术。

6. 其他脾功能亢进性疾病。

【麻醉方式】

气管插管全身麻醉或椎管内麻醉。

【手术切口】

腹正中切口。

【手术体位】

仰卧位、左腰背垫一腰垫。

【手术用物】

1. 敷料：敷料包、中单。

2. 器械：基础器械、脾肾补充器械、脾蒂钳。

3. 特殊用物：乳胶管、3-0圆针丝线、4-0圆针丝线、3-0圆针可吸收8根针缝合线、皮肤缝合器。

4. 仪器设备：高频电刀、自体血回输机（根据手术条件备用）。

【护理评估】

1. 患者一般情况：年龄、身高、体重、皮肤完整性。

2. 脾功能亢进状况（脾大、血液中红细胞、白细胞和血小板均减少）。

3. 凝血功能：血小板及出凝血时间。

4. 肝功能。

5. 体液平衡状况：手术区域的皮肤有无损伤和感染现象。

6. 输血知情同意书的完善及备血情况。

7. 手术体位：肢体功能情况。

8. 术中体温保护：身体暴露、覆盖不严及麻醉药物作用易产生术中低体温。

9. 物品准备情况。

【手术步骤与配合】（表 2 - 2 - 4）

表 2 - 2 - 4　脾切除术手术配合

手术步骤	手术配合
1. 常规消毒铺单	同平卧位腹正中切口
2. 腹正中切口，切开皮肤、皮下组织，切开腹直肌前鞘，分离腹直肌，显露后鞘，切开腹直肌后鞘及腹膜	切口边缘各置 1 块干纱巾，递 23#刀、有齿镊，切开皮肤，血管钳止血，递甲状腺拉钩上下牵开，纱巾拭血；递有齿镊在切口中间夹住后鞘；递 10#刀切开后鞘，递血管钳 2 把提起腹膜，递 10#刀切开；递组织剪上、下扩大切口
3. 探查腹腔	递湿纱巾，递自动牵开器牵开腹壁，血管钳、电刀松解粘连；递长镊、梅式剪、血管钳分离，显露；递生理盐水湿手探查
（1）脾外伤	探查有无空腔脏器损伤，吸引器可将腹内血吸入自体血回输机内备用
（2）脾亢，测门静脉压力	10ml 注射器针头经大网膜静脉穿刺，递测压管测量，压力大于 $24cmH_2O$，为门静脉高压，需做断流、分流术
4. 分离脾周围的粘连	递深直角拉钩牵开显露，递长镊、小直角钳、长组织剪分离，4#丝线结扎止血，或 3 - 0 圆针丝线缝扎，湿纱巾拭血
5. 分离、切断脾胃、脾肾、脾结肠韧带及相连的网膜并结扎止血	递长镊、直角钳分离、钳夹、长组织剪剪断，4#、7#丝线双重结扎脾动脉，3 - 0 圆针丝线缝扎脾结肠及脾肾韧带
6. 游离脾脏，将脾脏移出	递长组织镊夹持热湿纱巾填塞脾窝压迫止血（防止压力骤降，血管扩张出血）
7. 分离脾蒂	递大弯血管钳及脾蒂钳钳住脾动脉、静脉及脾蒂，组织剪剪断，7#丝线结扎，近端 3 - 0 圆针丝线缝扎

续表

手术步骤	手术配合
8. 检查创面，止血	递长镊，取出填塞于脾窝的纱巾，长弯血管钳钳夹出血点，4#丝线结扎或3-0圆针丝线缝扎，少量渗血则更换热湿纱巾
9. 冲洗，放引流	温盐水冲洗，吸引器吸净，干纱垫拭干，于膈下放置乳胶引流管
10. 清点物品，关闭腹腔	清点器械、纱布、纱垫、缝针等。递血管钳钳夹腹膜上下及两侧缘，0#圆针可吸收缝合线连续缝合
11. 缝合腹直肌后鞘及腹膜，冲洗切口，缝合前鞘	递生理盐水冲洗，吸引器吸引
12. 缝合皮下组织和皮肤，覆盖切口	递有齿镊，9×28圆针、1#丝线间断缝合皮下组织；递75%乙醇棉球擦拭周围皮肤；递皮肤缝合器闭合皮肤；递75%乙醇棉球再次消毒切口皮肤，把有齿镊对合皮肤切缘。递敷料贴覆盖伤口

【护理评价】

1. 手术进行顺利，物品准备充分，三方核查按要求已严格执行。

2. 术中体位摆放合理未造成神经损伤、肢体过度牵拉。

3. 术中未发生体温异常，术后皮肤完整无异常。

4. 术中标本保管妥善。

5. 各种管路连接通畅，固定妥善。

6. 术中血液回输及时。

7. 物品清点清楚完整。

8. 转运过程安全顺利。

9. 术后物品补充、归位、处理妥善。

【注意事项】

1. 术前一日访视患者，了解患者病情及基本身体状况。

2. 患者入室后要注意隐私保护，脱去病号服时应有棉被遮盖，手术开始前手术区域也应加以覆盖。

3. 做好心理护理，患者对突发的意外伤害容易产生焦虑、急躁、恐惧等一系列的心理反应。在护理中，对其进行心理疏导，患者一直处于最佳治疗状态。

4. 注意掌握三方核查的时机。

5. 脾破裂需紧急手术时，立即开通静脉通道，补液、纠正电解质紊乱，积极抗休克。输液部位选择上肢充盈静脉，保证穿刺顺利。

6. 术中备好热盐水，用于脾窝止血。

7. 密切观察患者生命体征，术中如遇大出血时，应反应迅速，及时备好血管缝合器械和针线，巡回护士应及时取血配合抢救工作。

（魏霞　郝雪梅）

五、腹腔镜下脾切除术

Delaiue 于 1991 年首次实施了腹腔镜下脾脏切除术，此后该术式得以逐渐开展。但腹腔镜下手术对操作的精度和准度要求较高，依赖于手术器械，同时对手术医生、护理人员、麻醉医生等手术团队也提出了更高的要求。随着微创外科技术的不断发展，腹腔镜下脾脏切除术已被广泛应用于脾脏各种良、恶性疾病的外科手术治疗。相对开腹手术而言，该术式具有创伤小、术中出血少、患者痛苦轻、术后恢复快等优点，并能达到开腹手术相同的疗效，其优势得到广泛认可。

【适应证】

1. 血液病脾，经内科保守治疗无效，需手术处理。

2. 脾脏原发性或转移性肿瘤。

3. 门静脉高压症导致脾亢，或原发性脾亢。

4. 大面积脾梗死或感染、脓肿等。

5. 全身情况良好，其他脏器无器质性病变，符合开腹脾切除的条件。

【麻醉方式】

气管插管全身麻醉。

【手术切口】

1. 观察孔：位于脐部行 10mm Trocar 孔。

2. 主操作孔：脐上 3cm 处行 10mm Trocar 孔。

3. 辅助孔：剑突下偏右 1cm 处、左腋中线、腹直肌外侧，行 5mm Trocar 孔 3 个。

【手术体位】

仰卧位，头高脚低 5°，向右侧倾斜 30°。

【手术用物】

1. 敷料：敷料包、中单。

2. 器械：基础器械、腹腔镜器械。

3. 特殊用物：30°镜头、肠钳、超声刀＋线、Hem－o－lok 钳、Hem－o－lok 夹（L）、Endo－GTA、生物夹钳、5mm 一次性 Trocar、3－0 圆针可吸收缝合线、0# 圆针可吸收缝合线、一次性取物袋。

4. 仪器设备：腹腔镜主机（包括摄像机、冷光源、电子气腹机）、超声刀主机、高频电刀。

【护理评估】

1. 健康史：了解有无疾病的诱因、患者主诉、主要的临床表现、手术史、个人史、有无药物过敏及用药史等。

2. 身体状况：身高、体重、年龄、皮肤的完整性、血管的弹性。

3. 脾功能亢进状况（脾大、血液中红细胞、白细胞和血小板均减少）。

4. 凝血功能：血小板及凝血时间。

5. 体液平衡状况：手术区域的皮肤有无损伤和感染现象。

6. 心理－社会状况：术前评估患者有无焦虑、恐惧及其程度，过去和目前应对焦虑和恐惧的具体措施和效果及家庭－社会的支持系统状况。

【手术步骤与配合】（表 2 - 2 - 5）

表 2 - 2 - 5 腹腔镜下脾切除术手术配合

手术步骤	手术配合
1. 常规消毒，铺单	同平卧位消毒铺单
2. 准备腹腔镜物品	连接、检查、调节腹腔镜摄像系统、CO_2 气腹系统及电切割系统。显示器放于医生直视部位
3. 再次消毒皮肤	递有齿镊夹持 75% 乙醇棉球消毒皮肤
4. 建立气腹及 10mm 观察孔	递提皮钳置于脐旁 3mm 左右，递 11# 刀在脐部做横行或弧形切口，递气腹针穿刺至腹膜，给予生理盐水注射器，证实气腹针左腹腔后，连接气腹管，调节气腹压力 12 ~ 15mmHg 腹部充盈，置入 10mm Trocar，30°镜头探查腹腔
5. 建立其他操作孔	递 11# 刀分别在位于左中上腹、剑突下做 10mm 和 5mm Trocar 孔，左腋中线、腹直肌外侧，做 5mm Trocar 孔
6. 根据术者要求摆放体位	头高脚低 5°，向右侧倾斜 30°
7. 离断胃结肠韧带	递扇形牵开器自剑突下偏右 1cm 打孔处插入，向右侧牵拉胃，递超声刀离断胃结肠韧带
8. 显露胰腺上缘，打开胰腺被膜，在胰腺上后缘游离出脾动脉后结扎，查看脾脏缺血后夹闭并离断脾动脉	递左弯、超声刀打开胰腺被膜，游离出脾动脉，递 7# 丝线结扎，查看脾脏缺血后 Hem - o - lok 双重夹闭脾动脉，超声刀离断
9. 显露胃短血管、脾上极和膈，夹闭并离断	递肠钳或牵开器将胃大弯向上方牵拉，显露出胃短血管、脾上极和膈，靠近脾处用钛夹、Hem - o - lok 夹闭，超声刀切断胃短血管
10. 由于操作孔偏脚侧，故而进行部分的脾结肠韧带及脾肾韧带、脾胃肠韧带离断	同处理脾结肠韧带及脾肾韧带、脾胃肠韧带方法

续表

手术步骤	手术配合
11. 脾门完全显露，精细解剖出脾上/下极血管，分别夹闭并离断	递电钩 + 超声刀解剖出脾上/下极血管，分别用钛夹及 Hem – o – lok 夹闭，超声刀离断
12. 离断剩余的脾周韧带，直至切除整个脾脏（胰尾处如有破损需缝合）	递超声刀离断剩余的脾周韧带，直至切除整个脾脏（胰尾处如有破损需要 3 – 0 圆针可吸收缝合线缝合）
13. 止血	彻底冲洗左上腹区，如发现出血，电凝或双极止血
14. 取标本、放置引流	递23#刀扩大主操作孔置取物袋取出标本或另作耻骨上横切口取出标本，主操作孔放置引流管，角针 4#线固定（良性病变可在取物袋中剪碎取出，肿瘤则需完整取出）
15. 关闭气腹，Trocar 放气后撤出腹腔镜器械，缝合皮肤	3 – 0 圆针可吸收缝合线缝合加固后腹膜及胰尾处。关闭气腹，撤回腹腔镜器械。递 0#可吸收缝合线缝合至皮下，10 × 28 圆针 4#丝线缝合皮下，11 × 34 角针 1#丝线缝合皮肤

【护理评价】

1. 手术进行顺利，物品准备充分。
2. 术后皮肤完整。
3. 各种管路连接妥善固定。
4. 术中摆放体位正确未造成神经损伤，肢体过度牵拉。
5. 术中未发生低体温及紧急情况。
6. 术中保持尿管通畅，准确记录尿液的计量。
7. 物品清点清楚，记录详细。
8. 转运过程安全顺利。

【注意事项】

1. 严格执行核对制度确保手术顺利进行。

2. 注意保暖，防止术中低体温发生。

3. 术中严密观察患者的生命体征和出入量，如遇出血较多时，及时配合取血。

4. 严格执行无菌技术操作原则，监督手术人员的无菌操作。

5. 超声刀、双极及时擦拭，保证其正常功能。

6. 能迅速应对特殊的突发情况，备好开腹用物。

7. 术毕所有物品都应完整收回。腹腔镜器械均须拆分到最小单位，浸泡再清洗擦净。超声刀线、导光束、各连接线不能折叠、打结，以免损坏。仪器设备定期保养备用。

（田昌平　　熊岩）

六、胰十二指肠切除术

胰十二指肠切除术，是治疗胰头癌、中下段胆管癌、壶腹周围癌、十二指肠癌等恶性疾病以及慢性胰腺炎胰头部肿块和良性肿瘤的经典复杂术式。它是一种复杂且创伤很大的腹部手术，切除范围包括远端1/2胃、胆囊、胆总管、胰头、十二指肠和约10cm的上段空肠，以及胰头周围和肝十二指肠韧带内的淋巴结。切除后依次行胰肠、胆肠、胃肠吻合术重建消化道。

【适应证】

1. 胰头癌、乏特壶腹癌、胆总管下端癌、壶腹周围的十二指肠恶性肿瘤。

2. 其他如十二指肠平滑肌肉瘤、类癌、胰腺囊腺癌等疾病，必要时可选用此术。

3. 胰头区域不能鉴别是良性或恶性的占位性病变，如胰头的肿块性胰腺炎。

4. 胰头和十二指肠区域无法修复的复杂外伤。

【麻醉方式】

气管插管全身麻醉。

【手术切口】

右上腹旁正中切口或右肋缘下切口并左侧腹部正中。

【手术体位】

仰卧位。

【手术用物】

1. 敷料：敷料包、中单。

2. 器械：基础器械、肝移植器械、框架拉钩器械。

3. 特殊用物：荷包钳、荷包线、一次性切割缝合器、一次性管型吻合器、3-0 圆针丝线、4-0 圆针丝线、4-0 圆针可吸收缝合线、5-0 圆针可吸收缝合线、5-0 PDS Ⅱ、4-0 Prolene、5-0 Prolene、3-0 圆针可吸收 8 根针缝合线、皮肤缝合器。

4. 仪器设备：高频电刀。

【护理评估】

1. 健康史：了解有无疾病的诱因、患者主诉、主要的临床表现、手术史、个人史、有无药物过敏及用药史等。

2. 身体状况：身高、体重、年龄、皮肤的完整性、血管的弹性。

3. 心理-社会状况：术前评估患者有无焦虑、恐惧及其程度。

4. 肝炎病史。

5. 黄疸、青紫或出血倾向，贫血。

6. 有无持续胃肠减压。

7. 有无脱水及电解质紊乱。

8. 术中探查后，手术方式的改变：终止、中转姑息手术。

9. 输血知情同意书的完善及备血情况。

【手术步骤与配合】（表2-2-6）

表2-2-6 胰十二指肠切除术手术步骤与配合

手术步骤	手术配合
1. 消毒皮肤，常规铺单，贴手术切口保护膜	递海绵钳夹持2%碘酒、75%乙醇纱球消毒皮肤，协助常规铺单。贴手术切口保护膜
2. 旁正中切口。切开皮肤、皮下组织，切开腹直肌前鞘，分离腹直肌，显露后鞘，切开腹直肌后鞘及腹膜	切口边缘置2块干纱巾，递23#刀、有齿镊，切开皮肤，血管钳止血。递甲状腺拉钩上下牵开，纱巾拭血；递有齿镊在切口中间夹住后鞘；递10#刀切开后鞘，递血管钳2把提起腹膜，递10#刀切开；递组织剪上、下扩大切口
3. 探查腹腔：依次探查肝脏、胆道、胃十二指肠、盆腔和肝门部、肠系膜及腹主动脉淋巴结有无转移	递盐水纱巾保护切口边缘，自动牵开器牵开腹壁，血管钳、电刀松解粘连；递长镊、组织剪、长弯血管钳分离，显露；递生理盐水湿手探查腹腔
4. 解剖十二指肠外侧，沿十二指肠外侧切开后腹膜，探查胰头病变范围	递长无齿镊、长组织剪剪开腹膜，并行分离，4#丝线结扎止血；盐水纱巾保护肠管，显露胰头探查
5. 显露肠系膜上静脉，探查肿瘤是否侵犯肠系膜上静脉前臂	递盐水，再次湿手探查
6. 常规游离胆囊及胆总管，在胆囊管上方切断胆总管连同胆囊一并切除	递电刀沿胆囊边缘切开浆膜，长无齿镊、长组织剪或电刀剥离胆囊，长弯血管钳钳夹出血点，4#丝线结扎或电凝止血
7. 游离肝固有动脉、肝总动脉和胃十二指肠动脉，清扫肝门部及胰头后淋巴结，切断肝总管、十二指肠动脉	结扎胃十二指肠动脉时，递4#丝线结扎或3-0圆针丝线缝扎近端；清扫第12组和第8组淋巴结时，递血管镊及血管剪，0#或1#线结扎血管鞘上的软组织及淋巴结
8. 剪开肝胃韧带，结扎，切断胃右动脉	递长无齿镊、长组织剪剪开韧带；电刀切断大网膜，或用传统方法如血管钳分离钳夹切断大网膜，至胃大弯侧

续表

手术步骤	手术配合
9. 如有癌细胞浸润，应行胃大部切除	配合同"胃大部切除术"
10. 清除幽门淋巴结	递血管钳游离钳夹，组织剪剪断，1#或0#丝线结扎或缝扎
11. 游离近端空肠，于近端空肠10~15cm处切断空肠	递肠钳2把钳夹空肠，盐水纱巾保护切口周围，递闭合器闭合空肠，10#刀或电刀切断，盐水纱巾包裹残端
12. 于胰腺颈部切除胰腺，显露并保留胰管，将胰头部、胃十二指肠、空肠上和胆总管整块取下清除第13组、14组、15组淋巴结	递长弯血管钳，无损伤血管钳各1把分别夹胰腺顶部，递10#刀或电刀切断，6×17圆针、1#丝线间断缝合，切除标本置入标本弯盘
13. 重建消化道，按胰、胆、十二指肠的顺序进行吻合	
（1）将胰腺断面与空肠行胰空肠端–侧吻合	清除淋巴结时递细血管镊及血管剪，0#丝线备用
（2）肝总管空肠端–侧吻合	去除空肠断端肠钳，递长无齿镊将胰腺切面置入空肠内，递6×17圆针、1#丝线或4-0无损伤血管缝线吻合
（3）胃空肠端–侧吻合	递肠钳钳夹空肠，盐水纱巾保护切口，吸引器头吸分泌液；递10#刀切开，碘伏棉球消毒吻合口，递长组织镊、6×17圆针、1#或4#丝线行端–侧吻合
（4）空肠造瘘：距空肠侧侧吻合口约50cm处切行空肠造口	递6×17圆针、4#丝线行空肠造口双重荷包缝合后，递空肠营养管，将营养管置入空肠远端后，递4#丝线包埋营养管于空肠壁内3~5cm
14. 放置引流管，冲洗腹腔	递23#刀、血管钳将2根引流管分别置于胰肠吻合口及肝肠吻合处，递温盐水冲洗腹腔2-0角针丝线固定引流管
15. 关闭腹腔	清点器械、纱布、纱巾、缝针等。递血管钳夹腹膜上下及两侧缘，0#圆针可吸收缝合线连续缝合

续表

手术步骤	手术配合
16. 缝合腹直肌后鞘及腹膜，冲洗切口，缝合前鞘	递生理盐水冲洗，递 0# 圆针可吸收缝合线连续缝合前鞘
17. 缝合皮下组织和皮肤，覆盖切口	递有齿镊，9×28 圆针、1# 丝线间断缝合皮下组织；去除术手术保护贴膜，递 75% 乙醇棉球擦拭周围皮肤；递有齿镊 3-0 角针可吸收行皮内缝合；递 75% 乙醇棉球再次消毒切口皮肤，有齿镊对合皮肤切缘。递纱布覆盖，包扎伤口

【护理评价】

1. 手术进行顺利，物品准备充分。

2. 患者皮肤清理干净，无压疮。盖好衣被。

3. 伤口敷料清洁干燥，引流管固定稳妥。

4. 患者生命体征稳定，血压平稳。

5. 术中未发生低体温。

6. 物品清点清楚，记录完整。

【注意事项】

1. 术中注意无菌操作，接触过空腔脏器被污染的器械及敷料应及时取下，更换未被污染器械及敷料，参加手术人员也应更换手套。

2. 手术中取下的标本应放于弯盘内，妥善保管。

3. 恶性肿瘤手术，术中注意无瘤技术操作，防止肿瘤的种植。

4. 术中使用缝针缝线多，敷料多，仔细做好手术物品的清点工作。

5. 使用暖风机或变温毯给患者保暖，随时观察肢体颜色。术前备 38℃ 左右温盐水和 43℃ 温蒸馏水用于术中冲洗腹腔。输注液体时使用液体加温仪，以防止术中低体温发生。

6. 使用吻合器前应仔细检查型号，吻合组件的钛钉是否完整，使用前勿打开保险，避免缝合钉过早推出；使用后先勿丢弃，由手术医师检查两个环形胃肠壁组织是否完整。

7. 术中密切观察患者生命体征，如遇大出血时应反映迅速，及时取血配合抢救工作。

8. 手术结束时注意观察呼吸情况，防止舌后坠堵塞咽腔。

（魏娟娟　魏霞）

七、经典式原位肝移植术

肝移植已成为治疗终末期肝脏疾病的一种最有效的手段，它不仅延长生命，还能改善生活质量。原位肝移植按照供肝的静脉与受体下腔静脉的吻合方式不同，可分为经典式肝移植和背驮式肝移植。为解决供肝短缺和儿童肝移植的问题，又出现了活体部分肝移植、减体积肝移植、劈离式肝移植、多米诺肝移植等。此处以经典原位肝移植为例。

【适应证】

此处具体参照终末期肝脏 MELD 评分。

1. 病毒性或非病毒性肝炎（肝炎后肝硬化）：乙型病毒性肝炎、丙型病毒性肝炎、自身免疫性肝炎导致的终末期肝病。

2. 急性肝衰竭：药物及毒物性肝损害、其他（肝移植后原发性无功能、肝切除术后肝衰竭）等。

3. 肝胆系恶性肿瘤：原发性肝细胞癌、胆管癌（包括肝门部胆管癌）、转移性肝癌、肝母细胞瘤。

4. 胆汁淤积性肝病、代谢性肝病、肝脏血管性疾病、其他酒精性肝硬化、肝脏纤维多囊病严重肝脏毁损伤。

【麻醉方式】

气管插管全身麻醉。

【手术切口】

1. "人"字形切口，即双侧肋缘下切口加剑突下正中切口。

2. "J"形切口，即剑突下正中切口联合右侧肋缘下切口，实践证明基本可替代"人"字形切口，减少损伤。本节使用"人"字形切口。

【手术体位】

仰卧位。

【手术用物】

1. 敷料：敷料包、中单。

2. 器械：基础器械、肝移植器械、框架拉钩器械、修肝器械、修肝盆。

3. 特殊用物：无菌冰融、输血器、3－0 圆针丝线、4－0 圆针丝线、3－0 Prolene、4－0 Prolene、5－0 Prolene、6－0 Prolene、5－0 PDSⅡ、8#红尿管、血管阻断带、20ml 注射器、22G 留置针、脑科专用手术保护贴膜。

4. 仪器准备：变温毯、高频电刀、氩气刀、血液回收机（肝癌不备）。

【护理评估】

1. 患者病史

（1）一般情况：年龄、体重、体型、营养状况，外周静脉情况、血型。

（2）既往史：了解有无手术史、传染史、酗酒史、输血史，有无药物滥用史、肝性脑病、精神病治疗史等。

（3）有无贫血、腹水与浮肿。

（4）皮肤完整性及肢体功能评估：皮肤黄疸、青紫及完整性；有无肢体障碍。

2. 心理评估：焦虑、恐惧。对陌生环境，手术创伤、疼痛、麻醉意外的不确定性，经济承受能力和对手术治疗过程及预后劳动能力的恢复的担忧。

3. 术中维持正常体温的评估。

4. 术前用物准备齐全：手术所需物品、仪器设备、人员分配、术中备药、备血等。

5. 隐私保护。

【手术步骤与配合】（表 2 - 2 - 7 ～ 表 2 - 2 - 9）

表 2 - 2 - 7 经典式原位肝移植术手术步骤与配合

手术步骤	手术配合
1. 消毒腹部皮肤	递海绵钳夹持 2% 碘酒、75% 乙醇纱球依次消毒腹部皮肤
2. 铺无菌手术单，贴手术保护贴膜	协助医生铺单，递手术保护贴膜，干纱巾 1 块协助贴膜
3. 取上腹部双侧肋缘下 "人" 字形切开皮肤至腹膜，进入腹腔	递干纱巾 2 块置于切口两侧拭血。递 23# 刀切皮、电刀逐层切开，电凝止血，放置框架拉钩
4. 显露，探查腹腔，观察肿瘤位置及转移情况	递盐水给术者浸湿双手，长无齿镊协助探查，吸引器吸尽腹水
5. 分离肝周韧带，解剖第二肝门，显露肝上下腔静脉	电刀、血管钳游离，长组织剪剪开，4# 丝线结扎，大 S 拉钩牵开显露
6. 翻起右肝，显露第三肝门，离断右肾上腺静脉，游离出肝下下腔静脉	递电刀分离圆韧带及左右三角韧带、左右膈静脉。递长弯血管钳分离、钳夹，组织剪剪断，7# 丝线结扎。
7. 解剖肝十二指肠韧带，游离出胆总管、肝动脉及门静脉	递长弯血管钳、直角钳游离、钳夹，组织剪剪断，3 - 0 圆针丝线缝扎
8. 根据供肝情况决定切除时机，紧靠肝脏离断胆总管、阻断肝动脉及门静脉后离断，分别阻断肝上、肝下下腔静脉并离断，切除病肝	
（1）靠肝脏阻断肝动脉、门静脉后离断，无肝期开始，记录无肝期时间	递布氏钳阻断门静脉主干，靠近肝门处离断门静脉，血管钳带 7# 丝线结扎，4# 丝线缝扎
（2）阻断并离断肝下下腔静脉	递萨氏钳钳夹，血管钳带 7# 丝线结扎，于肾动脉平面上方再钳夹萨氏钳 1 把，长组织剪剪断
（3）阻断并离断肝上下腔静脉、肝下下腔静脉，移除病肝	递静脉阻断钳、心耳钳双重钳夹，组织剪剪断，将病肝放入盛器内

续表

手术步骤	手术配合
9. 创面止血，修整血管及胆管断端待吻合	递电刀，肝床止血，递 0# 圆针可吸收缝合线缝扎创面止血，血管剪修剪下腔静残端，剪开肝右静脉、肝左静脉与肝中静脉之间的隔膜
10. 供肝置入右膈下原位	递无菌冰盐水纱巾包裹供肝表面，并敷于冰融，保持供肝低温
11. 肝上下腔静脉端端吻合（吻合过程中持续 4℃ 平衡液经门静脉灌洗，保持供肝低温状态）	递长血管镊，无损伤血管钳钳夹、肝素盐水冲洗吻合口，4 − 0 Prolene 线全层连续外翻缝合肝上下腔静脉（最后 1 针不收紧，用于排气）。20ml 注射器 + 22G 套管针抽吸盐水给术者手上打水，保持 Prolene 线湿润。
12. 肝下下腔静脉端端吻合（在前壁缝合完成前停止门静脉灌洗）	递 5 − 0 Prolene 线同肝上下腔静脉方法吻合，递三叶静脉钳将供受者肝下下腔静脉两端夹持靠拢，以吻合口无张力对合为度
13. 门静脉吻合	递长血管镊，无损伤血管钳，6 − 0 Prolene 线缝合
14. 供肝恢复血液灌流，此时供肝冷缺血时间结束	依次开放门静脉、肝下下腔静脉、肝上下腔静脉，仔细检查吻合口出血情况，备 6 − 0 Prolene 线修补漏口
15. 肝动脉端端吻合	递无损伤动脉夹阻断近端血管，7 − 0 Prolene 线连续缝合
16. 胆道重建	11# 刀于胆总管前壁切开一小口，插入 18 F "T" 管做减压支撑，血管钳协助置管，递长无损伤镊，6 − 0 PDS Ⅱ 线间断缝合胆道
17. 供肝镰状韧带及隔膜与前腹膜、膈肌固定	递 8 × 24 圆针 4# 丝线缝合固定数针
18. 清理腹腔、止血。放置引流管于肝下、双膈下	递长无齿镊，氩气刀，止血纱止血，引流管 3 根，9 × 28 角针 4# 丝线固定

续表

手术步骤	手术配合
19. 关腹前	温盐水冲洗,清点器械、敷料等数目
20. 缝合腹膜	递血管钳提起腹膜 0# PDS Ⅱ 或 0# 圆针可吸收连续缝合
21. 冲洗切口	生理盐水冲洗,吸引器吸净,更换干纱巾
22. 缝合皮下组织	递75%乙醇棉球消毒皮肤,递 9×28 圆针 1# 丝线间断缝合,再次清点物品数目
23. 缝合皮肤,覆盖切口	递有齿镊,9×28 角针 1# 丝线间断缝合

表 2 – 2 – 8　供肝切取术手术步骤与配合

手术步骤	手术配合
1. 在腹部行大"十"字切口,直切口自剑突下至耻骨联合,横切口位于脐部水平,进入腹腔	递23# 刀全层切开
2. 肾动脉水平下腹主动脉插管灌注,切开后腹膜,钝性分离出腹主动脉下段,近心端处插入无菌灌注管	递血管镊,长弯血管钳分离,1# 丝线结扎远端,近端套10# 丝线后,11# 刀切开前壁,插入 22F 气囊灌注管,并注入 0.9% 氯化钠溶液 20ml 以阻断腹腔干以上的主动脉,10# 丝线结扎固定。经腹主动脉灌注 4℃肾保液 3000ml 后,再灌注 UW 液 1000ml,灌注压力 100 ~ 200cmH$_2$O
3. 显露肠系膜上静脉,插管灌注门静脉,当供肝温度低于4℃时热缺血时间结束,进入冷缺血时间	递血管钳钝性分离出肠系膜上腔静脉,11# 刀切开前壁,插入 3mm 的硅胶管灌注
4. 灌注液冲洗胆囊、胆道	位于胆囊底部递 50 ml 注射器吸出胆汁,再递 50ml 灌注液注入冲洗(反复 2 次),针眼处用血管钳钳夹、1# 丝线结扎

手术步骤	手术配合
5. 待肝颜色呈黄白色后，依次离断食管及胸主动脉，于双肾静脉水平剪断肝下下腔静脉	递组织剪剪断
6. 于肠系膜上静脉与脾静脉交界处离断门静脉	递长组织剪剪断
7. 游离、切断肝周韧带，近十二指肠切断肝十二指肠韧带及肝周围韧带，结扎胃右动脉、胃十二指肠动脉和冠状静脉，确定肝右动脉无畸形后，剥离肝总动脉直至腹腔动脉根部	递血管钳钳夹，组织剪剪断，血管钳钳带 10# 丝线结扎肝周韧带
8. 游离胆总管，远端双重结扎后切断	递血管钳分离，组织剪剪断，血管钳钳带 10# 丝线结扎
9. 移出肝脏	递大盆盛接（内盛冰融），倒灌注液于盛器内
10. 再次冲洗胆道	递 50ml 注射器抽吸灌注液冲洗
11. 保存肝脏	递无菌大薄膜袋装肝脏，并将盛器内的灌注液注入薄膜袋内保存肝脏，密封后再包上 2 个袋，放于冰壶内

表 2 - 2 - 9　供肝修整术手术配合

手术步骤	手术配合
1. 物品准备	将修肝器械打开，修肝盆内置入生理盐水与无菌冰融，备 1# 丝线、6 - 0 Pro-lene、3 - 0 圆针丝线
2. 取出供肝，置于修肝盛器内，门静脉插管持续灌注	巡回护士打开塑料袋外边 2 层，外翻袋口，由术者取出内层盛肝的塑料袋，将肝及内盛 UW 液一并倒入大盘内
3. 解剖肝十二指肠韧带，于第一肝门处解剖出肝动脉、门静脉胆总管，在残端处做标记	递蚊式钳钳夹，1# 丝线做标记，整形剪、镊协助

续表

手术步骤	手术配合
4. 结扎门静脉、肝上、肝下下腔静脉侧支及筛孔，修整动脉并缝扎分支，修整各管道断端待吻合	递蚊式钳钳夹，1#丝线结扎
5. 灌注肝脏	接过术者递给的输血器，插入 UW 液中，4℃低温灌注
6. 沿左、右冠状韧带附着的膈肌边缘剪去肌肉部分，仅留其腱部	递有齿镊提夹，组织剪剪去肌肉，3-0 圆针丝线缝扎边缘一周，以防术后出血
7. 修整吻合端血管壁	血管镊、整形剪修剪，6-0 Prolene 线缝合血管
8. 修整完毕，将供肝置于 4℃ UW 保存液中，待置入	递无菌大盆盛装，放入 4℃ UW 保存液中

【护理评价】

1. 术前全面评估患者，手术进行顺利，物品准备充分。

2. 体位摆放正确、舒适，未造成神经损伤、肢体过度牵拉。

3. 皮肤完整、无压疮。

4. 术中未发生体温异常。

5. 术中输液、输血、给药途径正确，严格执行三查八对，与手术进程保持一致。

6. 严格执行无菌操作原则。

7. 物品清点清楚，无遗漏。护理记录单填写详细、完整。

8. 出入量统计准确。

9. 各类管道通畅，固定妥当。

10. 各仪器设备性能完好。

【注意事项】

1. 全面了解患者基本情况，手术用物、手术人员准备充分。

2. 保证静脉通路通畅，以防病肝切取时大量出血，血容量不足至血压下降。

3. 输液管道护理：术中建立多条管路，分别进行标示，防止管路扯脱、堵塞、混淆。术后观察引流管出血情况。

4. 肝移植患者自身情况差，手术时间长且处于低温条件，术前应将肢体摆放于功能位，关节下垫凝胶垫，骨突处涂抹液体敷料，可有效预防压疮。

5. 环境温度低、长时间体腔开放、术中失血、麻醉剂等使机体热量散失，术中采取调节室温、使用变温毯、液体加温等措施，使机体维持正常体温。

6. 手术严格执行无菌操作，管理手术间，拒绝参观人员，防止发生感染。

7. 密切观察出入量，随时统计，提供相关数据。

8. 供肝摘取确保灌注液的温度为1～4℃。装有肝脏的器官袋要留有一定的空气，以免肝脏被挤压，冰融不可有尖锐棱角，防止刺破无菌袋。

9. 供肝修整的整个过程要求低温环境，保证供肝处于1～4℃的 UW 液中，尽量缩短供肝的温缺血时间，以减少再灌注损伤。

10. 供肝植入需准备大量冰融，以免损伤脏器。血液复流时，备好无菌温盐水复温。

11. 手术时间长，用物多，做好物品清点记录，并严格执行清点查对制度。

12. 加强自身防护。

（魏霞　郝雪梅）

参考文献

[1]魏革,刘苏君,王方.手术室护理学[M].第 3 版.北京:人民军医出版社,2014.

[2]龚仁荣,李继平,李卡.图解普外科手术配合[M].北京:科学出版社,2015.

[3]曲华,宋振兰.手术室护士手册[M].北京:人民卫生出版社,2011.

[4]王宇,胡雪慧.西京手术室临床工作手册[M].西安:第四军医大学出版社,2012.

[5]蔡骏.腹腔镜联合胆道镜微创治疗胆道结石的临床应用效果分析[J].临床医学,2015,35(4):80-81.

[6]兰元素.腹腔镜下肝叶切除术护理配合及体会[J],现代医药卫生,2013,29(20):3142-3143.

[7]杨薇,赵红丽.腹腔镜下肝叶切除术的手术配合[J].吉林医学,2010,31(8):1128-1129.

[8]袁建红,陆云,王燕.腹腔镜下肝叶切除术的配合[J].医学信息,2008,21(9):1701-1702.

[9]李桂.腹腔镜下肝叶切除术35例护理配合[J].齐鲁护理杂志,2014,20(6):89-90.

[10]康红,吴丹,钟玲.47例腹腔镜下肝切除术病人的护理配合[J].全科护理,2012,10(7):1776-1777.

[11]刘欢,严春兰.腹腔镜下肝切除手术的护理配合[J].中国当代医药,2012,19(17):110-111.

[12]韦飞景,麻杰芬,雷练昌.腹腔镜下脾切除术的配合体会[J].全科护理,2013,11(9):2513-2514.

[13]吴凤仪.腹腔镜下脾切除术医护配合探究[J].中外医学研究,2014,12(10):153-154

[14]毛雪梅,梁有香,程李建.腹腔镜下脾切除术的护理配合[J].护士进修杂志,2013,28(5):479-480.

[15]张鑫,庞旭峰.腹腔镜脾切除术80例围术期护理[J].齐鲁护理杂志,2014,20(16):94-95.

[16]袁寅,高军业.腹腔镜下脾切除术56例分析[J].中国微创外科杂志,2015,15(2):168-170.

[17]毛慧俊,高宏梅.胰十二指肠切除术围手术期的护理[J].中国煤炭工业医学杂志,2011.

[18]李胜云.手术室优质护理实践指南[M].郑州:郑州大学出版社,2012.

[19]孙育红.手术室护理操作指南[M].北京:人民军医出版社,2013.

[20]黎介寿,吴孟超,黄志强.普通外科手术学[M].北京:人民军

医出版社,2013.

　　[21]董家鸿,冷建军,杨占宇.肝脏移植手术图解[M].上海:科技教育出版社,2013.

　　[22]黄杰夫,陈孝平译.肝胆胰外科学[M].第4版.北京:人民卫生出版社,2010.

　　[23]Andrzej Baranski.冷建军主译.Surgical Technique of the Abdominal Qrgan Procurement[M].北京:人民卫生出版社,2011.

第三节　胸外科手术配合

一、胸腔镜下漏斗胸矫治术（NUSS）

　　漏斗胸是胸骨和相连的肋软骨向内凹陷畸形，使胸廓出口呈漏斗状，是胸壁最常见的先天性胸壁畸形。目前治疗漏斗胸"微创"手术为美国弗吉尼亚州 Children's Hospital of king's Daughter 的 Dr. Donald Nuss 研发的微创手术。此微创手术是在胸腔镜的监视引导下手术植入量身塑造的金属板，将凹陷的胸骨向上抬举做矫治手术，在胸骨抬举的同时，所有向内凹陷变形的肋软骨也被抬举，但没有任何肋骨被切除，也没有胸肌之切开。胸腔镜下微创漏斗胸矫治术是一种全新的微创矫形手术，大大降低了对患者身体的伤害，其手术时间短，正成为临床上漏斗胸矫治的主流矫形技术。此金属板根据患者的年龄，需留置体内至少2至5年后再移除。

【适应证】

　　1. 中、重度漏斗胸，胸廓指数 >3. 2。

　　2. 胸廓畸形进行性加重。

　　3. 患者有明显症状者，如心悸、胸痛等。

　　4. 外观畸形影响患儿心理发育者。

【麻醉方式】

气管插管全身麻醉。

【手术切口】

1. 切口的选择依据胸骨凹陷最重的水平，即胸廓两侧腋前线至腋中线前肋水平第 3 或第 4 ~ 5 肋水平，做约 2 ~ 3 cm 长的切口。

2. 胸腔镜观察孔：一般在右侧腋后线第七肋间切口。

【手术体位】

仰卧位，双臂外展小于 90°。

【手术用物】

1. 敷料：胸科敷料包。

2. 器械：①胸科基础器械包；②漏斗胸矫形特殊器械：矫形板翻转器、折弯器、扩展钳（又称引导穿通器）、钢丝剪、钢丝持针器、老虎钳、矫形系统（包括矫形板和横行翼板）；③辅助小切口器械：包括多类型的骨膜剥离器，极严重患者或复发患者需备用。

3. 特殊用物：10 mmTrocar、30°镜头、气腹管、60 cm 纱带、0#圆针涤纶编织线、3-0 圆针可吸收缝合线、3-0 角针可吸收缝合线、0.6 mm 钢丝、亚甲蓝、粗乳胶引流管、胸腔闭式引流瓶。

4. 仪器设备：胸腔镜主机（包括摄像机、冷光源、电子气腹机）、高频电刀主机。

【护理评估】

1. 患者情况

（1）一般情况：年龄、体重、身高、营养状况。

（2）既往史：有无高血压、糖尿病等影响手术的因素。

（3）外周静脉血管情况，尿道情况。

（4）术前准备及禁食水情况。

（5）心理情况：有无焦虑、恐惧等以及对手术的不确定性，经济承受能力和对手术治疗与预后情况的担忧。

2. 手术体位：肢体功能情况。

3. 术中体温保护：身体的暴露，术中 CO_2 气腹及麻醉药物作用易产生术中低体温。

4. 核查手术部位及标识。

5. 隐私的保护。

【手术步骤与配合】（表 2 – 3 – 1）

表 2 – 3 – 1 胸腔镜辅助下漏斗胸矫治术手术步骤与配合

手术步骤	手术配合
1. 常规消毒铺单	消毒范围：后至腋后线，上至锁骨及上臂，下过脐水平线。铺单同胸科铺单
2. 准备胸腔镜物品	连接、检查、调节胸腔镜摄像系统、CO_2 气腹系统及电切割系统
3. 根据患者胸廓的宽窄，调整矫形板的弯曲度，用折弯器将其折弯成"弓"状，留备用，弧度与预设抬举高度一致	递折弯器调整矫形板的弯曲度
4. 用亚甲蓝在胸廓凹陷最低点处画一水平线，横线与两侧侧壁最高点交叉处标记为胸廓入点，与两侧腋中线相交处作为切口	递棉签蘸亚甲蓝做标记，递有齿镊夹持 75% 乙醇棉球消毒切口周围皮肤，递 23# 刀切开皮肤，电刀切开皮下组织，递弯钳分离皮下各肌层到肋骨前，递 0.5% 碘伏纱布填塞切口
5. 于右侧腋后线第七肋间切口做 0.5cm 切口，建立人工气胸及观察通道，置入胸腔镜探查胸腔	递 23# 刀切开皮肤，电刀切开皮下组织，递 10mm Trocar，连接气腹管，注入 CO_2 1.6 ~ 2.0L，递 0.5% 碘伏棉球清洁镜头，30° 镜头置入胸腔
6. 在胸腔镜监视下将引导穿通器自右侧切口穿入，缓慢向前通过胸骨下陷处，在胸骨后穿过纵隔，从左侧切口穿出	递引导穿通器，用 75% 乙醇纱布润滑引导穿通器，递助手长弯血管钳，协助引导穿通器从左侧切口穿出
7. 胸廓成型 5 分钟后，把矫形板用 60cm 纱带连到引导穿通器上，引导矫形板凸面朝后拖过胸骨后方	递血管钳夹持纱带穿入引导穿通器孔内，把矫形板用纱条连到引导穿通器上

续表

手术步骤	手术配合
8. 用翻转器翻转凸面向前，顶起胸骨和前下胸壁塑形，双侧上横行翼板与矫形板固定，胸腔镜下查看有无出血、膨肺、排气，清点手术用物	递翻转器将矫形板翻转，递横行翼板，递钢丝持针器夹持钢丝，将矫形板与横行翼板固定，递持针器夹持 0# 圆针涤纶编织线，将横行翼板两端与胸肌固定
9. 检查胸腔内有无出血，观察孔放置胸腔引流管。固定引流管，连接胸腔闭式引流瓶	递电刀电凝止血，将 Trocar 撤出，递粗乳胶管 1 根放置引流，递有齿镊，持针器夹持 9×28 角针 7# 丝线固定引流管 2 针
10. 缝合切口	递有齿镊，持针器夹持 0# 涤纶编织线间断缝合肌肉组织，3-0 圆针可吸收缝合线连续缝合皮下组织，递有齿镊夹持 75% 乙醇棉球消毒切口周围皮肤，递 3-0 角针可吸收缝合线连续皮内缝合
11. 覆盖切口敷料	递有齿镊夹持 75% 乙醇棉球消毒切口皮肤，递 10cm×10cm 敷料贴覆盖切口

【护理评价】

1. 手术进行顺利，物品准备充分，三方核查已按要求严格执行。

2. 术中输液、输血、给药方法途径正确。

3. 手术体位摆放合理，未造成神经，肢体过度牵拉损害。

4. 术中各种管道连接通畅，仪器连接正确，固定妥善。

5. 术中患者皮肤完整无异常。

6. 术中未发生体温异常。

7. 手术各种用品清点清楚，完整，无遗漏。

8. 护理文书书写工整，详细，无遗漏，无错误。

9. 术后各种物品补充，归位，处理妥善。

10. 转运过程安全顺利。

【注意事项】

1. 术前一日了解患者病情、基本情况，并准备术中特殊用物。

2. 输液部位应选择上肢充盈静脉，保证穿刺顺利。

3. 摆放体位时，注意患者上臂不要用力外展，以免造成尺神经损伤。

4. 术中严格无菌操作，要及时收回切口周围的器械，以免掉落，拖延手术进程。

（孙方璐　孔娜）

二、漏斗胸矫形板取出术

【适应证】

漏斗胸矫治术后患者。

【麻醉方式】

气管插管全身麻醉。

【手术切口】

取胸廓两侧腋前、中线原切口。

【手术体位】

同胸腔镜下漏斗胸矫治术。

【手术用物】

1. 敷料：胸科敷料包。

2. 器械：①胸科基础器械包；②漏斗胸取板补充器械：钢丝持针器、折弯器、老虎钳、骨膜剥离器、咬骨钳。

3. 特殊用物：0#圆针涤纶编织线、3-0 圆针可吸收缝合线、3-0 角针可吸收缝合线。

4. 仪器设备：高频电刀主机。

【护理评估】

1. 患者情况

（1）一般情况：年龄、体重、身高、营养状况。

（2）既往史：有无高血压、糖尿病等影响手术的因素。

（3）外周静脉血管情况，尿道情况。

（4）术前准备及禁食水情况。

（5）心理情况：有无焦虑、恐惧等以及对手术的不确定性，经济承受能力和对手术治疗与预后情况的担忧。

2. 手术方式：确定手术体位、手术方式、根据手术方式准备手术用物。

3. 手术体位：肢体功能情况。

【**手术步骤与配合**】（表2－3－2）

表2－3－2　漏斗胸矫形板取出术手术步骤与配合

手术步骤	手术配合
1. 常规消毒铺单	同胸腔镜辅助下漏斗胸矫治术的消毒铺单
2. 连接高频电刀，取原切口，先切左侧切口，依次切开皮肤、皮下组织及肌肉组织，找到矫形板、横行翼板及固定钢丝，将其取出，并取出缝合线	递有齿镊夹持75%乙醇棉球消毒切口周围皮肤，递23#刀切开皮肤，血管钳分离皮下组织、肌肉组织，电刀电凝止血，递纱巾1块拭血，递钢丝持针器将断裂钢丝拔除，将横行翼板取出，递线剪剪断缝合线，持血管钳取出
3. 同左侧切开右侧切口，依次切开皮肤、皮下组织及肌肉组织，找到矫形板、横行翼板及固定钢丝，将其取出，并取出缝合线	同左侧，拔除断裂钢丝，用骨膜剥离器游离移动横行翼板并取出，递线剪剪断缝合线，持血管钳取出
4. 反折胸骨后矫形板，顺向取出矫形板	递折弯器，反折矫形板，递老虎钳顺向从一侧取出矫形板
5. 创面彻底止血，用0.5%碘伏纱布擦拭切口	递电刀电凝止血，纱巾1块拭血，递血管钳夹持0.5%碘伏纱布擦拭切口
6. 清点手术用物，缝合切口	递有齿镊，持针器夹持0#涤纶编织线间断缝合肌肉组织，3－0圆针可吸收缝合线连续缝合皮下组织，3－0角针可吸收缝合线连续皮内缝合
7. 覆盖切口敷料	递有齿镊夹持75%乙醇棉球消毒切口皮肤，递10cm×10cm敷料贴覆盖切口

【护理评价】

同胸腔镜下漏斗胸矫治术。

【注意事项】

1. 术前一日了解患者病情、基本情况,并准备术中特殊用物。

2. 输液部位应选择上肢充盈静脉,保证穿刺顺利。

3. 摆放体位时,注意患者上臂不要用力外展,以免造成尺神经损伤。

4. 术中严格无菌操作,要及时收回切口周围的器械,以免掉落,拖延手术进程。

(孙方璐 孔娜)

三、肺叶切除术

肺是呼吸器官,左右各一。左肺分为上下两叶,右肺分为上、中、下三叶。分开肺叶的间隙成为叶间裂。气管在主动脉弓下缘约平胸骨角的部位分为左、右支气管,左、右支气管属于一级支气管,肺叶支气管属于二级支气管。肺的内侧面中央有一椭圆形的凹陷称为肺门,支气管、肺动脉、肺静脉以及支气管动脉、静脉、淋巴管和神经由此进出。肺切除包括全肺切除、肺叶切除、肺段切除、肺楔形切除术4种。

【适应证】

1. 非小细胞肺癌: I 期肺癌、部分 IIA 期肺癌肿物直径 < 3cm,无纵隔淋巴结转移者。

2. 局限在肺叶内的良性肿瘤,如结核瘤、肺囊肿、炎性假瘤、支气管扩张、肺囊肿、硬化性血管瘤及肺血管瘤等肺疾病。

3. 肺转移瘤局限在一侧肺内者。

【麻醉方式】

双腔气管插管全身麻醉。

【手术切口】

左或右后外侧切口。

【手术体位】

健侧卧位。

【手术用物】

1. 敷料：胸科敷料包。

2. 器械：基础器械。

3. 特殊用物：2-0圆针丝线、32#硅胶引流管、胸腔闭式引流瓶、一次性腔内切割吻合器及组件、一次性双手柄自动线形吻合器。

4. 仪器设备：高频电刀主机、超声刀主机。

【护理评估】

1. 患者情况

（1）一般情况：年龄、身高、体重、皮肤完整性。

（2）既往史、吸烟史、药物过敏史。

（3）营养状况、有无贫血脱水及电解质紊乱。

（4）外周血管情况、尿道情况。

（5）注重患者心理护理，防止因过度紧张而造成气管支气管痉挛。

（6）术前准备及禁食水情况。

2. 手术方式：确定手术部位、手术方式、根据手术方式准备手术用物。

3. 手术体位：肢体功能情况。

4. 隐私保护

（1）身体保护：患者入室后脱去病服时应在棉被下进行，手术开始前手术区域也应加以覆盖。

（2）心理保护：癌症患者麻醉前谈话不应提及与癌症相关的话题。

5. 术中体温保护：身体暴露、覆盖不严、麻醉药物作用、手术时间过长。

【手术步骤与配合】（表2-3-3）

表 2 - 3 - 3　肺叶切除术手术步骤与配合

手术步骤	手术配合
1. 常规消毒铺单	同胸腔镜下肺叶切除术消毒铺单
2. 术野贴手术薄膜	递干纱巾 1 块协助贴膜
3. 自第五或六肋间, 切开皮肤, 皮下组织	递有齿镊, 23# 刀切开皮肤, 递干纱巾 2 块拭血, 电刀切开皮下组织, 边切边凝血
4. 切开前锯肌、背阔肌, 打开肋间肌、壁层胸膜, 进入胸腔	递电刀切开, 血管钳夹出血点, 递血管钳带 7# 丝线结扎或电刀电凝止血, 递双头拉钩牵拉肌层暴露术野, 进胸后递湿护皮巾保护切口, 递肋骨撑开器, 撑开肋间隙, 暴露术野
5. 探查病变, 确定癌肿的位置	递生理盐水给术者湿手探查胸腔, 递肺叶钳钳夹拟切除的肺叶, 确定癌肿瘤的位置
6. 根据癌肿的位置, 游离肺裂	递超声刀分离肺裂
7. 游离肺门血管	于肺裂处游离肺动脉支, 递一次性腔内切割吻合器切断动脉。递超声刀切开肺门前方纵隔胸膜, 游离出肺静脉, 一次性腔内切割吻合器切断静脉
8. 游离并切断支气管	递超声刀切断下肺韧带, 游离支气管, 距开口 0.5cm, 递一次性双手柄自动线形吻合器切断, 递 0.2% 碘酒棉球 1 个, 75% 乙醇棉球 2 个消毒断端, 取出病肺放入标本盘
9. 充分暴露肺门和纵隔, 剪开纵隔胸膜, 清扫肺门及纵隔各组淋巴结	递长弯血管钳夹持花生米钝性分离淋巴结, 电刀电凝止血, 递长无齿镊取出淋巴结放入标本盘
10. 胸腔注水探查, 包埋支气管残端, 清点手术用物	递温盐水胸腔注水, 探查肺残端有无漏气, 用支气管周围组织包埋残端, 如有肺漏气, 有水泡, 递持针器夹持 2 - 0 圆针丝线缝合

手术步骤	手术配合
11. 检查胸腔内有无出血，于腋中线与腋后线之间第 7、8 肋间，留置胸腔引流管，固定引流管，连接胸腔闭式引流瓶。关闭胸腔前，麻醉医生充分膨肺	递持针器夹持 10×34 角针 $7^{\#}$ 丝线固定引流管 2 针
12. 关闭胸腔	递持针器夹持 10×34 圆针双 $10^{\#}$ 丝线缝合肋骨 3 针固定，递肋骨闭合器并拢肋骨
13. 缝合各层肌肉，皮下组织，皮肤	递生理盐水再次冲洗切口，递无齿镊，持针器夹持 10×34 圆针 $7^{\#}$ 丝线缝合肌肉组织，递 75% 乙醇棉球消毒切口皮肤，递有齿镊，持针器夹持 10×34 圆针 $4^{\#}$ 丝线间断缝合皮下组织，递持针器夹持 10×34 角针 $1^{\#}$ 丝线间断缝合皮肤
14. 对合皮肤切缘，覆盖切口敷料	递 2 把有齿镊对合皮肤切缘，递持针器夹持 75% 乙醇棉球消毒切口皮肤，敷料贴覆盖切口

【护理评价】

1. 手术进行顺利，物品准备充分，三方核查按要求已严格执行。

2. 术中体位摆放正确未造成神经损伤、肢体过度牵拉。

3. 术中未发生低体温。

4. 术中标本妥善保管，术中如需送冰冻应严格按核查制度进行送检。

5. 术后皮肤完整。

6. 各种管路连接妥善固定。

7. 物品清单清楚完整，无遗漏。

8. 转运过程安全顺利。

【注意事项】

1. 术前体位摆放时注意尽量使肢体处于功能位，避免过度外展（男患者要注意外生殖器的保护，防止压伤）。

2. 术中注意无菌技术操作，注意无瘤技术操作，接触过肿瘤的器械应用灭菌注射用水浸泡或更换。

3. 密切观察患者生命体征，术中如遇大出血时，应反应迅速及时备好血管缝合器械和针线，巡回护士应及时配合抢救工作。

4. 关胸后，胸腔引流管连接于胸腔闭式引流瓶，注意防止脱落及污染。

5. 术后重点检查受压侧的眼部和耳廓、手臂肩部和腋窝髂嵴、膝盖、脚踝和足部的皮肤情况。

6. 手术时间较长，做好防压疮处理，保温处理。

7. 术后搬动患者应轻移轻放，尤其是全肺切除患者，防止纵隔移位造成心搏骤停。

（孔娜　郝雪梅）

四、胸腔镜下肺叶切除术

当代胸腔镜用于肺叶切除术已开展二十年余，随着技术的成熟和设备的改善，已广泛用于临床，随着时间的检验，该种术式的优势越来越显著，而且得到广大同行的认同。胸腔镜下肺叶切除的优点：①手术创伤小，避免了切口邻近肋骨和肋间神经损伤，术中出血少；术后患者痛苦轻，恢复快；②术中视野清晰无死角，操作方便灵活，安全可靠，大大缩短了手术时间；③对老年或肺功能差的患者更具有显著优势。

【适应证】

1. 非小细胞肺癌：Ⅰ期肺癌、部分ⅡA期肺癌肿物直径 < 3cm，无纵隔淋巴结转移者。

2. 局限在肺叶内的良性肿瘤，如结核瘤、肺囊肿、炎性假瘤、支气管扩张、肺囊肿、硬化性血管瘤及肺血管瘤等肺疾病。

3. 肺转移瘤局限在一侧肺内者。

【麻醉方式】

双腔气管插管全身麻醉。

【手术切口】

1. 观察孔：腋中线第 7 ~ 8 肋间。

2. 主操作孔：腋前线第 4 肋间。

3. 辅助孔：腋后线第 8 肋间。

【手术体位】

健侧卧位。

【手术用物】

1. 敷料：胸科敷料包。

2. 器械：基础器械、胸腔镜器械。

3. 特殊用物：双关节钳、推结器、胸科专用 Trocar、30°镜头、超声刀刀头及线、0#圆针可吸收缝合线、2 - 0 圆针丝线、32#硅胶引流管、胸腔闭式引流瓶、一次性腔内切割吻合器及组件、取物袋。

4. 仪器设备：胸腔镜主机、高频电刀主机、超声刀主机。

【护理评估】

1. 患者情况

（1）一般情况：年龄、身高、体重、皮肤完整性。

（2）既往史、吸烟史、药物过敏史。

（3）营养状况、有无贫血脱水及电解质紊乱。

（4）外周血管情况、尿道情况。

（5）注重患者心理护理，防止因过度紧张而造成气管支气管痉挛。

（6）术前准备及禁食水情况。

2. 手术方式：确定手术部位、手术方式、根据手术方式准备手术用物。

3. 手术体位：肢体功能情况。

4. 隐私保护

（1）身体保护：患者入室后脱去病服时应在棉被下进行，手术开始前手术区域也应加以覆盖。

（2）心理保护：癌症患者麻醉前谈话不应提及与癌症相关的话题。

5. 术中体温保护：身体暴露、覆盖不严、麻醉药物作用、手术时间过长。

【手术步骤与配合】（表2-3-4）

表2-3-4 胸腔镜下肺叶切除术手术步骤与配合

手术步骤	手术配合
1. 常规消毒铺单	消毒范围：前后过中线，上至肩及上臂上1/3，下过肋缘，包括同侧腋窝。同胸科侧卧位铺单
2. 准备胸腔镜物品	连接、检查、调节胸腔镜摄像系统、电切割系统及超声刀系统
3. 于腋中线第7~8肋间，做胸腔镜观察通道	递23#刀切开皮肤，电刀电凝止血，血管钳分离肌肉层，递纱巾1块拭血，递胸科专用 Trocar 置入胸腔，拔出内芯，置入30°镜头，进行胸腔探查，确定癌肿的位置
4. 于腋前线第4肋间做主操作通道和腋后线第8肋间做辅助通道	递23#刀切开皮肤，电刀电凝止血，主操作通道递甲状腺拉钩，协助暴露切口，辅助通道递乳突牵开器协助暴露切口
5. 探查癌肿位置和范围	递卵圆钳和分离钳探查，肺叶钳夹持肺叶，确定癌肿的位置及范围
6. 根据癌肿的位置，游离肺裂	递超声刀分离肺裂
7. 游离肺门血管	于肺裂处游离肺动脉支，递一次性腔内切割吻合器切断动脉。递超声刀切开肺门前方纵隔胸膜，游离出肺静脉，一次性腔内切割吻合器切断静脉

手术步骤	手术配合
8. 游离并切断支气管	递超声刀切断下肺韧带，游离支气管，距切口 0.5cm，递一次性腔内切割吻合器切断，取物袋取出病肺
9. 充分暴露肺门和纵隔，剪开纵隔胸膜，清扫肺门及纵隔各组淋巴结	递分离钳，超声刀游离，如有埋藏较深的淋巴结，递电钩分离，递卵圆钳钳夹牵引或腔镜持针器夹持 2 - 0 圆针丝线缝扎淋巴结牵引
10. 胸腔注水探查，包埋支气管残端，清点手术用物	递温盐水胸腔注水，探查肺残端有无漏气，用支气管周围组织包埋残端，如有肺漏气，有水泡，递腔镜持针器夹持 2 - 0 圆针丝线缝合
11. 检查胸腔内有无出血，观察孔放置胸腔引流管。固定引流管，连接胸腔闭式引流瓶	递持针器夹持 9 × 28 角针 7# 丝线固定引流管 2 针
12. 缝合切口	递持针器夹持 0# 圆针可吸收缝合线依次连续缝合胸膜、肌肉组织，9 × 28 圆针 1# 丝线间断缝合皮下组织，递 75% 乙醇棉球消毒切口周围皮肤，递持针器夹持 9 × 28 角针 1# 丝线间断缝合皮肤
13. 覆盖切口敷料	递有齿镊夹持 75% 乙醇棉球消毒切口皮肤，递 10cm × 10cm 敷料贴覆盖切口

【护理评价】

1. 手术进行顺利，物品准备充分，三方核查按要求已严格执行。

2. 术中体位摆放正确未造成神经损伤、肢体过度牵拉。

3. 术中未发生低体温。

4. 术中标本妥善保管，术中如需送冰冻应严格按核查制度进行送检。

5. 术后皮肤完整。

6. 各种管路连接妥善固定。

7. 物品清单清楚完整，无遗漏。

8. 转运过程安全顺利。

【注意事项】

1. 术前体位摆放时注意尽量使肢体处于功能位，避免过度外展（男患者要注意外生殖器的保护，防止压伤）。

2. 术前仔细清点物品，以备紧急中转开胸手术。

3. 手术过程中，洗手护士应及时收回胸腔镜器械并保证其始终处于功能位。

4. 术中注意无菌技术操作，注意无瘤技术操作，接触过肿瘤的器械应用灭菌注射用水浸泡或更换。

5. 密切观察患者生命体征，术中如遇大出血时，应反应迅速及时备好血管缝合器械和针线，巡回护士应及时配合抢救工作。

6. 关胸后，胸腔引流管连接于胸腔闭式引流瓶，注意防止脱落及污染。

7. 术后重点检查受压侧的眼部和耳廓、手臂肩部和腋窝髂嵴、膝盖、脚踝和足部的皮肤情况。

8. 手术时间较长，做好防压疮处理，保温处理。

9. 术后搬动患者应轻移轻放，尤其是全肺切除患者，防止纵隔移位造成心搏骤停。

（汤静娜　孔娜）

五、腹腔镜下 Nissen 胃底折叠术

反流性食管炎是一种常见疾病，以反酸、烧心为常见症状，甚至出现消化液误吸带来的哮喘、呼吸道感染等症状。胃酸长期刺激食管黏膜可出现肠上皮化生，异性增生至癌变。治疗当内科治疗无效时或伴有食管裂孔疝，应选用外科治疗。其外科治疗术式较多，目前多采用胃底折叠术和食管裂孔成形术。

Nissen 胃底折叠术（即 Nissen 术式）是治疗胃食管反流性疾病十分有效的手术方法，它利用胃底完全包绕食管下段，并缝到

食管右侧小弯侧。这样改变了胃食管角（His 角），并建立了食管下段高压区，而阻止了胃内容物向食管反流。腹腔镜 Nissen 胃底折叠术同开腹手术相比，具有切口小，术后疼痛减轻、住院时间缩短的优势，而且其疗效与开腹手术相同。

【适应证】

1. 反流性食管炎经正规内科治疗失败者。

2. 药物治疗出现副作用或不愿长期用药者。

3. 并发 Barrett 食管、伴有狭窄或重度反流性食管炎的病例。

4. 胃食管反流病导致严重呼吸道疾病。

5. 食管旁疝或混合型食管裂孔疝。

【麻醉方式】

气管插管全身麻醉。

【手术体位】

1. 人字分腿仰卧位 + 头高脚低 30°。

2. 双上肢收于身体两侧。

【手术切口】

1. 观察孔：脐上缘。

2. 主操作孔：左锁骨中线肋缘下 2cm。

3. 辅助孔：左腋前线肋缘下 2cm。

4. 辅助孔：右锁骨中线肋缘下 2cm。

5. 辅助孔：剑突下。

【手术用物】

1. 敷料：敷料包、中单。

2. 器械：基础器械、腹腔镜器械。

3. 特殊用物：30°镜头、腔镜肠钳、超声刀、推结器、2 - 0 圆针丝线、3 - 0 角针可吸收缝合线。

4. 仪器设备：腹腔镜主机（包括摄像机、冷光源、电子气腹机）、高频电刀主机、超声刀主机。

【护理评估】

1. 患者情况

（1）一般情况：年龄、身高、体重、皮肤完整性。

（2）既往史：有无腹腔手术史等影响手术顺利进行的因素。

（3）营养状况：有无贫血脱水及电解质紊乱。

（4）外周血管情况，尿道情况。

（5）注重患者心理护理：焦虑、恐惧，防止因过度紧张而造成气管支气管痉挛。

2. 手术方式：确定手术部位、手术方式、根据手术方式准备手术用物。

3. 手术体位：评估双侧髋关节功能状态，是否实施过髋关节。

4. 隐私保护：患者入室后脱去病服时应在棉被下进行，手术开始前手术区域也应加以覆盖。

5. 术中体温保护：身体暴露、覆盖不严、术中 CO_2 气腹及麻醉药物作用易产生术中低体温。

6. 核查手术部位及标识。

【手术步骤与配合】（表 2 - 3 - 5）

表 2 - 3 - 5　腹腔镜下 Nissen 胃底折叠术手术步骤与配合

手术步骤	手术配合
1. 常规消毒铺单	同截石位消毒铺单，术者站于患者两腿之间
2. 准备腹腔镜物品	连接、检查、调节腹腔镜摄像系统，CO_2 系统，电切割系统及超声刀系统
3. 于脐上缘行 1cm 横切口做气腹和观察通道切口	递75% 乙醇棉球消毒切口周围皮肤，11[#] 刀切开皮肤，干纱布 1 块拭血
4. 提起脐孔周围腹壁组织，于脐切口插入气腹针，建立 CO_2 气腹	递布巾钳 2 把提起腹壁。递气腹针插入，连接气腹管，冲入 CO_2 气体，气腹压力 13 ~ 15mmHg
5. 建立观察通道	递 10mm Trocar 穿刺进腹，置入 30°镜头
6. 在内镜监视下同法依次做主操作通道 1 个和辅助通道 3 个	递 11[#] 刀切开皮肤。主操作通道置入 10mm Trocar，辅助通道置入 5mm Trocar

续表

手术步骤	手术配合
7. 食管裂孔分离和胃底游离，分离贲门周围，游离胃底，保护迷走神经主干	递腔镜肠钳向上，向右牵拉肝外叶，向下、向左牵拉胃贲门部，显露胃食管结合部。递超声刀逐段离断胃底与脾之间的网膜组织及胃短血管，游离切断胃周和食管韧带，显露左膈肌脚。超声刀离断胃小弯网膜组织，显露右侧膈肌脚；游离食管下段约5cm
8. 膈肌脚缝合食管裂孔成形	递腔镜持针器夹持2-0圆针丝线，间断缝合两侧膈肌脚2~3针，缩小食管裂孔至2.5cm。如张力过大可使用补片
9. 胃底折叠。将胃底自食管后方经右侧拉至食管前方，与食管左侧的胃壁缝合，形成360°的宽松折叠，无张力包绕食管下段全周	递腔镜肠钳牵拉胃底至食管前方，递腔镜持针器夹持2-0圆针丝线，将胃底与食管左侧的胃壁间断缝合3针
10. 检查术野，确认无其他脏器损伤或活动性出血后，排气，撤离全部手术器械，清点手术用物，缝合切口	递持针器夹持3-0角针可吸收缝合线皮内缝合切口
11. 覆盖切口敷料	递有齿镊夹持75%乙醇棉球消毒切口皮肤，递6cm×7cm敷料贴覆盖切口

【护理评价】

1. 手术进行顺利，物品准备充分，三方核查按要求已严格执行。

2. 术中体位摆放合理，未造成神经损伤、肢体过度牵拉。

3. 术中未发生体温异常。

4. 术中输液、输血、给药方法、途径正确。

5. 护理文书记录清楚、工整、详细。

6. 专科仪器设备功能良好，未发生异常。

【注意事项】

1. 术前一日访视患者，了解患者病情及基本身体状况。

2. 术前仔细清点物品，以备紧急中转开腹手术。

3. 手术时间较长，做好防压疮处理，保温处理。

4. 两腿分开不宜超过 60°，以站立一人为宜，避免会阴部组织过度牵拉。

5. 密切观察患者生命体征，术中如遇大出血时，应反应迅速，及时备好血管缝合器械和针线，巡回护士应及时配合抢救工作。

（孔娜　郝雪梅）

六、食管、贲门癌切除消化道重建术

食管癌是消化道常见恶性肿瘤之一，食管癌据肿瘤发生在食管临床分段的部位将食管癌分为食管上段（主动脉弓上缘至食管入口之间）、中段（主动脉弓至下肺静脉之间）、下段（下肺静脉水平至贲门）；贲门癌则是肿瘤发生在食管黏膜齿状线以下的肿瘤。手术入路取决于病变部位、手术方式、术者经验和习惯，常用手术入路：①经第 6 肋或第 7 肋左胸后外侧切口：适用于绝大多数食管下段病变，包括贲门癌；②经左胸后外侧切口 + 颈部切口：适用于食管中、上段病变；③经颈、（右）胸、腹部三切口：适用于食管中上段病变，肿瘤主体位于主动脉弓后。

【适应证】

食管癌。

【麻醉方式】

双腔气管插管全身麻醉。

【手术切口】

左后外侧切口。

【手术体位】

右侧卧位。

【手术用物】

1. 敷料：胸科敷料包。

2. 器械：基础器械。

3. 特殊用物：荷包钳、荷包线、0#圆针可吸收缝合线、3 - 0 或 4 - 0 Prolene、32#硅胶引流管、胸腔闭式引流瓶、一次性管型腔内吻合器、一次性直线切割缝合器。

4. 仪器设备：高频电刀主机。

【护理评估】

1. 患者情况

（1）一般情况：年龄、身高、体重、皮肤完整性。

（2）既往史、手术史、过敏史等影响手术顺利进行的诸多因素。

（3）营养状况、有无贫血、脱水及电解质紊乱。

（4）外周血管情况、尿道情况、皮肤完整情况。

（5）注重患者心理护理，防止因过度紧张而造成气管支气管痉挛。

（6）术前的准备及禁食水情况。

2. 手术方式：确定手术部位，根据手术方式准备手术用物，及有无特殊用物准备。

3. 手术体位：肢体功能情况，受压部位给予保护。

4. 隐私保护

（1）身体保护：患者入室后脱去病服时应该以棉被覆盖。

（2）心理保护：癌症患者麻醉前谈话不应提及与癌症相关话题。

5. 术中体温保护：身体暴露、麻醉药物作用、手术时间过长。

6. 手术部位的核对。

【手术步骤与配合】（表 2 - 3 - 6）

表 2 - 3 - 6 食管、贲门癌切除消化道重建术手术步骤与配合

手术步骤	手术配合
1. 常规消毒铺单	同胸科侧卧位消毒铺单
2. 术野贴手术薄膜	递干纱巾 1 块协助贴膜

手术步骤	手术配合
3. 自第六肋间，切开皮肤，皮下组织	递有齿镊，23#刀切开皮肤，递干纱巾2块拭血，电刀切开皮下组织，边切边凝血
4. 切开前锯肌、背阔肌，打开肋间肌、壁层胸膜，进入胸腔	递电刀切开，血管钳夹出血点，递血管钳带7#丝线结扎或电刀电凝止血，递双头拉钩牵拉肌层暴露术野，进胸后递湿纱巾保护切口，递肋骨撑开器，撑开肋间隙，暴露术野
5. 探查病变：探查肿瘤部位、与周围组织器官的关系及胸主动脉各组淋巴结的状况	递生理盐水给术者湿手探查胸腔
6. 将肺向前侧方牵拉，游离下肺韧带，显露后纵隔，于膈上食管三角纵行切开纵隔胸膜，游离、显露食管下段，广泛切除其邻近淋巴脂肪组织	递长无齿镊夹持湿纱巾覆盖左肺，递肺叶钳将肺叶拉开，电刀打开胸膜，长弯血管钳、直角钳交替游离食管，电刀电凝止血，递血管钳将食道牵引带打湿穿过食管做牵引，递长弯血管钳夹持花生米钝性分离淋巴结
7. 于膈肌腱部，向食管裂孔方向打开膈肌，缝扎膈下动脉，打开膈肌食管裂孔	递长无齿镊，电刀切开一个小口，2把长弯血管钳提切缘，打开膈肌，递长持针器夹持10×34圆针7#丝线缝扎膈动脉，悬吊膈肌，血管钳夹线，左右各一
8. 游离胃体	
（1）经膈肌切口提起胃底，分离胃膈韧带，于胃底大弯侧，分离处理脾胃韧带及胃短动脉	递长无齿镊，递血管钳2把分离、钳夹胃短动脉，组织剪剪断，递血管钳带4#丝线结扎
（2）分离胃结肠韧带至幽门下，处理胃网膜左动脉（保留胃网膜右动脉血管弓）	递长无齿镊，递血管钳2把分离，钳夹胃网膜左动脉，组织剪剪断，递血管钳带4#丝线结扎

续表

手术步骤	手术配合
（3）游离胃小弯，分离肝胃韧带，处理胃左动脉	递长无齿镊、长弯血管钳钳夹，血管钳带 7# 丝线结扎或电刀电凝止血，递 3 把长弯血管钳钳夹胃左动脉，递长组织剪剪断，近端长弯血管钳带双 7# 丝线结扎，远端长弯血管钳带单 7# 丝线结扎，近端递长持针器夹持长 10×34 圆针 7# 丝线加固缝扎 1 针（也可以用血管缝合器切断处理）
9. 离断胃体	
（1）贲门癌的处理：切断食管和胃端切缘，距肿瘤应≥4.0cm	递 2 把直芽钳夹胃体，递 10# 刀切开（开口可容纳一次性管型腔内吻合器置入）递直线切割缝合器，闭合，离断胃体。递 0.2% 碘酒棉球 1 个，75% 乙醇溶液棉球 2 个消毒断端，将胃内容物污染的血管钳、手术刀放入指定弯盘，无菌巾覆盖，不可用于其他组织的分离、钳夹。递持针器夹持 6×17 圆针 1# 丝线缝合浆肌层包埋断端
（2）食管癌的处理：在贲门口断胃	递 2 把直芽钳夹胃体，递 10# 刀切断，2% 碘酒棉球 1 个，75% 乙醇溶液棉球 2 个消毒断端（注意胃液污染的器械处理）
10. 上切缘距肿瘤应≥5cm	递荷包钳钳夹食管，荷包线缝合，电刀切断食管，将标本放入指定弯盘内，无菌巾遮盖
11. 食管胃吻合	递一次性管型腔内吻合器钉砧，0.5% 碘伏润滑，递 2 把组织钳提起食管断端，置入吻合器钉砧，荷包线打结。递 2 把组织钳提起胃断端，将吻合器穿过胃壁，与钉砧嵌插连接，调整吻合器于适当位置，激发吻合器完成吻合，退出吻合器，检查胃食管吻合切割环的完整性

续表

手术步骤	手术配合
12. 闭合预留置一次性管型腔内吻合器的胃开口	递两把组织钳夹胃的断端,递一次性直线切割缝合器完成切割缝合,切除的远端放于指定弯盘中,递 2% 碘酒棉球 1 个,75% 乙醇溶液棉球 2 个消毒断端,递持针器夹持 6×17 圆针 4# 丝线缝合浆肌层包埋断端
13. 胃与周围纵隔胸膜,侧胸壁缝合固定,减少吻合口张力,检查胃左动脉结扎处及食管沟,彻底止血	递长无齿镊,长持针器夹持 6×17 圆针 4# 丝线缝合固定,递干纱布 1 块检查出血点,电刀电凝止血
14. 清点手术用物,重建食管膈肌裂孔并缝闭膈肌切口	递长持针器夹持 6×17 圆针 4# 丝线重建食管膈肌裂孔;递长持针器夹持 10×34 圆针 7# 丝线缝合膈肌切口
15. 冲洗胸腔,于腋中线与腋后线之间第 7、8 肋间,留置胸腔引流管,固定引流管,连接胸腔闭式引流瓶。关闭胸腔前,麻醉医生充分膨肺	递 1000ml 温蒸馏水冲洗胸腔,32# 硅胶管放置胸腔,递持针器夹持 10×34 角针 7# 丝线固定引流管 2 针
16. 关闭胸腔	递持针器夹持 10×34 圆针双 10# 丝线缝合肋骨 3 针固定,递肋骨闭合器拢拢肋骨
17. 缝合各层肌肉,皮下组织,皮肤	递生理盐水再次冲洗切口,递无齿镊,持针器夹持 0# 圆针可吸收缝合线连续缝合肌肉组织,递 75% 乙醇棉球消毒切口皮肤,递有齿镊,持针器夹持 10×34 圆针 4# 丝线间断缝合皮下组织,递持针器夹持 10×34 角针 1# 丝线间断缝合皮肤
18. 对合皮肤切缘,覆盖切口敷料	递 2 把有齿镊对合皮肤切缘,递持针器夹持 75% 乙醇棉球消毒切口皮肤,敷料贴覆盖切口

【护理评价】

1. 手术进行顺利,物品准备充分。

2. 术中体位摆放正确未造成神经损伤、肢体过度牵拉。

3. 术后皮肤完整。

4. 转运过程安全顺利。

【注意事项】

1. 术前一日访视患者，了解患者病情及身体状况。

2. 术前体位摆放时注意尽量使肢体处于功能位，避免过度外展（男患者要注意外生殖器的保护，防止压伤）。

3. 手术切口大，液体丢失较多，手术出血较多，根据医嘱及时输液输血。

4. 术中注意无瘤技术操作，接触过肿瘤的器械应用灭菌注射用水浸泡或更换。

5. 手术复杂，时间长，做好体位护理，术中注意适当变换患者手脚位置，防止一个部位长期受压。

6. 高龄低肺功能患者注意术中密切观察生命体征。

7. 术毕接好胸腔闭式引流瓶，固定好伤口敷料引流管，防止滑脱。

8. 术后重点检查受压侧的眼部和耳廓，手臂肩部和腋窝、髂嵴、膝盖、脚踝和足部的皮肤情况。

9. 做好污染手术处理。

（刘静茹　孔娜）

七、胸腺瘤切除术

胸腺瘤来自于胸腺上皮细胞或淋巴细胞的肿瘤，系前上纵隔最常见的肿瘤之一。主要症状为胸闷、胸痛、咳嗽及前胸不适。胸腺瘤常合并重症肌无力，单纯红细胞再生障碍性贫血、低 γ-球蛋白血症等。胸腺瘤一经诊断多主张手术，其目的为切除肿瘤，确定良恶性并治疗重症肌无力等并存疾病。良性胸腺瘤手术后95%无复发，恶性胸腺瘤切除后常有复发和转移。未能切除或切除不彻底的恶性胸腺瘤术后应予放射等治疗。

【适应证】

胸腺瘤。

【麻醉方式】

气管插管全身麻醉。

【手术切口】

胸骨正中切口。

【手术体位】

仰卧位。

【手术用物】

1. 敷料：胸科敷料包。

2. 器械：基础器械包。

3. 特殊用物：胸骨锯、胸骨后剥离器、钢丝持针器、钢丝钳、0#圆针可吸收缝合线、0.8mm 钢丝、骨蜡、32#硅胶引流管、胸腔闭式引流瓶。

4. 仪器设备：高频电刀主机。

【护理评估】

1. 患者情况

（1）一般情况：年龄、体重、身高、营养状况。

（2）既往史，有无高血压、糖尿病等影响手术的因素。

（3）外周静脉血管情况，尿道情况。

（4）术前准备及禁食水情况。

（5）心理情况：有无焦虑、恐惧等以及对手术的不确定性，经济承受能力和对手术治疗与预后情况的担忧。

2. 手术方式：确定手术体位、手术方式、根据手术方式准备手术用物。

3. 手术体位：肢体功能情况。

4. 术中体温保护：身体的暴露及麻醉药物作用易产生术中低体温。

5. 核查手术部位及标识。

6. 隐私的保护。

7. 特殊手术器械准备情况。

【手术步骤与配合】（表2-3-7）

表2-3-7　胸腺瘤切除术手术步骤与配合

手术步骤	手术配合
1. 常规消毒铺单	消毒范围：后至腋后线，上至锁骨及上臂，下过脐水平线。铺单同胸科铺单
2. 术野贴手术薄膜	递干纱巾1块协助贴膜
3. 自胸骨切迹起，沿前胸中线向下达剑突下方4~5cm腹壁白线上段切开皮肤、皮下组织	递有齿镊，23#刀切开皮肤，递干纱巾2块拭血，电刀切开皮下组织，边切边凝血
4. 剥离胸骨甲状肌的胸骨附着处，紧贴胸骨后壁全长推开疏松结缔组织	递小直角钳，撑开胸骨上窝处肌肉组织；递胸骨后剥离器游离胸骨后壁；直芽钳夹住剑突，递线剪纵向剪开剑突软骨
5. 纵向锯开胸骨	递胸骨锯锯开胸骨，并递骨蜡涂在骨髓腔
6. 显露胸腺、前纵隔	递肋骨撑开器显露手术野，开胸后更换纱巾
7. 向两侧剥离胸膜反折，显露位于胸腺右下叶的胸腺瘤	递长无齿镊，递KD钳夹持KD粒钝性剥离胸腺瘤
8. 提起胸腺瘤下极，由下至上仔细剥离	递组织钳钳夹，提起胸腺瘤；递长组织剪剥离，长弯血管钳钳夹出血点，递血管钳带1#丝线结扎或电刀电凝止血
9. 分离胸腺瘤上极，一并切除肿瘤与部分胸腺组织（胸腺上极与正常组织相连）	递长无齿镊，长组织剪分离，递长持针器夹持7×17圆针4#丝线间断缝合胸腺断端
10. 切断无名静脉分支	递小直角钳分离分支血管，血管钳带双4#丝线分别结扎血管远近两端，递长持针器夹持6×14圆针1#丝线缝扎中间1针，递15#刀切断血管
11. 冲洗纵隔腔，彻底止血，清点手术用物	递生理盐水冲洗纵隔腔，电刀电凝止血

续表

手术步骤	手术配合
12. 于胸骨后放置纵隔引流管，于剑突下、上腹壁另戳口引出体外，连接胸腔闭式引流瓶，关闭胸腔前，麻醉医生充分膨肺	递75% 乙醇溶液棉球消毒引流口皮肤，递23#刀切开引流管切口；递32#硅胶引流管1根；递夹持针器持10×34角针7#丝线固定引流管2针
13. 关胸，固定胸骨	递钢丝持针器夹持钢丝穿绕左右胸骨片，递钢丝钳对合钢丝
14. 缝合各层肌肉，皮下组织，皮肤	递无齿镊，持针器夹持0#圆针可吸收缝合线连续缝合肌肉组织，递75% 乙醇溶液棉球消毒切口皮肤，递有齿镊，持针器夹持10×34圆针4#丝线间断缝合皮下组织，递持针器夹持10×34角针1#丝线间断缝合皮肤
15. 对合皮肤切缘，覆盖切口敷料	递2把有齿镊对合皮肤切缘，递持针器夹持75% 乙醇溶液棉球消毒切口皮肤，敷料贴覆盖切口

【护理评价】

1. 手术进行顺利，物品准备充分，三方核查已按要求严格执行。

2. 术中输液、输血、给药方法途径正确。

3. 手术体位摆放合理，未造成神经，肢体过度牵拉损害。

4. 术中各种管道连接通畅，仪器连接正确，固定妥善。

5. 术中患者皮肤完整无异常。

6. 术中未发生体温异常。

7. 手术各种用品清点清楚，完整，无遗漏。

8. 护理文书书写工整，详细，无遗漏，无错误。

9. 术后各种物品补充，归位，处理妥善。

10. 转运过程安全顺利。

【注意事项】

1. 术前一日了解患者病情、基本情况，并准备术中特殊用物。

2. 输液部位应选择上肢充盈静脉，保证穿刺顺利。

3. 摆放体位时，注意患者上臂不要用力外展，以免造成尺神经损伤。

4. 术中严格无菌操作，要及时收回切口周围的器械，以免掉落，拖延手术进程。

5. 手术切口大，液体丢失较多，手术出血较多，根据医嘱及时输液输血。

（孔娜　郝雪梅）

参考文献

［1］魏革,刘苏君.手术室护理学［M］.北京:人民军医出版社,2009.

［2］孙育红,侯生才.手术室护理操作指南［M］.北京:人民军医出版社,2013.

［3］张杰,汪晓玲.腔镜手术室护理实用技术手册［M］.湖北:湖北科学技术出版社,2013.

［4］曲华,宋振兰.手术室护士手册［M］.北京:人民卫生出版社,2011.

［5］高兴莲,田莳.手术室专科护士培训与考核［M］.北京:人民军医出版社,2014.

［6］胡三元.腹腔镜外科学［M］.济南:山东科学技术出版社,2005.

［7］何丽,李丽霞,李冉.手术体位安置及铺巾标准流程［M］.北京:人民军医出版社,2014.

［8］潘凯.腹腔镜胃肠外科手术图谱［M］.北京:人民卫生出版社,2009.

［9］李胜云.手术室优质护理实践指南［M］.郑州:郑州大学出版社,2012.

［10］王春娥,高焕新,何丽.手术器械管理与应用［M］.北京:人民军医出版社,2014.

第四节　泌尿外科手术配合

一、肾癌根治术

肾癌是起源于肾实质泌尿小管上皮系统的恶性肿瘤，又称肾腺癌，简称为肾癌。肾癌是常见的恶性肿瘤之一，占泌尿系肿瘤第二位，其治疗首选根治性肾切除术。

【适应证】

局限性肾癌无远处转移。

【麻醉方式】

气管插管全身麻醉。

【手术切口】

肋间切口或 12 肋切口。

【手术体位】

健侧卧位，升高腰桥。

【手术用物】

1. 敷料：敷料包。

2. 器械：基础器械包、肾切补充器械包。

3. 特殊用物：3－0 角针可吸收缝合线、26F 乳胶引流管、引流袋

4. 仪器设备：高频电刀主机。

【护理评估】

1. 一般情况：年龄，身高，体重，营养状况。

2. 既往史：有无冠心病、糖尿病、胃肠道疾病等影响手术顺利进行的因素。

3. 营养状况：有无贫血、脱水及电解质紊乱。

4. 外周静脉情况、尿道情况。

5. 有无腰椎疾患和腿部外展障碍。

6. 患者血压控制情况。

【手术步骤与配合】（表 2 - 4 - 1）

表 2 - 4 - 1　肾癌根治术手术步骤与配合

手术步骤	手术配合
1. 消毒皮肤	递海绵钳夹持 2% 碘酒、75% 乙醇纱球消毒皮肤
2. 铺置无菌单	协助医生铺无菌单
3. 由 11 肋间前段向前方做一斜切口至腹直肌外缘切开皮肤、皮下组织	递 23# 刀切开皮肤，递血管钳止血，干纱布拭血
4. 切开背阔肌、腹外斜肌显露 12 肋尖	递甲状腺拉钩牵拉，电刀切开肌肉层
5. 切开腰背筋膜及肋间组织	递电刀切开
6. 推开肾周筋膜、腹横筋膜、腹膜，显露胸膜反折，切断部分膈肌角	递湿纱巾，用手钝性分离，组织剪剪断筋膜
7. 切开腹外斜肌、腹内斜肌、腹横肌，显露肾周脂肪组织	递电刀切开，用手指推开腹膜，S 形拉钩牵开显露
8. 切开肾周筋膜前层，显露肾蒂	递组织剪剪开，血管钳分离，4# 丝线结扎止血，S 形拉钩牵开显露术野
9. 分离肾蒂血管，处理动静脉	递直角钳分离，肾蒂钳钳夹，10# 刀切断，10# 线结扎，10 × 28 圆针 7# 线结扎
10. 结扎、切断输尿管	递直角钳分离、长弯血管钳钳夹、10# 刀切断、4# 线结扎
11. 清除淋巴结	递长弯血管钳、组织剪清除腹主动脉旁、腔静脉周围的淋巴脂肪组织
12. 分离肾及脂肪囊：沿肾周筋膜后层及腰肌间分离肾脂肪囊及其内容物	递长弯血管钳分离、组织剪剪断、4# 丝线结扎
13. 整块切除肾、肿瘤、肾脂肪囊及肾蒂淋巴结组织	递长弯血管钳钳夹、组织剪剪断、7# 丝线结扎
14. 冲洗切口、清点物品	递灭菌注射用水冲洗，器械护士与巡回护士共同清点所有物品
15. 放置引流管	递 26F 腹腔引流管，2 - 0 角针丝线固定
16. 取出标本	将切除的肾脏及肿瘤取出

续表

手术步骤	手术配合
17. 缝合切口、覆盖切口	递组织镊、10×28 圆针、7# 丝线缝合各层肌肉，9×28 圆针、1# 丝线缝合皮下组织，9×28 角针、1# 丝线缝合皮肤，敷料贴覆盖

【护理评价】

1. 手术进行顺利，物品准备充分，三方核查按要求已严格执行。
2. 术中体位摆放合理，未造成神经损伤，肢体过度牵拉。
3. 术中标本保管妥善，名称标记清楚。
4. 术后皮肤完整无异常。
5. 各种管路连接通常，固定妥善。
6. 物品清点清楚。
7. 转运过程安全顺利。

【注意事项】

1. 术前一日访视患者，了解患者病情及基本身体状况。
2. 双侧器官要严格、认真核查患者手术部位，预防差错事故发生。
3. 输液部位选择上肢充盈静脉，保证穿刺顺利。
4. 侧卧位时，健侧耳廓、眼置于头圈空隙，避免受压；男性患者保护生殖器，女患者保护乳房。术前体位摆放时尽量使肢体处于功能位，避免过度牵拉。
5. 做好防压疮措施、保温措施。
6. 术中注意无瘤技术操作，接触过肿瘤的器械应更换。用温灭菌注射用水冲洗腹腔，关腹前，手术人员都必须更换手套。
7. 注意患者隐私保护，手术开始前、患者离室前要尽可能遮盖患者隐私部位。

二、经腹膜后间隙腹腔镜肾切除术

腹腔镜手术在泌尿外科系统的应用以肾脏手术发展最快。

Ralph V. Clayman 于 1990 年成功完成首例腹腔镜肾脏切除术。自此，腹腔镜肾脏手术在全世界得到广泛发展，手术适应证不断扩大，手术设备技术及经验得到不断完善和提高，使手术达到与传统手术相同的手术效果。更重要的是术后疼痛明显减轻，并发症明显减少，住院日期、康复日期明显缩短。

【适应证】

1. 肾恶性肿瘤（肾癌）。

2. 大多数良性疾病所致肾脏永久性、不可逆性功能丧失。

3. 肾囊性病变严重导致患侧肾功能丧失。

4. 肾实质硬化及多囊肾患者症状严重者。

【麻醉方式】

气管插管全身麻醉。

【手术切口】

1. 观察孔：腋中线髂嵴上两横指行 10mm Trocar 孔。

2. 主操作孔：腋后线 12 肋下行 12mm Trocar 孔。

3. 辅助孔：腋前线 11 肋尖端行 12mm Trocar 孔。

【手术体位】

健侧卧位，升高腰桥。

【手术用物】

1. 敷料：敷料包。

2. 器械：基础器械包、腹腔镜器械。

3. 特殊用物：30°镜头、超声刀、双极电凝钳、Hem－o－lok 钳、Hem－o－lok 夹、12mm 一次性 Trocar（2 个）、10mm 一次性 Trocar、2－0 圆针可吸收缝合线、3－0 角针可吸收缝合线、球囊扩张器、取物袋、26F 乳胶引流管。

4. 仪器设备：腹腔镜主机（摄像机、冷光源、气腹机）、超声刀主机、高频电刀主机。

【护理评估】

1. 一般情况：年龄，身高，体重，营养状况。

2. 既往史：有无冠心病、糖尿病、胃肠道疾病等影响手术顺利进行的因素。

3. 营养状况：有无贫血、脱水及电解质紊乱。

4. 外周静脉情况、尿道情况。

5. 有无腰椎疾患和腿部外展障碍。

6. 患者血压控制情况。

【手术步骤与配合】（表 2 - 4 - 2）

表 2 - 4 - 2　经腹膜后间隙腹腔镜肾切除术手术步骤与配合

手术步骤	手术配合
1. 消毒皮肤	递海绵钳夹持 2% 碘酒、75% 乙醇纱球消皮肤
2. 铺置无菌单	协助医生铺无菌单
3. 准备腹腔镜器械，超声刀主机，双极电凝主机	检查、调节腹腔镜摄像系统，CO_2 气腹系统，接超声刀，双极电凝
4. 建立主操作通道，12 肋缘下切开皮肤、皮下组织，切口长约 20mm	递23#刀切开皮肤，血管钳一把，干纱布拭血
5. 钝性分离肌层至腹膜后间隙	递血管钳钝性穿过腰背筋膜，示指在肾周间隙稍做钝性分离
6. 撑开腹膜后间隙，建立腹膜后空间	递球囊扩张器，扩张器内注入气体约 600ml，停留 5 分钟放出气体，取出球囊扩张器
7. 在主操作通道置入 Trocar，缝合切口	在腋后线 12 肋下放置 12mm Trocar，建立主操作通道，递持针器夹持 10×34 皮针、7#丝线缝合
8. 建立辅助通道	递 11#刀切开皮肤，在腋前线 11 肋尖端置入 12mm Trocar
9. 建立观察通道	递 11#刀切开皮肤，在腋中线髂峰上两横指置入 10mm Trocar
10. 建立气腹	观察通道 Trocar 连接 CO_2 输入管
11. 置入内镜观察腹膜后腔，清除肾周筋膜外脂肪	递30°镜头观察腹膜后腔，超声刀、分离钳或吸引器，清理腹膜外脂肪组织，显露侧锥筋膜

续表

手术步骤	手术配合
12. 分离肾脏腹侧	递超声刀纵行切开侧锥筋膜，显露肾前筋膜，暴露肾旁前间隙，呈"洞穴"样外观
13. 分离肾脏背侧，处理肾蒂	递超声刀钝性分离上至膈下，下至髂窝，显露下腔静脉。直角钳游离出肾动脉，以 Hem - o - lok 夹闭（近心端2个，远心端1个）后离断。继续显露肾静脉及其属支，同法以 Hem - o - lok 处理
14. 处理肾脏上、下两极，切断输尿管	递超声刀分离，以 Hem - o - lok 夹闭输尿管，剪刀剪断，超声刀切断肾上极索带
15. 分离肾周围组织，游离切除肾脏	递超声刀分离
16. 延长切口，完整取出肾脏	将标本置于标本袋内，递23#刀延长切口，取出标本
17. 检查手术野，彻底止血，清点物品	递超声刀、电刀止血，器械护士与巡回护士仔细清点所有物品
18. 取出 Trocar，放置引流管	温盐水冲洗，取出 Trocar，递26F腹腔引流管，血管钳协助放置
19. 缝合切口	2 - 0 圆针可吸收缝合线缝合肌层，3 - 0 角针可吸收缝合线缝合皮肤，递敷料贴覆盖切口

【护理评价】

1. 手术进行顺利，物品准备充分，三方核查按要求已严格执行。

2. 术中体位摆放合理，未造成神经损伤，肢体过度牵拉。

3. 术中标本保管妥善，名称标记清楚。

4. 术后皮肤完整无异常。

5. 各种管路连接通常，固定妥善。

6. 物品清点清楚完整，无遗漏。

7. 护理文书记录清楚、工整、详细。

8. 转运过程安全顺利。

【注意事项】

1. 术前一日访视患者，了解患者病情及基本身体状况。

2. 双侧器官要严格、认真核查患者手术部位，预防差错事故发生。

3. 侧卧位时，健侧耳廓、眼置于头圈空隙，避免受压；男性患者保护生殖器，女患者保护乳房。术前体位摆放时尽量使肢体处于功能位，避免过度牵拉。

4. 术中处理病变组织时，用纱巾保护切口，防止污染导致感染。

5. 做好防压疮措施，保温措施。

6. 术中注意无瘤技术操作，接触过肿瘤的器械应用灭菌注射用水浸泡或更换。

7. 注意患者隐私保护，手术开始前、患者离室前要尽可能遮盖患者隐私部位。

（吕常禄　郝雪梅）

三、经皮肾镜碎石取石术

随着腔镜技术的发展，泌尿系结石从传统的开放手术治疗更多地转向微创腔镜技术。经皮肾镜碎石术（PCNL）是经腰背部建立从皮肤到肾集合系统通道来治疗肾、输尿管上段结石的方法。PCNL 是保肾取石技术的一种，经皮肾镜微创取石术又称为"打洞取石"，是通过经皮肾在腰背部开一个 1cm 的皮肤切口，用一根纤细的穿刺针直接从切口进入肾脏，置入肾镜，使用超声弹道碎石机或钬激光击碎结石并取石。PCNL 具有微创、痛苦小、并发症少、术后恢复快、可以反复操作等优点，尤其适合复发结石及开放手术后结石的治疗。

【适应证】

1. 大于 2cm 肾结石，尤其是铸型结石。

2. 复杂肾结石，有症状的肾盏憩室结石，肾内型肾盂合并连接部狭窄的结石等，尤其是经开放手术后复杂性结石。

3. 输尿管上段或连接部狭窄。

4. 肾盂、输尿管上段异物。

5. 各种梗阻性及不明原因的肾积液。

6. 手术后上尿路梗阻、狭窄、闭锁、感染积脓。

【麻醉方式】

气管插管全身麻醉。

【手术切口】

第 12 肋下腋后线皮肤穿刺进入。

【手术体位】

膀胱截石位 + 俯卧位。

【手术用物】

1. 敷料：敷料包。

2. 器械：基础器械包、经皮肾镜补充器械。

3. 特殊器械：0°肾镜、70°膀胱镜、2－0 角针丝线、11#刀片、45cm×45cm 一次性使用无菌手术膜、引流袋、双腔 18F 导尿管、14F 肾造瘘管、多管路冲洗装置、5ml、20ml 注射器、1000ml 引流袋、3000ml 生理盐水、18#穿刺针、筋膜扩张器 1 套（8F～30F）、导丝、输尿管导管、取石钳。

4. 仪器设备：腹腔镜主机（显示器、摄像机、冷光源、电子气腹机）、灌注泵、超声气压弹道碎石系统（EMS）、钬激光碎石系统、B 超机。

【护理评估】

1. 患者情况

（1）一般情况：身高、体重、年龄、皮肤完整性。

（2）既往史：有无高血压，糖尿病等影响手术顺利进行的因素。

（3）营养状况：有无贫血，脱水及电解质的紊乱。

（4）外周静脉充盈度、尿道情况。

（5）患者心理状态：对陌生环境，手术创伤，疼痛，麻醉意外的不确定，感到紧张、恐惧。

2. 术中体温保护，术中冲洗液温度的影响。

3. 手术方式：确定手术部位、手术方式、根据手术方式准备手术用物。

4. 手术体位：肢体功能情况。

5. 专科仪器设备功能性的情况。

【手术步骤与配合】（表2-4-3）

表2-4-3 经皮肾镜碎石取石手术步骤与配合

手术步骤	手术配合
1. 消毒皮肤及会阴部	递海绵钳夹持0.5%碘伏纱球消毒皮肤
2. 铺无菌手术巾	协助医生铺无菌单
3. 连接仪器设备	递医用无菌保护套2个，分别套住并连接摄像机纤维束，导光束
4. 探查肾盂、肾盏情况	递70°膀胱镜探查
5. 放入尿管、支架管进行灌注	递支架管、18F双腔气囊导尿管、注射器抽取10ml生理盐水充盈气囊并接引流袋（引流袋处于开放状态），生理盐水持续灌注
6. 术中更换为俯卧位，消毒铺单	递海绵钳夹持2%碘酒、75%乙醇纱球消毒皮肤
7. 连接仪器设备，贴一次性使用无菌手术膜	递一次性使用无菌手术膜贴于手术部位，医用无菌保护套分别套于摄像机纤维束、导束、B超线。连接灌洗液管、超声气压弹道碎石系统
8. 在B超引导下穿刺针经第十二肋缘下插入肾内，直至有尿液流出	递穿刺针穿刺，取回穿刺针芯
9. 逐步扩张穿刺道后，将导丝从穿刺针鞘中插入肾内，退出穿刺针鞘，置入经皮肾镜探查	递导丝，取回穿刺套管针鞘，11#刀片扩孔，从小到大依次递筋膜扩张器扩张，置入0°肾镜探查肾盂、肾盏

手术步骤	手术配合
10. 视肾内结石大小和形态决定取石方法： ①套石法：用套石网篮将结石套住拉出	递套石篮网
②钳石法：用弹道碎石器或是激光碎石器将结石击碎，＜3mm 的结石可随冲洗液流出，大的结石用取石钳取出	递弹道碎石器、取石钳将结石取出并将结石碎块收集
③钳石法：用取石钳将结石夹取出	递三爪取石钳
11. 退出肾镜	观察无出血情况退出肾镜
12. 放置引流管	递 14F 肾造瘘管、5ml 注射器抽取 1.5ml 生理盐水充盈气囊
13. 清点物品，缝合并覆盖切口	巡回护士与器械护士认真清点所有物品，递有齿镊、持针钳、2－0 角针丝线缝合，敷料贴覆盖伤口

【护理评价】

1. 手术进行顺利，物品准备充分，三方核查按要求已严格执行。

2. 术中体位摆放合理，未造成神经损伤，肢体过度牵拉。

3. 术中标本保管妥善，名称标记清楚。

4. 术后皮肤完整无异常。

5. 各种管路连接通常，固定妥善。

6. 物品清点清楚完整，无遗漏。

7. 护理文书记录清楚、工整、详细。

8. 转运过程安全顺利。

【注意事项】

1. 术前一日访视患者，了解患者病情及基本身体状况。

2. 患有肾结石患者大多数都是年长者，手术完毕要及时观察患者骨隆突处皮肤状况，以免发生压红，破溃现象。

3. 输液部位选择上肢充盈静脉，保证穿刺顺利。

4. 手术中用的冲洗生理盐水温度为 36 ~ 37℃，液体温度太低，患者会发生低体温，液体温度过高，会发生膀胱内烫伤或是肾烫伤。

5. 患者在术中采取俯卧位时，密切注意观察患者呼吸情况。

6. 腔镜仪器设备轻拿轻放，避免碰撞，保持器械转动灵活，钳端合拢良好。

（沙笑伊　费巍巍）

四、输尿管软镜碎石取石术

输尿管软镜用于处理上尿路腔及肾脏内的病变是现代泌尿外科的趋势和特点。输尿管软镜制作工艺的发展缩小了镜体的口径，增加了镜体的操作性和到达肾小盏的能力并显著延长了镜体的使用寿命。合适的输尿管通道鞘的使用增加了软镜手术的成功率并降低了并发症的发生率。总体来说，输尿管软镜是安全、并发症低的手术方法，随着术者的操作经验的积累，输尿管软镜术将在泌尿外科发挥更大的作用。

【适应证】

1. 体外震波碎石难以处理（定位困难、X 线阴性等）肾盂、肾上极或肾中极 < 1.5cm 结石。

2. 肾结石 3cm 以下者，以 1 ~ 2cm 尤为合适，肾下极 < 2cm 结石。

3. 保守治疗无效的各种输尿管结石，1.5cm 坚硬结石（如草酸钙结石、胱氨酸结石等体外震波碎石难以粉碎）。

【麻醉方式】

气管插管全身麻醉。

【手术入口】

尿道口。

【手术体位】

截石位。

【手术用物】

1. 敷料：敷料包。

2. 器械：基础器械包、输尿管软镜补充器械。

3. 特殊器械：双J管、灌注液、超滑导丝、14F双腔气囊导尿管、一次性引流袋、尿道扩张器、取石钳、三通灌流阀。

4. 仪器设备：腹腔镜主机（显示器、摄像机、冷光源、电子气腹机）灌注装置、钬激光碎石系统。

【护理评估】

1. 患者情况

（1）一般情况：身高、体重、年龄、皮肤完整性。

（2）术前准备及禁食水情况。

（3）外周静脉充盈度、尿道情况。

（4）患者心理状态：对陌生环境，手术创伤，疼痛，麻醉意外的不确定，感到紧张、恐惧。

2. 术中体温保护，术中冲洗液对体温的影响。

3. 手术方式：确定手术部位、手术方式、根据手术方式准备手术用物。

4. 手术体位：肢体功能情况。

【手术步骤与配合】（表2－4－4）

表2－4－4 输尿管软镜碎石取石手术步骤与配合

手术步骤	手术配合
1. 消毒会阴部，铺无菌手术巾	递海绵钳夹持0.5%碘伏纱球消毒会阴部皮肤
2. 铺无菌手术单	协助医生铺无菌单
3. 连接仪器设备	递医用无菌保护套2个，分别套住并连接摄像机纤维束，导光纤维束
4. 连接各种导线	正确拼装输尿管软硬镜各配件，连接导线和灌流装置，开机调试工作模式
5. 置入输尿管硬镜	将输尿管硬镜经尿道进入膀胱，开启灌流装置

续表

手术步骤	手术配合
6. 置入超滑导丝	在输尿管硬镜直视下，将超滑导丝置入，退出输尿管硬镜
7. 置入输尿管软镜引导鞘，连接输尿管软镜	在超滑导丝引导下将输尿管软镜引导鞘置入肾盂输尿管连接部后，退出内芯及超滑导丝，沿引导鞘缓慢放入输尿管软镜
8. 在输尿管软镜监视下使用钬激光碎石系统	观察输尿管上段及肾盂、肾盏情况，连接三通灌流阀，灌注生理盐水，钬激光碎石系统碎石，将结石碎成 2～3mm 大小的碎片以便自行排出
9. 置入输尿管内支架管	在超滑导丝引导下留置输尿管内支架管，留置 14F 双腔气囊导尿管
10. 清点物品，整理手术用物	收回输尿管软镜进行检查、清洗

【护理评价】

1. 手术进行顺利，物品准备充分，三方核查按要求已严格执行。

2. 术中体位摆放合理，未造成神经损伤，肢体过度牵拉。

3. 术中标本保管妥善，名称标记清楚。

4. 术后皮肤完整无异常。

5. 各种管路连接通常，固定妥善。

6. 物品清点清楚完整，无遗漏。

7. 护理文书记录清楚、工整、详细。

8. 转运过程安全顺利。

【注意事项】

1. 术前患者的会阴部清洁。

2. 患有肾结石患者大多数都是年长者，手术完毕要及时观察患者骨隆突处皮肤状况，以免发生压红，破溃现象。

3. 输液部位选择上肢充盈静脉，保证穿刺顺利。

4. 手术中用的冲洗生理盐水温度为 36～37℃。液体温度太低，患者会发生低体温；液体温度过高，会发生膀胱内烫伤或肾烫伤。

5. 术前体位摆放时尽量使肢体处于功能位，避免过度牵拉。

6. 手术开始前安抚患者，避免患者过度紧张。

7. 注意患者隐私保护：手术开始前、患者离室前要尽可能遮盖患者隐私部位。

8. 在手术完毕移动患者，注意管道的通畅，以防管道的脱落。

9. 输尿管软硬镜注意保护，防止损坏。

（吕常禄　费巍巍）

五、经尿道前列腺电切术

前列腺是男性生殖器官中最大的附属性腺，位于膀胱与尿生殖膈之间。前列腺呈前后稍高的栗子型，上端宽大称为前列腺底，邻接膀胱颈。下端尖细，位于尿生殖膈上，称前列腺尖，底与尖之前的部分称为前列腺体。前列腺一般分为 5 叶：前叶、中叶、后叶和两侧叶。前叶、后叶很少发生肥大，但后叶是癌的好发部位。良性前列腺增生几乎不发生于后叶，但前列腺癌最常发生于后叶。目前多采用新的分区方法，即分为中央区、外周区和移行区。外周区是前列腺炎和前列腺癌最常发生的部位，而移行区则是前列腺增生的易发部位。血液供应主要来自阴部内动脉、膀胱下动脉和直肠下动脉的分支。正常大小为 4cm × 3cm × 2cm，重 20g 左右。

【适应证】

1. 由于良性前列腺良性增生，膀胱出口梗阻引起的反复发作的泌尿系感染症。

2. 反复发生尿潴留。

3. 膀胱结石。

4. 由于膀胱出口梗阻引起的反复发作的血尿。

5. 由前列腺增生引起的肾积水、肾功能不全。

6. 虽然没有上述情况，但膀胱出口梗阻严重，前列腺增生药物治疗效果不好，患者有手术要求，也可以考虑手术治疗。

7. 前列腺结石。

8. 前列腺炎和前列腺癌。

9. 膀胱颈梗阻。

【麻醉方式】

1. 椎管内麻醉。

2. 气管插管全身麻醉。

【手术入口】

尿道口。

【手术体位】

膀胱截石位。

【手术用物】

1. 敷料：敷料包。

2. 器械：基础器械、电切器械。

3. 特殊用物：30°镜头、45cm×45cm 一次性使用无菌贴膜、多管路冲洗装置、一次性引流袋、18F 三腔气囊导尿管 1 根、20ml 注射器、3000ml 生理盐水。

4. 仪器设备：膀胱镜主机（显示器、摄像机、冷光源）、高频电刀发生器。

【护理评估】

1. 患者情况

（1）术前访视：向患者介绍术前注意事项，了解患者病情，包括病史、既往史、过敏史。

（2）心理状态：减轻患者的焦虑、恐惧和紧张的心理，使患者能得到心理疏导，以最佳的状态配合手术。

2. 手术体位：肢体功能情况。

3. 术中体温保护：身体暴露、覆盖不严、灌洗液的冲洗及麻醉药物作用易产生术中低体温。

　　4. 核查手术部位及标识。

　　5. 检查所用的手术器械、电切镜、冷光源、摄像系统，性能是否良好。

　　6. 摆截石位所用的托腿架，软垫等物品准备齐全。

【手术步骤与配合】（表 2 - 4 - 5）

表 2 - 4 - 5　经尿道前列腺电切手术步骤与配合

手术步骤	手术配合
1. 消毒会阴部及尿道口	递海绵钳夹持 0.5% 碘伏纱球消毒会阴部、尿道口
2. 铺无菌手术巾	协助医生铺无菌单
3. 连接导光束及摄像头	连接光源于冷光源口，调节亮度适中，分别连接摄像机纤维束、导光纤维束
4. 设置电刀参数	连接电凝线于高频电刀，一般将电刀功率设置为 120w，电凝 80w，如为等离子电切则将电刀功率设置为 280 ~ 320w，电凝为 80 ~120w
5. 备好冲洗液	连接冲洗管，注意保持持续低压有效冲洗，冲洗液与膀胱平面的高度约 40 ~50cm
6. 行尿道膀胱窥查	置入电切镜头，前列腺尿道延长约 4 个镜野，先行尿道膀胱窥查，对尿道、整个膀胱、两侧输尿管开口、膀胱颈部、前列腺、精阜和外括约肌等区域做全面了解，在耻骨联合上 2cm 处做膀胱造瘘
7. 确认标志点	观察膀胱颈、精阜和外括约肌的形态和位置以确定标志点。前列腺切除的远端标志点是精阜，近端标志点为膀胱颈环形肌部位
8. 切除增生的前列腺体	根据患者的身体情况及前列腺各叶的增生情况尽可能充分地切除增生的前列腺腺体。包括中叶、左右两侧叶和前叶
9. 前列腺尖部的切除	对尖部增生组织的切除应仔细，以免损伤尿道外括约肌

续表

手术步骤	手术配合
10. 止血	仔细检查前列腺切除的创面，在出血的区域进行电凝止血
11. 结束电切，冲出组织条	取出电切镜，将冲洗器与镜鞘连接，以便将膀胱内的血块和组织条充分冲出
12. 留置导尿管	使用 18F 三腔气囊导尿管（如有膀胱造瘘，可在尿道及造瘘处分别留置双腔气囊导尿管）

【护理评价】

1. 手术进行顺利，物品准备充分，三方核查按要求执行。

2. 术中体位摆放合理，未造成神经损伤。

3. 术中未发生体温异常。

4. 术中输液、输血、给药方法、途径正确。保持导尿管通畅无牵拉扭曲脱落，保持冲洗液流畅防止血块堵塞。

5. 术中各种标本保管妥善，名称标记清楚。

6. 术后皮肤完整无异常。

7. 各种管路连接通畅，固定妥善。

8. 物品清点清楚完整，无遗漏。

9. 护理文书记录清楚、工整、详细。

10. 转运过程安全顺利。

11. 术后物品补充、归位、处理妥善。

12. 仪器设备功能良好，未发生异常。

【注意事项】

1. 电切器械应与电切系统配套使用。

2. 电切镜属于精密贵重仪器，要做到轻柔、稳准、正确地使用和妥善保管。

3. 随时观察冲洗液的出入量，并保持出入量的基本平衡，若明显少于入量，应提醒医生观察有无前列腺包膜穿孔。膀胱穿孔等情况，并及时排空膀胱，防止膀胱充盈，加快冲洗液的吸收。

4. 严密观察生命体征，因患者多为老年人常伴有多种老年性疾病。如：高血压、糖尿病、冠心病等病情变化较快。因此，术中严密监测生命体征以便及时发现病情变化。

（李栋明　费巍巍）

六、腹腔镜下腹膜外前列腺癌根治术

腹膜外途径腹腔镜下前列腺癌根治术是近年发展起来的治疗早期前列腺癌的有效微创手段。具有创伤小、手术视野清晰、术中出血少、能较好地保护器官、术后恢复快等优点。其被越来越多地运用于对早期前列腺癌的手术治疗中。经腹膜外式式相对于经腹腔式式，对腹腔脏器的干扰小，术后胃肠功能恢复快，患者可较早恢复正常饮食；如发生术后漏尿，可避免尿液漏入腹腔，即使有直肠损伤也局限在腹膜外。

【适应证】

根治性前列腺切除术用于可能治愈的前列腺癌，手术适应证要综合考虑肿瘤的临床分期、预期寿命和健康状况。(T_2 及以下分期的前列腺癌、患者预期寿命大于十年，年龄一般不超过 75 岁、全身状况良好无明显手术禁忌证)。

【麻醉方式】

气管插管全身麻醉。

【手术切口】

1. 观察孔：脐下。

2. 主操作孔：两侧腹直肌旁脐下两指水平处。

3. 辅助孔：右侧髂前上棘内侧两指处。

【手术体位】

仰卧位 + 臀下垫高 + 头低脚高 + 两腿分开 30°。

【手术用物】

1. 敷料：敷料包、补充敷料包。

2. 器械：基础器械包、腔镜器械。

3. 特殊用物：30°镜头、超声刀 + 线、双极电凝钳 + 线、Hem - o - lok 钳 + 夹、球囊扩张器、商用标本袋、12mm 一次性 Trocar2 个、10 mm 一次性 Trocar 2 个、5mm 一次性 Trocar、26F 腹腔引流管、18F 超滑双腔气囊导尿、20F 超滑双腔气囊导尿、2 - 0 倒刺线、3 - 0 倒刺线。

4. 仪器设备：腹腔镜主机（显示器、摄像机、冷光源、电子气腹机）、超声刀主机、高频电刀主机。

【护理评估】

1. 患者情况

（1）年龄情况：患者年龄较大，风险较高。

（2）既往史：有无高血压、糖尿病等基础疾病影响手术顺利进行的因素。

（3）营养状况：有无贫血、脱水及电解质紊乱。

（4）外周静脉血管情况、尿道情况。

（5）焦虑、恐惧：对陌生环境，手术创伤、疼痛、麻醉意外的不确定性；经济承受能力顾虑和对手术治疗过程及愈后的担忧。

2. 手术体位：肢体功能情况。

3. 隐私保护：癌症患者麻醉前谈话不应提及与癌症相关话题。

4. 术中体温保护：身体暴露、覆盖不严、术中 CO_2 气腹及麻醉药物作用易产生术中低体温。

【手术步骤与配合】（表 2 - 4 - 6）

表 2 - 4 - 6　腹腔镜下腹膜外前列腺癌根治术手术步骤与配合

手术步骤	手术配合
1. 消毒腹部皮肤、会阴部	递海绵钳夹持 2% 碘酒、75% 乙醇纱球消毒腹部皮肤后海绵钳夹 0.5% 碘伏纱球消毒会阴部
2. 铺置无菌手术巾	协助医生铺无菌单
3. 经尿道留置 18F 双腔气囊尿管，排空膀胱内尿液	递 18F 双腔气囊尿管，10ml 注射器抽吸生理盐水充盈气囊连接引流袋

手术步骤	手术配合
4. 准备腹腔镜器械，超声刀主机，双极电凝主机	检查、调节腹腔镜摄像系统，CO_2 气腹系统，连接超声刀，双极电凝
5. 建立观察通道，建立腹膜外间隙，放置腹腔镜镜头进行观察	消毒脐部皮肤，脐下 1cm 纵行切开皮肤及皮下脂肪组织及腹直肌前鞘，钝性分离腹直肌至腹膜外筋膜，手指扩张并放入自制球囊扩张器（注入空气约 1200ml 左右），进一步扩大腹膜外间隙。放置 10mm Trocar，10 × 34 圆针、7# 丝线缝合。连接气腹管，建立人工腹膜外腔隙，置入 30° 镜头，打开冷光源
6. 在内镜监视下建立主操作通道及辅助通道，置入 Trocar	在腹腔镜监视下，与左右两侧腹直肌旁第一套管下两指水平放置 12mm Trocar，右侧髂前上棘内侧两指放置 5mm Trocar
7. 显露髂外静脉，闭孔神经。自下而上整清除髂外静脉和闭孔神经间的淋巴脂肪组织	递分离钳、超声刀行髂血管旁淋巴结活检或清扫闭孔神经、髂血管旁淋巴组织，将切下的淋巴组织从 12mm Trocar 中取出
8. 分离 Retzius 间隙，切开盆内筋膜	递分离钳、超声刀分离显露耻骨弓、前列腺、膀胱、闭孔神经、髂外静脉，打开盆内筋膜，充分游离前列腺尖部和肛提肌
9. 切断耻骨前列腺韧带，缝扎背深静脉丛	递分离钳、超声刀分离、切断耻骨前列腺韧带。左弯钳、持针器，2 - 0 圆针倒刺线 "8" 字缝扎背深静脉丛
10. 离断膀胱颈，分离输精管和精囊	递抓钳、超声刀分离、切开前列腺周围筋膜，离断膀胱颈，游离出输精管并离断，Hem - o - lok 钳结扎止血。分离精囊时应防止损伤神经血管束
11. 切开 Denonvilliers 筋膜，分离前列腺背侧	递抓钳提起两侧的精囊并向前上方牵引，显露 Denonvilliers 筋膜，沿直肠前间隙向深部分离直至前列腺尖部

续表

手术步骤	手术配合
12. 前列腺侧血管蒂的处理，分离并保留神经血管束	递抓钳分离、Hem-o-lok 钳结扎，超声刀紧贴前列腺包膜切断直至前列腺尖部
13. 离断前列腺尖部及尿道	递超声刀切断背深静脉丛，充分游离尿道。递剪刀切断前列腺尖部尿道
14. 膀胱尿道吻合，更换气囊导尿管，注水，检查缝合是否紧密	递持针器、2-0 圆针倒刺线在导尿管的引导下行膀胱和尿道全层连续吻合。吻合口后壁缝合完成后，更换一新双腔气囊导尿管置入膀胱、气囊暂不注水。缝合完成后将气囊注入 30ml 生理盐水。50ml 注射器抽取 200ml 生理盐水自导尿管注入膀胱检查有无吻合口瘘
15. 检查术野，彻底止血	将气腹压力降低，观察术野在低压状态下有无渗血，彻底止血
16. 自脐下切口取出标本，腹腔放置引流	递23#刀延长切口，递商品标本袋将标本取出。递血管钳、26F 腹腔引流管放置引流、接引流袋
17. 退出腹腔镜及手术器械，放出腹腔内 CO_2 气体，退出 Trocar，清点物品	巡回护士、器械护士认真清点所有手术器械和物品数目，取出腹腔镜及手术器械
18. 缝合并覆盖切口	递持针钳、2-0 圆针可吸收缝合线缝合肌层、3-0 角针可吸收缝合线角针缝合皮肤，敷料贴覆盖切口

【护理评价】

1. 手术进行顺利，物品准备充分，三方核查按要求已严格执行。

2. 术中体位摆放合理，未造成神经损伤，肢体过度牵拉。

3. 术中未发生体温异常。

4. 术中标本保管妥善，名称标记清楚。

5. 术后皮肤完整无异常。

6. 各种管路连接通畅，固定妥善。

7. 物品清点清楚完整，无遗漏。

8. 护理文书记录清楚、工整、详细。

9. 转运过程安全顺利。

【注意事项】

1. 术前一日访视患者，了解患者病情及基本身体状况。

2. 注意掌握三方核查的时机。

3. 输液部位选择上肢充盈静脉，保证穿刺顺利。

4. 摆放体位时，注意床单平整无皱褶，防止局部组织的压伤。

5. 术中手术人员应避免压迫患者肢体，造成局部组织损伤。

6. 术中注意无瘤技术操作，接触过肿瘤的器械应更换。

7. 密切观察患者生命体征，术中如遇大出血时，应反应迅速，及时备好血管缝合器械和针线，巡回护士应及时取血配合抢救工作。

8. 关注气腹对患者呼吸的影响。

9. 关注引流液量与颜色变化。

（费巍巍　郝雪梅）

七、亲体肾移植

肾移植是目前治疗终末期肾病的一种主要手段。由于近年来肾移植供体器官日趋缺乏，让亲体移植为生命接力，鼓励亲属活体供肾移植，是解决供体缺乏的有效办法之一。亲体肾移植具有器官质量好、术后排异反应小、患者恢复快、费用低等优点。

【适应证】

1. 供体：拟提供活体肾源的健康亲属，符合器官移植法及伦理学原则。

2. 受体：终末期肾病患者，包括（肾小球肾炎、慢性肾盂肾炎、间质性肾炎、囊性肾病及肾硬化、糖尿病肾病学）。年龄：5 ~ 60 岁之间，一般在 12 ~ 50 岁较好。

【麻醉方式】

1. 供体：气管插管全身麻醉。

2. 受体：椎管内麻醉。

【手术切口】

1. 供体

（1）观察孔：腋中线髂嵴上两横指行 10mm Trocar 孔。

（2）主操作孔：腋后线 12 肋下行 12mm Trocar 孔。

（3）辅助孔：腋前线 11 肋尖端行 12mm Trocar 孔。

2. 受体：移植侧下腹部弧形切口。

【手术体位】

1. 供体：右侧肾体位（取左侧为例）。

2. 受体：平卧位。

【手术用物】

1. 器械：敷料包、补充敷料包。

2. 敷料：基础器械包、补充器械包、肾移植包、修肾器械、腔镜器械。

3. 特殊用物：5 - 0Prolene、3 - 0 圆针可吸收缝合线、26F 腹腔引流管、18F 双腔气囊导尿管、球囊扩张器。

4. 仪器设备：腹腔镜主机（显示器、摄像机、冷光源、电子气腹机）、超声刀主机、高频电刀主机。

【护理评估】

1. 患者情况

（1）年龄情况：年龄范围较大。

（2）既往史：有无高血压等影响手术顺利进行的因素。

（3）营养状况：有无贫血、脱水及电解质紊乱。

（4）外周静脉血管情况、尿道情况。

2. 手术体位：肢体功能情况。

3. 术中体温保护：身体暴露、覆盖不严、术中 CO_2 气腹及麻醉药物作用易产生术中低体温。

4. 术后皮肤是否完整。

【手术步骤与配合】（表 2 - 4 - 7）

表 2 - 4 - 7　亲体肾移植手术步骤与配合

手术步骤	手术配合
1. 常规消毒皮肤	递海绵钳夹持 2% 碘酒、75% 乙醇纱球消毒腹部皮肤
2. 铺无菌手术巾	协助医生铺无菌单
3. 准备腹腔镜器械，超声刀主机，双极电凝主机	检查、调节腹腔镜摄像系统，CO_2 气腹系统，连接超声刀，双极电凝
4. 建立主操作通道，切开皮肤皮下组织，切口长约 10mm	递23#刀切开皮肤，血管钳一把，干纱布拭血
5. 钝性分离肌层至腹膜后间隙	递血管钳钝钝性穿过腰背筋膜，示指在肾周间隙稍做钝性分离
6. 撑开腹膜后间隙，建立腹膜后空间	递球囊扩张器，扩张器内注入气体约 600ml，停留 5 分钟放出气体，取出球囊扩张器
7. 在主操作通道置入 Trocar，缝合切口	在腋后线 12 肋下放置 12mm Trocar 建立主操作通道，递持针器、10 × 34 角针、7#丝线缝合
8. 建立辅助通道	递11#刀切开皮肤，在腋前线 11 肋尖端置入 12mm Trocar
9 建立观察通道	递11#刀切开皮肤，在腋中线髂嵴上两横指置入 10mm Trocar
10. 建立气腹	连接 CO_2 输入管
11. 置入内镜观察腹膜后腔，打开肾周筋膜，游离肾脏四周置肾门	递30°内镜观察腹膜后腔，递超声刀切除部分腹膜外脂肪，与腰大肌前方打开肾周筋膜。沿肾包膜表面游离肾脏四周至肾门处，注意肾上极和肾门处的部分脂肪组织不分离，以免肾脏下垂而不利于分离肾蒂血管

手术步骤	手术配合
12. 分离肾动、静脉	递吸引器小心的钝性分离，暴露肾动脉，打开动脉鞘，游离肾动脉主干，左侧至腹主动脉根部。分离肾静脉，左侧性腺静脉及肾上腺中央静脉游离，钛夹夹闭，切断。右侧游离至汇入腔静脉处
13. 游离、离断输尿管	递超声刀游离输尿管足够长度（8~12cm），以 Hem - o - lok 夹闭，离断
14. 做左侧下腹部斜切口，备作取肾通道	递23#刀切开皮肤，皮下组织，腹外斜肌，电刀止血，以备经此切口取肾
15. 切断肾动、静脉	递超声刀贴近肾动脉根部和肾上腺静脉近端，Hem - o - lok 夹闭，切断肾动、静脉
16. 取出肾脏，腹腔放置引流	血管钳分离腹内、腹横肌，电刀止血，用手小心取出供体肾。递 26F 腹腔引流管、引流袋
17. 检查术野，彻底止血	将气腹压力降低，观察术野在低压状态下有无渗血，彻底止血
18. 清点物品，放出腹腔内 CO_2 气体，退出 Trocar	巡回护士与器械护士清点所有手术物品，取出腹腔镜及手术器械
19. 缝合并覆盖切口	递持针器、2-0 圆针可吸收缝合线缝合肌肉、3-0 角针可吸收缝合线缝合皮肤，敷料贴覆盖切口
修整供肾	
1. 肾脏灌注	将供肾放入盛有 0~4℃ 保存液容器中，经肾动脉插管作冷灌注 200ml 左右
2. 肾动脉的处理	递1#丝线结扎或缝扎
3. 肾静脉的处理	递 5-0 Prolene 缝合关闭
4. 供肾保存	将供肾置于肾袋内，纱巾包裹肾，放入适量冰屑降温
同种异体肾移植术	

续表

手术步骤	手术配合
1. 常规消毒皮肤	递海绵钳夹持2%碘酒、75%乙醇纱球消毒腹部皮肤
2. 铺置无菌手术单	协助医生铺无菌单
3. 由耻骨联合上2cm处做下腹部弧形切口达两侧腹直肌外缘切开皮肤、皮下组织	递干纱巾2块于切口拭血，递电刀切开，止血。电刀切开腹外斜肌腱膜
4. 将腹直肌鞘、锥状肌从腹直肌表面潜行剥离	递组织钳2把提起前鞘，电刀钝性剥离、切开
5. 于腹正中线顺纹向两侧分开腹直肌至耻骨联合附着点	递甲状腺拉钩牵开腹白线上下端显露术野，血管钳分开
6. 游离髂外血管鞘，显露髂外静脉及髂内动脉	递血管钳分离，1#丝线结扎
7. 供肾静脉与受者髂外静脉吻合	递血管镊、血管持针器、5-0 Prolene，供肾肾静脉与髂外静脉端侧吻合，供肾肾动脉与髂内动脉端侧吻合
8. 检查血管吻合情况	开放血管前，肾血管根部哈巴狗钳阻断血管，缓慢开放肾动脉及静脉，吻合口有漏血处补针
9. 输尿管与肾下极的"金三角"的出血点仔细结扎	递蚊式钳钳夹，3-0丝线结扎
10. 供肾输尿管与受者膀胱吻合	供肾输尿管置入双J管，自尿道置入18F双腔气囊导尿管，自尿管向膀胱内注入盐水约300ml充盈膀胱，输尿管与膀胱以5-0圆针可吸收线吻合
11. 冲洗伤口，放置腹腔引流管	盐水冲洗，递血管钳协助放置26F引流管
12. 清点用物，缝合伤口，覆盖伤口	巡回护士与器械护士清点所有手术物品。递组织镊、9×28圆针、7#丝线缝合肌肉及筋膜，1#丝线缝合皮下，3-0角针可吸收缝合线缝合皮肤。敷料贴覆盖切口

【护理评价】

1. 手术进行顺利，物品准备充分。

2. 术后皮肤完整。

3. 各种管路连接妥善固定。

4. 术中体位摆放正确未造成神经损伤、肢体过度牵拉。

5. 术中未发生低体温。

6. 物品清点清楚。

7. 转运过程安全顺利。

【注意事项】

1. 术前一日访视患者，了解患者病情及基本身体状况。

2. 注意掌握三方核查的时机。

3. 输液部位选择上肢充盈静脉，保证穿刺顺利。

4. 摆放体位时，注意床单平整无皱褶，防止局部组织的压伤。由于医生站于患者两侧，为保护上肢不受损伤，应将双上肢并拢与身体两侧。

5. 术中手术人员应避免压迫患者肢体，造成局部组织损伤。

6. 供肾应装入特制的肾袋内，仅显露供肾的动、静脉，以避免术中损伤供肾和影响暴露。

7. 严格限制手术参观人员，以保证无菌环境。在手术中应严格执行无菌技术操作，防止感染。

8. 注意保护各种管路，避免意外脱出。

9. 出室时应检查患者皮肤的完整性。

（费巍巍　郝雪梅）

参考文献

[1] 刘新民,万小平,邹淑花.泌尿外科手术难点与技巧图解[M].北京:人民卫生出版社,2010.

[2] 魏革,刘苏君.手术室护理学[M].第3版.北京:人民军医出版社,2014.

[3] 张旭.泌尿外科腹腔镜手术学[M].北京:人民卫生出版

社,2008.

[4]赖力,卢一平,莫宏.图解泌尿外科手术配合[M].北京:科学出版社,2015.

[5]陶仁骥,王芳,李丽,等.密码学与数学[J].自然杂志,1984,7(7):527.

[6]曲华,宋振兰.手术室护士手册[M].北京:人民卫生出版社,2011.

[7]王会芳,聂丽珍.临床路径在经尿道前列腺电切手术患者中的应用[J].当代护士,2010,7(1):39.

[8]叶敏,陈建华,康健.经尿道电切术中不同温度冲洗液对心血管系统的影响[J].中华泌尿外科杂志,2002,23(7):417-419.

[9]张杰,汪晓玲.腹腔镜手术室护理实用技术手册[M].武汉:湖北科学技术出版社,2013.

[10]黎磊石.中国肾移植手册[M].第2版.香港:华夏科学出版社,2009.

第五节　骨科手术配合

一、腰椎间盘摘除动态系统固定术

传统的腰椎间盘摘除椎间融合内固定术会引起脊柱的稳定性降低,增加邻近融合节段的适应力,加速其退变过程,远期甚至会出现节段性不稳、滑脱等疾患。动态稳定系统就是在相对固定的情况下,保持脊柱节段运动及改变压力传递,限制节段间的异常活动。通过控制脊柱异常活动传递从而缓解疼痛和预防邻近节段椎间盘退变,椎间盘就有可能在动态系统的保护下得到自身修复。

【适应证】

1. 腰椎间盘突出。

2. 腰椎管狭窄。

【麻醉方式】

气管插管全身麻醉。

【手术切口】

后正中切口。

【手术体位】

俯卧位。

【手术用物】

1. 敷料：敷料包、中单。

2. 器械：腰椎基础器械包、动态内固定系统器械包、超声骨刀器械包。

3. 特殊用物：$0^{\#}$圆针可吸收缝合线、2－0圆针可吸收缝合线、3－0角针可吸收缝合线、2－0圆针丝线、骨蜡、无菌手术贴膜、无菌手术敷料贴、明胶海绵、无菌显影纱布、无菌显影脑棉片、超声骨刀。

4. 仪器设备：C型臂透视机、高频电刀、超声骨刀主机。

【护理评估】

1. 患者情况

（1）一般情况：年龄、身高、体重及营养状况。

（2）合理评估患者因长期腰痛出现的焦虑状态。

（3）皮肤完整性及肢体功能的评估。

（4）手术部位标示。

（5）既往有无高血压、糖尿病、心肺肝肾功能障碍等影响手术进行的因素。

2. 备血情况：患者有无术前备血。

3. 术中体温保护：如何避免因术中切口长期暴露造成的体温丢失。

4. 手术体位：根据患者消瘦或肥胖情况，评估术中如何避免因体位放置引起的压疮。

【手术步骤与配合】（表 2 – 5 – 1）

表 2 – 5 – 1 腰椎间盘摘除动态系统固定术手术步骤与配合

手术步骤	手术配合
1. 消毒切口周围 15cm～20cm 皮肤	递海绵钳夹持 2% 碘酒、75% 乙醇纱球消毒皮肤
2. 铺无菌手术巾	同脊柱后路正中切口铺单
3. 依次切开皮肤、皮下脂肪及筋膜层	递23#刀切开皮肤，电刀切开肌肉，递条形纱布置于切口两侧压迫止血，递尖解剖镊、电刀止血
4. 减压侧行骨膜下剥离棘突椎板旁骶棘肌，对侧采用多裂肌与最长肌间隙（Wiltse 入路）显露关节突关节	递骨膜剥离子剥离椎旁肌，递小自动牵开器牵开切口，暴露关节突
5. 定位，打钉	递开路锥在椎弓根进钉点处皮质开口，再递有刻度的开路器逐渐钻入椎弓根和椎体的松质骨中，递钝头探针探查钉道，在完成的钉孔内放置金属定位针，切口覆盖湿纱巾加盖无菌中单敷料，或 C 形臂套保护套，透视定位，定位后依次拧入动态固定系统椎弓根螺钉
6. 开窗	递双关节咬骨钳，小骨刀及骨锤，去除椎板和骨赘，递 2mm 椎板咬骨钳去除椎板
7. 切除黄韧带，显露椎管，探查摘除椎间盘	递11#尖刀切除黄韧带，递神经剥离子分离硬脊膜外脂肪，探查并保护硬脊膜及神经根，显露椎间盘，髓核咬骨钳咬除多余椎间盘，递冲洗球抽吸生理盐水少量冲洗后放置小块明胶海绵填塞止血，海绵覆盖压迫
8. 测量两侧上下椎弓根距离，截取相应的长度 PCU 管	递椎弓根间距量尺测量距离，用套管切割器精确裁出合适长度的 PCU 管
9. PET 绳索套入 PCU 管和上下椎弓根螺钉间，收紧 PET 绳索后锁定绳索和椎弓根连接处，切除多余的 PET 绳索	导引器将绳索穿过椎弓根钉及通用 PCU 管，递螺帽改锥固定一侧绳索，递绳索收紧器，收紧绳索，并且固定绳索。11#尖刀切断剩余绳索

续表

手术步骤	手术配合
10. C 形臂透视机透视	递湿纱巾覆盖切口，切口上加盖中单，或 C 形臂球管套保护套，透视后递对抗扭力扳手最后锁紧螺帽
11. 冲洗切口，放置引流，清点手术用物，关闭切口	1000ml 生理盐水冲洗切口，放置 18F 负压引流管，2 - 0 角针丝线固定引流管，0# 圆针可吸收缝合线缝合肌肉组织，2 - 0 圆针可吸收缝合线缝合皮下组织，3 - 0 角针可吸收缝合线缝合皮肤，递敷料贴覆盖

【护理评价】

1. 皮肤完好，患者双侧髂棘、膝盖、足尖无压红，皮肤无红肿。

2. 管道通畅，出入量记录清楚。

3. 手术用物清点无误。

4. 外借公司固定手术器械消毒合格、使用正常。

5. 患者术后生命体征平稳，转运安全顺利。

【注意事项】

1. 术前注意核对、检查术中所需骨科内固定材料及专科仪器设备性能是否良好。

2. 摆放体位翻动患者时，一定固定住患者头颈部，轴线翻动患者，以免扭动颈椎引起神经损伤。

3. 安放体位时，在患者肢体受压力较大的部位垫凝胶体位垫，注意做好皮肤保护，降低皮肤表面压力。

4. 摆放俯卧位后，及时检查各管路是否通畅，有无脱落。

5. 头部垫 U 型抗压体位垫，术中注意保护患者面颊、眼部，密切观察受压程度。

6. 妥善固定引流管，以轴线翻动患者至转运车上。

7. 术后再次观察皮肤受压状况，如有压红及时处理。

8. 将患者物品和病例、X 线片放于转运车上，带回病房。

（王思亮　郝雪梅）

二、颈椎后路单开门椎管扩大成形术

颈椎后路单开门椎管扩大成形术即颈椎后路单开门手术，通过将椎板一侧或两侧切开，使椎板向外侧移位以扩大椎管，用于治疗颈椎椎管狭窄、后纵韧带骨化及三个节段以上的颈椎间盘病变。因该手术在椎管外操作，对脊髓损伤机会少，可减少术后瘢痕、粘连的机会。

【适应证】

1. 颈椎椎管广泛性狭窄。

2. 后纵韧带骨化症或黄韧带骨化症。

3. 发育型颈椎管狭窄症。

4. 颈椎病前路减压不满意未能使症状缓解。

【麻醉方式】

气管插管全身麻醉。

【手术切口】

后正中切口。

【手术体位】

俯卧位，头颅放置于头架。

【手术用物】

1. 敷料：敷料包。

2. 器械：基础器械包、ARCH 钛板公司器械包。

3. 特殊用物：0#圆针可吸收缝合线、2 - 0 圆针可吸收缝合线、3 - 0 角针可吸收缝合线、2 - 0 角针涤纶编织线、骨蜡、无菌手术贴膜、无菌手术敷料贴、明胶海绵、无菌显影纱布、无菌显影脑棉片、18F 负压引流球、气动磨钻、超声骨刀。

4. 仪器设备：高频电刀、骨科超声刀主机、气动磨钻动力系统。

【护理评估】

1. 患者情况

　　(1) 一般情况：年龄、身高、体重及营养状况。

　　(2) 既往有无高血压、糖尿病、心肺肝肾功能障碍等影响手术进行的因素。

　　(3) 评估患者有无紧张、焦虑状态。

　　(4) 皮肤完整性、外周静脉充盈度及肢体功能的评估。

　　2. 手术体位：根据患者消瘦或肥胖情况，评估术中如何避免因体位放置引起的压疮。

　　3. 手术部位标示。

【手术步骤与配合】(表 2-5-2)

表 2-5-2　颈椎后路单开门椎管扩大成形术手术步骤与配合

手术步骤	手术配合
1. 消毒皮肤	递海绵钳夹持 2% 碘酒、75% 乙醇纱球消毒皮肤
2. 铺无菌手术单	同颈椎后路铺单
3. 依次切开皮肤、皮下脂肪，沿中线切开颈韧带，骨膜下分离肌肉，此处有少量出血，电凝止血	23# 皮刀切开皮肤，脑膜镊、电刀切割皮下组织、肌肉、深筋膜
4. 牵开肌肉，显露出 $C_2 \sim T_1$	骨膜剥离子推开椎旁肌，自动撑开钩显露术野
5. 在 $C_3 \sim C_7$ 一侧关节突（开门侧）内缘用气动磨钻做全层椎板切除	连接气动磨钻，准备 50ml 注射器连接软针头，在磨钻头部滴水，降低钻头表面温度，骨面上出血，递骨蜡条涂抹止血或用明胶海绵填塞，递 1mm 椎板咬骨钳，咬除残余的内板骨质完成开门
6. 另一侧关节突内缘（门轴侧）用超声骨刀仅做外板的切除，保持深层椎板皮质骨连续	连接骨科超声刀，准备 500ml 生理盐水连接超声骨刀冲水管路，选用适合的片型刀头打磨
7. 打开椎管	门轴侧开槽后，递 11# 刀片切断开门区的黄韧带，递神经剥离子分离囊壁组织和静脉血管，递 2.0mm 椎板咬骨钳去除 $C_2 \sim C_3$ 和 $C_7 \sim T_1$ 的黄韧带

续表

手术步骤	手术配合
8. 提拉 $C_3 \sim C_7$ 棘突由"开门侧"向"门轴侧"掀起，直视下分离硬膜粘连	递神经剥离子分离硬膜外组织
9. 固定，维持开门，微型钛板连接侧块与椎板开门处，螺钉固定	递试模测量每个节段所需的钢板，递持板钳钢板固定，微型钛板叉形侧把持固定掀起的椎板，平板侧支撑侧块，椎板侧 1 板螺钉固定，侧块 2 板螺钉固定，依次安放 $C_3 \sim C_7$ 钛板
10. 反复冲洗切口，安置引流管，清点物品，逐层缝合切口	生理盐水冲洗切口，18F 硅胶负压引流管，2 - 0 角针丝线固定引流。递有齿镊、针持器夹持 0# 圆针可吸收缝合线缝合肌肉，2 - 0 圆针可吸收缝合线缝合皮下组织，3 - 0 角针可吸收缝合线缝合切口，递敷料贴覆盖切口

【护理评价】

1. 患者生命体征平稳。

2. 皮肤完好，头面部、膝盖、足背、足尖无压疮。

3. 各管道通畅固定妥善，出入量记录清楚。

4. 术中物品纱巾、缝线、脑棉清点无误。

5. 术中仪器设备运转良好，超声骨刀运转正常。

6. 术中严格无菌操作。

【注意事项】

1. 术前注意核对检查术中所需骨科内固定材料及专科仪器性能是否良好。

2. 摆放俯卧位前，给患者双眼结膜囊涂抹红霉素眼膏，贴膜贴合双眼，防止俯卧位后眼球外凸，角膜干燥。同时也避免消毒液流入眼中造成化学烧伤，术中每 15 分钟观察一次患者眼部受压情况。

3. 摆放体位时，固定住患者头颈部，轴线翻动患者，以免扭动颈椎引起神经损伤。

4. 安放 U 型头托时，托住患者头部，固定好头托的各个关节，然后拧紧旋钮，再将患者头颈部固定在中立或屈曲位，防止调节体位患者移位。

5. 摆放俯卧位后，及时检查各管路是否通畅，有无脱落。

6. 术后妥善固定引流管，以轴线翻动患者与转运车上。

7. 术后观察皮肤受压状况，如有压红及时处理。

8. 将患者物品和病历、X 线片放于转运车上，带回病房。

（王思亮　郝雪梅）

三、人工膝关节置换术

人工膝关节置换术是一种治疗膝关节疾病的手术，非常有效地根除膝关节疼痛，提高患者生活质量。对于保守治疗成效不显著的患者，人工关节置换是最佳的选择。人工膝关节置换后，患者的疼痛感可以减轻甚至完全解除，功能及变形可明显改善。

【适应证】

1. 膝关节各种炎症性关节炎，包括类风湿性关节炎、骨性关节炎、血友病性关节炎、Charcot 关节炎等。

2. 少数创伤性关节炎。

3. 胫骨高位截骨术失败后的骨性关节炎。

4. 少数老年人的髌骨关节炎。

5. 静息的感染性关节炎（包括结核）。

6. 少数原发性或继发性骨软骨坏死性疾病。

【麻醉方式】

椎管内麻醉。

【手术切口】

常用膝关节正中纵切口，必要时可采用内侧髌骨旁入路。

【手术体位】

仰卧位。

【手术用物】

1. 敷料：敷料包。

2. 器械：基础器械包，膝关节置换公司器械。

3. 特殊用物：30cm×40cm无菌手术贴膜、无菌手术敷料贴、0#圆针可吸收缝合线、2-0圆针可吸收缝合线、2-0角针丝线、皮肤缝合钉、伤口引流自体血回输机、电动压力冲洗装置。

4. 仪器设备：电钻、电锯、电动止血带、高频电刀。

【护理评估】

1. 患者情况

（1）一般情况：年龄、身高、体重及营养状况。

（2）评估患者有无焦虑状态。

（3）既往有无高血压、糖尿病、心肺肝肾功能障碍等影响手术进行的因素。

（4）皮肤完整性、外周静脉充盈度及肢体功能的评估。

（5）手术部位标示。

2. 术中体温保护：患者一般年龄偏大，术中体温保护非常重要。

3. 手术体位：评估因患侧肢体僵硬，无法屈膝造成的体位摆放问题。

【手术步骤与配合】（表2-5-3）

表2-5-2 膝关节置换术手术步骤与配合

手术步骤	手术配合
1. 手术开始前准备	常规清点物品，检查手术器械的完整性，连接电刀、吸引器、驱血带驱血，加压电动止血带
2. 常规四肢消毒铺单	2%碘酒、75%乙醇纱球常规消毒，铺单同四肢手术铺单
3. 切开皮肤、分离皮下组织充分暴露术野	递23#刀切皮，2块纱巾保护切口皮肤。递有齿镊、电刀止血，切开关节囊暴露出股骨髁、胫骨平台及交叉韧带

续表

手术步骤	手术配合
4. 切除交叉韧带截胫骨并切除半月板	递环抱器胫骨截骨规，递骨锤、大头钢钉固定截骨规，递打靶器取下环抱器，递助手直芽钳稳固截骨规，递给术者摆锯、骨膜剥离器截胫骨平台，递宽骨刀2把翘起截下的平台，直芽钳、电刀切除半月板，双关节咬骨钳修整胫骨平台
5. 截股骨	递电刀标记股骨髓腔的位置，递电钻钻入股骨髓腔，递股骨截骨规将股骨髁截出一个平面，递假体试模测试大小，递四合一截骨规、摆锯截骨
6. 截髁间	递髁间处理参考骨、摆锯截髁间骨，递双关节咬骨钳去除多余的增生和骨赘，递假体试模测试大小
7. 松解膝关节后方韧带、处理胫骨平台	递骨膜剥离器、电刀松解后方韧带，递双关节咬骨钳清除关节囊后方的增生物，递相应的胫骨基托、递骨锤、钢钉固定，递套筒反向钻，骨锤将飞机帽砸入胫骨髓腔
8. 装假体试模	递假体试模、骨锤打入相应的假体试模
9. 冲洗	巡回护士连接冲洗枪及3000ml无菌生理盐水冲洗膝关节截好的骨面
10. 植入假体并处理髌骨放入	将和好的骨水泥和假体植入，递骨膜剥离子剥除多余的骨水泥，递临时胫骨垫片固定使骨水泥凝固硬化，递直芽钳、双关节咬骨钳修髌骨后，用摆锯磨平髌骨的关节面，选择合适的胫骨垫片，植入垫片，冲洗切口。放置自体血引流、递2-0角针丝线固定，待骨水泥硬化后再次冲洗关节腔，植入垫片

续表

手术步骤	手术配合
11. 放置引流，缝合伤口	递0#圆针可吸收缝合线缝合关节囊，递2-0圆针可吸收缝合线缝合皮下组织，递组织剪修剪皮下多余脂肪，皮肤缝合器缝合皮肤。敷料贴覆盖伤口，10cm×10cn敷料贴剪 "Y" 型口贴于引流管处，弹力绷带缠绕固定双下肢

【护理评价】

1. 患者生命体征平稳。

2. 皮肤完好，无压红。

3. 患者大腿根部止血带缠绕位置未出现红肿、淤青，患者自述无不适。

4. 各管道通畅固定妥善，出入量记录清楚。

5. 患者术中未发生骨水泥综合征症状。

【注意事项】

1. 患者多为老年人或长期卧床，皮肤情况差，术前评估患者皮肤状况，术中注意预防压疮。

2. 关节置换手术安排在百级层流洁净手术间，保持适宜的温湿度，禁止参观。

3. 术中关注电动止血带的使用时间（90分钟必须释放止血带）。

4. 骨水泥应放入冰箱冷藏，待用时再取出。术中用骨水泥时，观察患者生命体征变化，防止骨水泥综合征发生。

5. 术后引流管妥善固定，防止搬运患者时不慎脱落。

6. 术后弹力绷带固定不宜过紧，防止下肢缺血。

7. 术中巡回护士要做到三查八对。仔细核对假体型号。

8. 严格执行无菌操作，防止感染。

（郭飞 王思亮）

四、人工全髋关节置换术

股骨头坏死或髋臼明显退变会引起髋关节骨性关节炎，造成关节疼痛及活动受限，严重影响生活及工作。人工全髋关节置换术可以缓解关节疼痛、矫正畸形、恢复和改善关节的运动功能，成为中老年人缓解症状，恢复生活质量的最佳选择。

【适应证】

1. 原发性或创伤性髋关节重度关节炎。

2. 类风湿性关节炎和强制性脊柱炎中髋关节受累者。

3. 股骨头缺血性坏死。

4. 60岁以上老人股骨颈骨折、骨折明显移位或陈旧性骨折。

5. 先天性髋关节脱位者，并伴有严重疼痛及活动障碍。

6. 股骨近端或髋臼肿瘤者。

【麻醉方式】

椎管内麻醉或气管插管全身麻醉。

【手术切口】

1. 外侧入路（Watson – Jones）。

2. 后侧入路（Moore）。

【手术体位】

健侧卧位。

【手术用物】

1. 敷料：敷料包。

2. 器械：基础器械包、髋关节置换公司器械。

3. 特殊用物：0#圆针可吸收缝合线、2 – 0圆针可吸收缝合线、2 – 0圆针丝线、无菌手术贴膜、无菌手术敷料贴、皮肤缝合钉、伤口引流自体血回输机、无菌绷带。

4. 仪器设备：电钻、电锯、高频电刀。

【护理评估】

1. 患者情况

（1）一般情况：年龄、身高、体重及营养状况。

（2）评估患者有无焦虑状态。

（3）皮肤完整性、外周静脉充盈度及肢体功能的评估。

（4）手术部位标示。

（5）既往有无高血压、糖尿病、心肺肝肾功能障碍等影响手术进行的因素。

2. 术中体温保护：患者一般年龄偏大，术中体温保护非常重要。

3. 手术体位：做好压疮评估。考虑因患侧肢体僵硬，无法屈膝造成的体位摆放问题。

【手术步骤与配合】（表 2 – 5 – 4）

表 2 – 5 – 4　人工全髋关节置换术术手术步骤与配合

手术步骤	手术配合
1. 物品准备	清点物品。检查手术器械的完整性
2. 消毒皮肤、铺单	递 2% 碘酒纱球消毒，75% 乙醇纱球脱碘，碘伏消毒会阴部。协助医生铺单
3. 切开皮肤分离皮下组织及肌肉充分暴露术野	递 2 块纱巾保护切口皮肤，递皮 23# 皮刀切皮、术者有齿镊电刀止血，递血管钳分离皮下组织肌肉间隙，递助手肌肉拉钩充分暴露术野，暴露髋关节
4. 锯断并取出股骨头，然后处理髋臼磨去关节软骨及病变骨质	暴露髋关节后递髋关节截骨规电刀标记，递摆锯锯断病损的股骨头，递股骨头把持器取出股骨头（备手术刀切断股骨头韧带）递直芽钳、电刀去除髋臼周围软骨及增生物，准备髋臼锉，由小到大依次打磨髋臼，直到髋臼表面软骨完全清楚，用纱布做大纱球，擦拭髋臼内的碎骨渣
5. 试假体试模并装入髋臼杯及内衬	递髋臼假体试模。选取合适的髋臼装入臼杯，递限深钻和测深尺准备骨螺钉固定髋臼杯，装入内衬然后用一湿纱布塞于内衬内

手术步骤	手术配合
6. 处理股骨端扩股骨髓腔	递骨锤、股骨开槽器、扩口器，递扩髓钻，继续使用股骨锉（股骨柄的号依次由小到大），在股骨锉完全击入后，递股骨颈锉磨平股骨颈平面
7. 试假体股骨头试模并装入假体	递股骨颈小头试模。选择假体安装于股骨颈，递湿纱布条牵引假体试模，便于脱位试模。选择合适的股骨头假体，递骨锤及假体置入
8. 冲洗、引流植入、缝合	装好假体后，冲递洗枪冲洗，干纱巾拭血，放入引流，2 - 0 角针丝线固定引流管，递0#圆针可吸收缝合线缝合关节囊及肌肉层，2 - 0 可吸收缝合线缝合皮下，组织剪减去皮下多余脂肪，皮肤缝合器缝合皮肤

【护理评价】

1. 皮肤完好，无压红。

2. 侧卧位摆放舒适，无肢体神经损伤。

3. 手术物品清点准确无误，记录完整。

4. 各管道通畅固定妥善，出入量记录清楚。

5. 患者生命体征平稳。无骨水泥综合征症状。

6. 术后为患者穿防旋鞋，顺利送回病房。

【注意事项】

1. 关节置换手术安排在百级层流洁净手术间，保持适宜的温湿度，禁止参观。

2. 输液部位选择上肢充盈静脉，保证穿刺顺利。

3. 术中注意患者的体温并做好保暖措施。

4. 患者多为老年人，注意皮肤的护理，可选择预防压疮敷料加以保护，防止压疮发生。

5. 密切观察生命体征，骨水泥型假体水泥植入时容易出现血压心率的变化。

6. 术中巡回护士要做到三查八对，仔细核对假体型号。

7. 术中严格执行无菌操作，防止感染。

（郭飞　王思亮）

五、椎间孔镜下椎间盘摘除术

椎间孔镜下椎间盘摘除术是通过在椎间孔安全三角区，椎间盘纤维环之外，彻底清除突出或脱垂的髓核和增生的骨质来解除对神经根的压力，消除神经压迫的疼痛。通过特殊设计的椎间孔镜和相应配套的脊柱微创手术器械、成像、和图像处理系统等共同组成的一个脊柱微创手术系统，在彻底切除髓核的同时，清除骨质增生、治疗椎间管狭窄等。

【适应证】

1. 持续或反复发作的神经根性疼痛者。

2. 神经根性疼痛重于腰痛者。

3. 椎间盘突出经严格保守治疗无效者。

4. 合并侧隐窝狭窄的椎间盘突出者。

5. 有神经根受压体征者，如直腿抬高试验阳性。

6. 愿意接受椎间孔镜手术并承担穿刺失败需转行开放手术风险者。

【麻醉方式】

局部麻醉。

【手术切口】

约7mm针状切口。

【手术体位】

侧卧位或俯卧位。

【手术用物】

1. 敷料：敷料包。

2. 器械：基础器械包、椎间孔镜器械包、射频刀头。

3. 特殊用物：11#刀片、2 - 0 圆针丝线、3 - 0 角针可吸收缝合线、长针头、3000ml 盐水、显微镜套、输液器、10ml 注射器、2%利多卡因、无菌绷带、无菌纱布、5cm × 5cm 无菌手术敷料贴、碘海醇、亚甲蓝注射液、无菌手术贴膜（脑科专用）。

4. 仪器设备：椎间孔镜、C 型臂透视机、光源显示器、一次性可屈性双频射频电极、铅屏一扇。

【护理评估】

1. 患者情况

（1）一般情况：年龄、身高、体重及营养状况。

（2）评估患者有无焦虑状态，局麻手术患者较为紧张。

（3）皮肤完整性、外周静脉充盈度及肢体功能的评估。

（4）手术部位标示。

（5）既往有无高血压、糖尿病、心肺肝肾功能障碍等影响手术进行的因素。

（6）评价患者的沟通能力。

2. 术中体温保护，同时注意患者隐私的保护。

3. 手术体位：做好压疮评估，体重过大的患者可采用跪卧体位，局部麻醉手术注意摆放体位时患者舒适度。

【手术步骤与配合】（表 2 - 5 - 5）

表 2 - 5 - 5　椎间孔镜下椎间盘切除术手术步骤与配合

手术步骤	手术配合
1. 消毒手术部位的皮肤	海绵钳夹持 2%碘酒纱球消毒皮肤，75%乙醇纱球脱碘
2. 铺无菌手术巾	同脊柱后路手术铺单，C 型臂球管套无菌保护套，递脑科专用无菌手术保护贴膜，干纱巾辅助贴膜
3. 连接椎间孔镜各线路，标记并穿刺定位	准确连接各线路及冲洗管路，并且调节在备用状态
4. 实施局部麻醉	2%的利多卡因 10ml，稀释为 0.5%的局部麻醉剂，进行局部注射麻醉

续表

手术步骤	手术配合
5. C形臂透视下，标记位置	递穿刺针定位，递导丝插入穿刺针，递11#尖刀切开导丝周围皮肤，递扩张器，手术部位周围C型臂透视
6. 椎间盘造影	递9ml碘海醇+1ml亚甲蓝混合液注射器及长针头，注入椎间盘髓核组织，C型臂透视下椎间盘显影
7. 置入工作套管、放置内窥镜	递扩张管道旋入扩张导管，取出扩张管，递内镜，从扩张管放入内镜
8. 使用各种抓钳摘除突出组织，镜下扩孔钻去除骨质，射频电极封堵破损纤维环	递长髓核钳取出突出和脱垂髓核组织，递可屈性双频电极消融椎间隙剩余髓核组织
9. 清点物品，关闭切口	持针器夹持3-0角针可吸收缝合线关闭切口，无菌辅料贴覆盖切口

【护理评价】

1. 皮肤无压红。
2. 引流管道通畅。
3. 手术用物清点准确无误。
4. 患者生命体征平稳，转运安全顺利。
5. 整理各类器械及物品。

【注意事项】

1. 术前检查各种仪器设备，保证内镜系统正常运行。
2. 术前输液部位选择上肢充盈静脉，保证穿刺顺利。
3. 局部麻醉清醒患者体位摆放时，取舒适体位，感觉不适处及时调整处理。
4. 术中严密观察患者的生命体征，注射局麻药时要与患者交流，防止局麻药中毒。
5. 注意皮肤受压及骨突处部位粘贴脂质水胶泡沫辅料，注意保护男性患者生殖器，女性患者注意保护乳房。
6. 注意冲洗水的压力和保持引流通畅，从而保证手术顺利。

7. 将患者物品放于转运车上，一同带回病房。

8. 术后内镜清洗要求仔细、轻柔，各种线缆及光源线自然盘好。

（王一帆　王思亮）

六、膝关节镜下前交叉韧带重建术

膝关节前交叉韧带损伤是最常见而且最严重的运动损伤之一，关节镜下膝关节前交叉韧带重建手术与传统手术相比，创伤小、恢复块、术后疼痛轻、并发症发生率低、大大地缩短了住院时间等优点。

【适应证】

1. 前交叉韧带（ACL）断裂合并内侧副韧带损伤，膝关节前外侧或前内侧旋转明显不稳，或出现内外翻异常活动时。

2. 胫骨止点撕脱性骨折者，闭合不能复位亦应早期手术复位。

3. 伴有内侧半月板破裂者需要手术探查。

【麻醉方式】

硬膜外腔阻滞麻醉或腰麻两种麻醉方法。

【手术切口】

髌骨内下方横切口，髌骨外下方横切口。

【手术体位】

仰卧位，并根据病变部位的不同，下肢可伸直或弯曲。

【手术用物】

1. 敷料：敷料包。

2. 器械：关节镜器械包、前交叉韧带包。

3. 特殊用物：23#刀片、11#刀片、无菌手术贴膜、2－0角针丝线、5#爱惜邦线1包、2#爱惜邦线2包、多头冲洗管、10ml注射器、显微镜套、刨削线、关节镜镜头、光源线、3000ml盐水2袋、克氏针、驱血带、电钻。

4. 仪器设备：膝关节镜、电动止血带、低温等离子射频机。

【护理评估】

1. 患者情况

（1）一般情况：年龄、身高、体重及营养状况。

（2）评估患者有无焦虑状态。

（3）皮肤完整性、外周静脉充盈度及肢体功能的评估。

（4）手术部位标示。

（5）既往有无高血压、糖尿病、心肺肝肾功能障碍等影响手术进行的因素。

2. 术中体温保护，同时注意患者隐私的保护。

3. 手术体位：做好压疮评估，同时需考虑因患侧肢体僵硬无法屈膝造成的体位摆放问题。

【手术步骤与配合】（表2-5-6）

表2-5-6　膝关节镜前交叉韧带重建术手术步骤与配合

手术步骤	手术配合
1. 消毒皮肤，铺单，贴无菌手术贴膜，启动电动止血带	递海绵钳夹持2%碘酒、75%乙醇纱球分段消毒，铺单。递无菌驱血带驱血，辅助粘贴手术无菌贴膜。巡回护士启动电动止血带，并记录起始时间
2. 连接膝关节镜	递导光束、摄像头、镜头等。连接、检查、调节关节镜摄像系统及灌注系统
3. 关节镜置入及检查	递11#刀片，从膝关节前外侧入路切开皮肤1~2cm，递直钳扩张切口，交通棒穿刺进入关节腔。然后从前内入口，递针头、尖刀、直钳、探钩。测试前交叉韧带张力，发现损伤的位置，同时检查是否有半月板或内侧副韧带的损伤
4. 清理关节腔，股骨髁间成型	递刨削刀沿膝关节检查清理关节腔递半月板咬钳、髓核钳依次处理股骨多余组织，股骨髁间成型

续表

手术步骤	手术配合
5. 取肌腱及修整缝合肌腱	递23#刀片,左小腿上端前内侧鹅足腱的止点处行3~5cm纵行切口,切开鹅足腱最表层的缝匠肌腱,暴露深层的股薄肌腱和半腱肌腱,在股薄肌肌和半腱肌的止点处分离出肌腱后,递取腱器向肌腹处推进,并切取整个肌腱。将切取的两个肌腱放在工作台上,去除肌腱上附着的肌纤维,并修剪光整,最后将两个肌腱折叠用5#爱惜邦缝合线缝合成四股,制成移植物
6. 胫骨隧道的定位及成型	递胫骨瞄准器,以前交叉韧带的残端作为参照点,用直径2.0mm克氏针直接打入孔,选用保准空心钻钻孔,空心钻的直径由选取的移植物的直径决定
7. 植入物的穿入及固定	将植入物导线穿入带尾孔导针,递老虎钳拔出导针并带出导入线使植入物进入隧道当中。沿导针向胫骨隧道拧入挤压螺丝钉,至平骨隧道关节内口平面,再将移植物胫骨端或其牵引线于鹅足腱残端拉紧缝合
8. 退出关节镜,缝合切口	递75%乙醇纱球消毒皮肤,递2-0角针丝线缝合皮肤
9. 覆盖切口,加压包扎	敷料覆盖切口,弹力绷带加压包扎

【护理评价】

1. 皮肤无压红。
2. 各管道固定良好,引流通畅。
3. 物品清点齐全,无遗漏。
4. 术中严格无菌操作,关节镜安装正确。

【注意事项】

1. 术前检查各种仪器保证关节镜系统正常运行。

2. 输液选择上肢充盈静脉，保证穿刺顺利。

3. 术中密切观察关节镜的各个接口，防止过度牵拉，导致损坏。

4. 注意无菌操作，防止术后关节腔感染。

5. 注意铆钉一次性无菌包装是否符合要求，有无破溃。

6. 电动充气止血带选择合适的袖带、压力，记录时间。

7. 换 3000ml 冲洗用生理盐水时，注意冲洗装置针头保持无菌，消毒后方可连接。

8. 术后在支具内加棉垫防止骨突出摩擦皮肤损伤。

9. 术后搬运患者动作轻柔，带齐用物。

（修佳奇 王思亮）

七、肩关节镜手术

肩关节镜是一种日益普及的诊断和手术治疗方法，由 5mm 的皮肤切口进入肩关节，通过线缆清晰地将肩关节内组织画面投射到显示器上，从而能够准确、及时地看到并处理某些开放性手术所不易暴露的关节内疾病，是一种可以保持关节原有的解剖生理结构，且创伤小、准确率高、术后恢复快的诊疗方法。

【适应证】

肩关节脱位、肩袖损伤。

【麻醉方式】

气管插管全身麻醉。

【手术切口】

肩峰后角下内侧入路；肩峰前脚内侧入路；喙突外侧入路。

【手术体位】

沙滩椅位、侧卧位。

【手术用物】

1. 敷料：敷料包。

2. 器械：关节镜器械包。

3. 特殊用物：11#刀片、无菌手术切口保护膜、腔镜套、显微镜套、0#PDS 线、2－0 圆针丝线、45cm×45cm 无菌手术切口保护膜（脑外科专用）、多头冲洗管、10ml 注射器、3000ml 生理盐水、无菌绷带。

4. 仪器设备：关节镜主机、低温等离子射频、可调节输液吊杆、托盘。

【护理评估】

1. 患者情况

（1）一般情况：年龄、身高、体重及营养状况。

（2）评估患者肢体活动能力，上肢活动受限程度。

（3）评估皮肤完整性及外周静脉充盈度。

（4）手术部位标示。

（5）既往有无高血压、糖尿病、心肺肝肾功能障碍等影响手术进行的因素。

2. 术中体温保护，同时注意患者隐私的保护。

3. 手术体位：侧卧位时患者防侧翻挡板稳定；沙滩椅位时采取功能位避免过度牵拉肢体。

【手术步骤与配合】（表 2－5－7）

表 2－5－7　肩关节镜手术步骤与配合

手术步骤	手术配合
1. 消毒皮肤、铺单	递海绵钳夹持 2% 碘酒、75% 乙醇纱球分段消毒，协助医生铺单
2. 准备肩关节镜物品	递光导镜头及关节镜物品、连接检查、调节关节镜摄像系统及灌注系统
3. 关节镜置入及检查	递 10ml 注射器肩峰后下角向下 2cm，再向内 2cm 即肩关节后方"软点"，穿刺成功后向关节腔内注射含有肾上腺素的生理盐水 30～40ml，使关节腔膨胀

续表

手术步骤	手术配合
	递 11# 刀片切开皮肤 6mm，插入关节镜穿刺锥及关节镜鞘，连接 30° 关节镜，进行检查以肱二头肌腱为标志点，按照顺时针方向进行肩关节镜检查
4. 清理关节腔	递刨削刀沿膝关节检查清理关节腔
5. 肩关节铆钉缝合及固定	递 11# 刀片沿前侧切口切开皮肤，定位针沿工作通道进入关节腔定位、定位好的点拧入铆钉，0# PDS 线缝合打结、推结器打结、剪线器剪掉多余线头、多个铆钉循环此步骤
6. 退出关节镜、缝合皮肤	递 75% 乙醇纱球消毒皮肤，2 - 0 圆针丝线缝合皮肤
7. 覆盖切口	递 75% 乙醇纱球消毒，敷料覆盖切口

【护理评价】

1. 患者生命体征平稳，皮肤无压红。
2. 各管道固定良好，引流通畅。
3. 纱巾、纱布、缝针、器械清点清楚无误。
4. 患者体位安置舒服，无神经的过度牵拉。
5. 术中严格无菌操作，关节镜安装正确。

【注意事项】

1. 术前检查各种仪器，保证关节镜系统正常运行。
2. 输液部位选择健侧上肢充盈静脉，保证穿刺顺利。
3. 妥善固定患者体位，保持功能位，禁止过度牵拉肢体。
4. 术中注意悬挂牵引绳，无菌操作。
5. 术中密切观察关节镜的各个接口，防止过度牵拉，导致损坏。
6. 术中密切观察冲洗水的温度和冲洗量，防止并发症的产生。
7. 术中及时更换引流袋下接污物桶，防止冲洗水溢出。
8. 术中严格执行无菌操作，如疑有污染立刻更换，防止术后关节腔感染。

9. 术后搬运患者动作轻柔，带齐患者所有用物，送离手术间。

（修佳奇　王思亮）

八、股骨粗隆间骨折闭合复位内固定术

随着人口老龄化，脆性骨折呈日益增多趋势，在髋部骨折中约半数的骨折是粗隆间骨折。患者平均年龄在 70~80 岁左右，同时多合并严重骨质疏松，且多数患者合并内科疾病，围手术期易引起各种并发症，因此粗隆间骨折应根据老年人的病情及术前的检查及化验指标，制定手术方式，尽可能做到创伤小、固定可靠、手术时间短、尽早地进行康复功能练习。

【适应证】

股骨粗隆间骨折且无手术禁忌证者。

【麻醉方式】

硬脊膜外腔阻滞麻醉、神经阻滞麻醉或全身麻醉。

【手术切口】

大粗隆顶点上约4cm行长约5cm纵行切口。

【手术体位】

平卧位置于牵引床上。

【手术用物】

1. 敷料：敷料包、中单。

2. 器械：基础器械包、补充器械包、髓内钉器械。

3. 特殊用物：23#刀片、11#刀片、一次性脑科贴膜、2-0角针丝线、2-0圆针可吸收缝合线、3-0角针可吸收缝合线等。

4. 仪器设备：骨科牵引床、C型臂透视机、高压消毒电钻。

【护理评估】

1. 患者情况

（1）一般情况：年龄、身高、体重及营养状况。

（2）评估患者有无焦虑状态。

（3）皮肤完整性、外周静脉充盈度及肢体功能的评估。

（4）手术部位标示。

（5）既往有无高血压、糖尿病、心肺肝肾功能障碍等影响手术进行的因素。

2. 术中体温保护，同时注意患者隐私的保护。

3. 手术体位：使用牵引床，评估患者舒适程度及会阴区受压可能。

【手术步骤与配合】（表2-5-8）

表2-5-8 股骨粗隆间骨折闭合复位内固定术

手术步骤	手术配合
1. 置患者于牵引床上	持续双下肢对抗牵引复位
2. 消毒、铺无菌手术巾	递消毒钳夹持2%碘酒、75%乙醇消毒。铺无菌单至四层以上，递干纱巾、贴一次性脑科贴膜
3. 切开皮肤及皮下组织，分离筋膜和肌肉	递有齿镊、23#刀片于大粗隆上约4cm处行长约5cm纵行手术切口，逐层切开皮肤、皮下组织、阔筋膜，钝性分离外旋肌群，触及大粗隆顶点
4. 置入定位针，扩髓、插入髓内针	于大粗隆顶点进针，置入定位针，透视见定位针位置合适，近端扩髓后插入一枚髓内针，透视辅助下见髓内针深度合适，近端锁定
5. 置入防旋刀片，锁定	置入导针，依次测深钻孔后敲入防旋刀片，远端钻孔测深后拧入一枚锁钉，透视见骨折复位良好，内固定物位置及长度合适
6. 止血，冲洗	彻底止血，用稀释碘伏和生理盐水依次冲洗切口
7. 缝合并覆盖切口	放置18F负压引流管，2-0角针丝线固定引流管。清点器械、纱巾、纱布无误后，2-0圆针可吸收缝合线缝合肌层及皮下组织，3-0角针可吸收缝合线缝合皮肤，伤口贴无菌敷料贴、棉垫及腹带加压包扎

【护理评价】

1. 手术进行顺利，物品准备充分。三方核查按要求已严格执行。

2. 术中体位及牵引床使用合理，未造成神经损伤、肢体过度牵拉。

3. 术后患者生命体征平稳。皮肤完好，无压疮。

4. 各种管路连接通畅，固定妥善。

5. 纱巾、纱布、缝针、器械清点清楚。

【注意事项】

1. 术前注意稳定患者情绪，选择上肢充盈静脉建立良好的外周静脉通路，术前适时使用抗生素。

2. 使用牵引床注意妥善固定患者体位，禁止过度牵拉肢体，同时防止会阴区受压。

3. 术中因反复透视，容易污染手术野，可于 C 型臂透视机上套一无菌保护罩，保持手术野的无菌。

4. 严格执行无菌操作，密切观察手术医生操作。

5. 将患者物品放于转运车上，一同带回病房。

（李健　王思亮）

九、胫骨骨折交锁髓内钉内固定术

胫骨骨折在长管状骨骨折中最常见，多为直接暴力所致，如重物压砸、冲撞及打击致伤等，骨折线多为横断或粉碎型骨折。交锁髓内钉治疗胫骨骨折，可以纠正短缩和旋转畸形，具有手术创伤小，而且具有固定确实，可早期活动，骨折局部血运破坏少，愈合快等特点。

【适应证】

胫骨骨折需手术者。

【麻醉方式】

硬脊膜外腔阻滞麻醉或全身麻醉。

【手术切口】

膝前正中切口。

【手术体位】

仰卧位，屈膝 70°。

【手术用物】

1. 敷料：敷料包。

2. 器械：基础器械包、髓内钉器械。

3. 特殊用物：23#刀片、11#刀片、一次性贴膜、2-0 圆针丝线、2-0 圆针可吸收缝合线、3-0 角针可吸收缝合线等。

4. 仪器设备：电动止血带、C 型臂透视机、高压消毒电钻、高频电刀。

【护理评估】

1. 患者情况

（1）一般情况：年龄、身高、体重及营养状况。

（2）评估患肢长度、直径、皮肤颜色、温度、末梢循环状况。

（3）评估辅助检查阳性结果：既往是否有深静脉血栓形成病史、深静脉瓣膜功能。

（4）手术部位标示。

（5）既往有无高血压、糖尿病、心肺肝肾功能障碍等影响手术进行的因素。

2. 术中体温保护，同时注意患者隐私的保护。

3. 手术体位：评估手术体位摆放情况及止血带使用情况。

【手术步骤与配合】（表 2-5-9）

表 2-5-9　胫骨骨折交锁髓内钉内固定术手术步骤与配合

手术步骤	手术配合
1. 清点用物	手术开始前，巡回护士与洗手护士共同清点纱球、纱布、器械、缝针及刀片等用物

续表

手术步骤	手术配合
2. 消毒皮肤，铺无菌单，术野皮肤贴膜	递消毒钳夹持 2% 碘酒、75% 乙醇纱球分段消毒，铺无菌单至四层以上，递手术贴膜，干纱巾一块协助贴膜
3. 驱血	递驱血带驱血后启动电动止血带，并记录启动时间
4. 切开皮肤及皮下组织，分离筋膜和肌肉	递纱巾 2 块，有齿镊、23# 刀片在髌腱纵行切约 5cm 长切口，电凝止血。递甲状腺拉钩，显露胫骨斜坡
5. 扩大髓腔，测髓内钉长度，替换髓内钉导杆，植入髓内钉	用扩孔弯锥进入近端髓腔，用连接好导针的手柄以胫骨斜坡为进针点手动使导针进入髓腔，C 型臂透视机确认导针是否通过骨折线进入骨折远端髓腔，测量导针长度，选择合适长度髓内钉，取下导针，通过连接杆将髓内钉与近端瞄准器连接好，骨折手法复位，将髓内钉插入髓腔
6. 锁钉，拧入尾帽	在 C 型臂透视机协助下或通过远端瞄准器将远端 2 个锁钉植入，通过近端瞄准器将近端 2 个锁钉植入。最后将髓内钉近端的尾帽拧入
7. 确定骨折复位是否完好	用无菌巾保护无菌区域，协助医生在 C 型臂透视机下进行透视确定复位情况
8. 松止血带	按下电动止血带放气键。用稀释碘伏和生理盐水依次冲洗切口，电凝止血
9. 放置引流管，关闭切口	清点器械、敷料、缝针等物品数目，确认无误后安放引流管。2-0 圆针可吸收缝合线缝合肌层及皮下组织，3-0 角针可吸收缝合线缝合皮肤。伤口绷带加压包扎

【护理评价】

1. 手术进行顺利，物品准备充分，三方核查按要求已严格执行。

2. 术中体位摆放合理，未造成神经损伤、肢体过度牵拉。

3. 术后患者生命体征平稳。皮肤完好，无压疮。

4. 各种管路连接通畅，固定妥善。

5. 纱巾、纱布、缝针、器械清点清楚。

【注意事项】

1. 术前注意稳定患者情绪，健侧肢体建立良好的外周静脉通路，术前适时使用抗生素。

2. 合并有其他心、脑、血管疾病患者慎用止血带，严格限制充气压力及时间，准确记录止血带时间，超过 90 分钟应放松止血带，至少间隔 15 分钟后再次充气止血。

3. 松止血带要匀速、缓慢。并及时调控输液速度。

4. 术中因反复透视，容易污染手术野，可于 C 型臂透视机上套一无菌保护罩，保持手术野的无菌。

5. 术中严格执行无菌操作，密切观察手术医生操作，因髓内导针较长易污染，应做好保护。

6. 术后带齐患者用物，送回病房。

（李健 王思亮）

十、三踝骨折切开复位内固定术

踝关节是人体负重量最大的屈戌关节，站立时全身重量均落到踝关节上，当发生骨折、脱位或韧带损伤时，假如治疗不当，都会对关节功能造成严重影响，而三踝骨折是常见的关节内骨折，常合并下胫腓联合损伤，踝关节完全失去稳定性，踝穴完整性受到严重破坏。踝关节骨折的治疗均应以骨折解剖复位，损伤韧带愈合良好为原则，因此目前多倾向于切开复位内固定治疗，正确的治疗方法对关节功能恢复起决定性的作用。

【适应证】

1. 内踝骨折，两骨折端之间有软组织嵌入者。

2. 双踝骨折手法复位失败者。

3. 单踝或双踝骨折合并胫腓下关节分离，闭合复位未成功者。

4. 三踝骨折，其后踝骨折超过胫骨下关节面的 1/3 者。

5. 有移位的陈旧性骨折者。

【麻醉方式】

硬脊膜外腔阻滞麻醉。

【手术切口】

踝关节外侧纵形切口，内侧弧形切口。

【手术体位】

仰卧位。

【手术用物】

1. 敷料：敷料包、中单。

2. 器械：基础器械、公司器械。

3. 特殊用物：23#刀片、11#刀片、2 - 0 圆针可吸收缝合线、3 - 0 角针可吸收缝合线、20cm×30cm 无菌手术贴膜、20ml 注射器、纱布、棉垫、绷带、克氏针、克氏钳。

4. 仪器设备：高频电刀、C 型臂透视机、电动止血带、支腿架、高压消毒电钻。

【护理评估】

1. 患者情况

（1）一般情况：年龄、身高、体重、皮肤完整性。

（2）既往史，有无高血压等影响手术顺利进行的因素。

（3）营养状况，有无贫血、脱水及电解质紊乱。

（4）外周静脉血管情况、尿道情况。

（5）焦虑、恐惧：对陌生环境，手术创伤、疼痛、麻醉意外的不确定性；经济承受能力和对手术治疗过程及预后的担忧。

2. 手术方式：判定踝部骨折类型，确定手术部位、手术方式，从而准备手术用物。

3. 手术体位：肢体功能情况。

4. 隐私保护

（1）身体保护，患者入室后脱去病服时应在棉被下进行，手术开始前手术区域也应加以覆盖。

（2）心理保护，患者麻醉前不应当着患者的面闲聊患者的病情。

5. 术中体温保护：身体暴露、覆盖不严、麻醉药物作用易产生术中低体温。

【手术步骤与配合】（表2－5－10）

表2－5－10 三踝骨折切开复位内固定手术步骤与配合

手术步骤	手术配合
1. 手术野分段消毒，下肢骨折常规铺单	递消毒钳夹大纱球蘸2%碘酒、75%乙醇纱球消毒皮肤，递无菌单协助铺单，大纱巾、绷带包脚趾，贴手术膜固定
2. 连接电刀、吸引器。启动止血带	巡回护士协助连接电刀、吸引器。启动电动止血带，并记录启动时间
3. 外踝骨折	
（1）切口	递有齿镊夹酒精棉球消毒，递2块大纱巾置于切口两侧，递23#刀、有齿镊，切皮。递电刀、血管钳切开并分离皮下组织及深筋膜，电凝止血，递甲状腺拉钩显露术野
（2）充分显露骨折端	递11#刀于腓骨长短肌前侧纵形切开骨膜，递骨膜剥离器充分显露腓骨远端骨折端，递刮匙清除关节腔内血凝块及碎骨屑，递血管钳将碎骨块取出，扩大暴露面

续表

手术步骤	手术配合
（3）复位与内固定	递持骨钳夹持或用手推挤外踝骨片进行牵引复位，使腓骨长度恢复正常，递电钻安装 2.0mm 克氏针临时与距骨平行固定，预防腓骨短缩，递长度合适的腓骨远端解剖型钛板放置骨折断端，递电钻安装 2.0mm 克氏针临时固定，透视下调整位置，骨折断端复位，递电钻安装钻头垂直于钛板，钻透外踝骨折片，递测深器测量骨孔深度，递锁定钛钉、改锥将钛钉拧入钛板远近端，使骨折加压嵌插
4. 后踝骨折	递11#刀、有齿镊沿腓骨长短肌后侧纵形切开筋膜，显露后踝骨折块，递持骨钳夹持复位后，透视下递电钻上导针固定骨折块，递空心钻，测深，递空心改锥拧入空心加压钛钉，递普通钻，方法同上，再于胫腓联合水平打入一枚普通螺钉固定胫腓关节，递老虎钳拔出导针及腓骨与距骨固定的克氏针
5. 内踝骨折	递23#刀、有齿镊于内踝尖弧形切口，切开皮肤、皮下组织，递血管钳游离大隐静脉牵向前侧，递拉钩显露内踝骨折断端，先复位后打空心钉，方法同"后踝骨折复位内固定"
6. 缝合切口	递 20ml 注射器抽吸稀释碘伏盐水冲洗伤口，清点器械、纱布、缝针，逐层缝合伤口。纱布、棉垫加压包扎，松电动止血带
7. 石膏托固定	准备石膏用物，协助进行石膏外固定

【护理评价】

1. 手术进行顺利，物品准备充分。

2. 术后皮肤完整，无压红。

3. 患者生命体征平稳。

4. 术中体位摆放正确未造成神经损伤、肢体过度牵拉。

5. 物品清点清楚、完整。

6. 转运过程安全顺利。

【注意事项】

1. 术前一日访视患者，了解患者病情及基本身体状况。

2. 注意掌握三方核查的时机。

3. 输液部位选择上肢充盈静脉，保证穿刺顺利。

4. 帮助患者和家属了解简单的手术相关知识，给予有效的安慰及心理疏导，消除其焦虑、恐惧的情绪。

5. 术前根据踝关节正侧位及踝穴位 X 线片或 CT 检查明确骨折分型，在踝穴位片上，距骨的移位提示关节失稳。从而做到心中有数，更好的配合手术。

6. 受压部位用棉垫或体位垫垫上，预防压疮。术中手术人员应避免压迫患者肢体，造成局部组织损伤。

7. 使用温盐水冲洗伤口，术中只需暴露下肢术野及周围，上身用棉被盖上，防止术中低体温。

（张小青　王思亮）

十一、尺骨鹰嘴内固定术

尺骨鹰嘴骨折是肘部常见的损伤，尺骨鹰嘴骨折治疗有两个目的：首先是以便早期进行锻炼、恢复功能；其次是恢复肱三头肌的正常伸肘力量。如果不修复，将影响肱三头肌的伸肘力量，由于肘关节伸、屈肌的作用，骨折很容易发生骨折移位越明显，则影响越严重。要达到以上目的只有行切开复位内固定。

【适应证】

1. 有移位的尺骨鹰嘴横行骨折、斜形骨折。

2. 移位不太严重的粉碎性骨折。

【麻醉方式】

全身麻醉或臂丛神经麻醉。

【手术切口】

肘后正中切口。

【手术体位】

仰卧位曲肘置于胸前。

【手术用物】

1. 敷料：敷料包。

2. 器械：基础器械包、克氏针。

3. 特殊用物：23#刀片、11#刀片、20cm×30cm 无菌手术贴膜、0#圆针可吸收缝合线、2-0 圆针可吸收缝合线、3-0 角针可吸收缝合线、无菌切口敷料。

4. 仪器设备：高频电刀、C 型臂透视机、电动止血带、高压消毒电钻。

【护理评估】

1. 患者情况

（1）一般情况：年龄、身高、体重、皮肤完整性。

（2）既往史，有无高血压等影响手术顺利进行的因素。

（3）营养状况，有无贫血、脱水及电解质紊乱。

（4）外周静脉血管情况、尿道情况。

（5）焦虑、恐惧：对陌生环境，手术创伤、疼痛、麻醉意外的不确定性；经济承受能力和对手术治疗过程及预后的担忧。

2. 手术方式：确定手术部位、手术方式，从而准备手术用物。

3. 手术体位：肢体功能情况。

4. 隐私保护

（1）身体保护，患者入室后脱去病服时应在棉被下进行，手术开始前手术区域也应加以覆盖。

（2）心理保护，患者麻醉前不应当着患者的面闲聊患者的病情。

【手术步骤与配合】（表 2 – 5 – 11）

表 2 – 5 – 11　尺骨鹰嘴内固定术手术步骤与配合

手术步骤	手术配合
1. 协助患者摆手术体位	协助医生帮患者摆手术体位
2. 消毒、铺无菌手术单	递 2% 碘酒及 75% 乙醇纱球消毒。铺无菌单以达到无菌范围
3. 酒精再次消毒皮肤，以肘鹰嘴为中心做 16cm 左右切口，切开皮肤	递酒精棉球消毒皮肤，递 23# 刀片切皮，血管钳协助分离。递甲状腺拉钩拉开暴露骨折端
4. 皮下组织、筋膜、沿尺骨、暴露骨折端、清理骨痂	递电刀、血管钳、骨膜剥离子
5. 复位可用巾钳临时固定	递巾钳临时固定骨折端
6. 自尺骨距骨折端 6cm 择 1.0 钛缆、横行孔穿过后绕两枚钛针下方交叉固定并选择两枚钛针自鹰嘴沿尺骨髓腔方向钻入固定骨折端用拉紧器拉紧固定、锁定打结部位、剪余钛缆、钛针尾端折弯后剪除多余部分、再次透视确认固定位置是否良好	递电钻钻孔，递拉紧器拉紧，递钢丝剪剪去多余钛缆
7. 冲洗	递碘伏盐水冲洗伤口
8. 缝合	递 0# 圆针可吸收缝合线缝合组织及筋膜、2 – 0 圆针可吸收缝合线缝合皮下、3 – 0 角针可吸收缝合线缝合皮肤
9. 加压包扎	递无菌纱布、棉垫、绷带加压包扎
10. 术毕松电动止血带	协助医生松电动止血带

【护理评价】

1. 手术进行顺利，物品准备充分。

2. 术后皮肤完整。

3. 患者生命体征平稳。

4. 术中体位摆放正确未造成神经损伤、肢体过度牵拉。

5. 物品清点清楚、完整。

6. 转运过程安全顺利。

【注意事项】

1. 术前访视患者，了解患者病情及基本身体状况。

2. 术前输液部位选择上肢充盈静脉，保证穿刺顺利。

3. 严格执行无菌操作，按规定铺好无菌台。

4. 器械护士应根据手术需要准备好物品及器械，并检查器械的性能是否良好。

5. 认真查对物品，防止器械、纱布、缝针和缝线遗留在伤口内。

6. 严格执行无菌操作，防止伤口感染。

（张瑞宇　王思亮）

十二、髋臼骨折内固定术

髋臼骨折常见于高能量严重暴力造成的损伤，多合并髋关节脱位，以后脱位为主。髋臼骨折是关节内骨折，需要解剖复位，坚强固定。手术目的是恢复髋臼的解剖结构，恢复关节内正常的压力分布。

【适应证】

1. 髋臼骨折移位。

2. 后壁骨折。

3. 关节内游离骨块。

4. 合并股骨头脱位或半脱位。

【麻醉方式】

气管插管全身麻醉。

【手术切口】

1. 前路入路（即髂腹股沟入路）：起自髂嵴中后 1/3 交界处，沿髂嵴内侧至髂前上棘，再横过下腹，上于耻骨联合上方。

2. 前后入路（经大转子水平截骨入路）：从大转子后上缘至股外侧肌后缘做切口。

3. 后入路切口：起于髂后上棘，弧形向下经股骨大转子顶点，再垂直向远侧延长。

【手术体位】

1. 侧卧位。

2. 漂浮体位：适用于前后入路患者。

3. 俯卧位：适用于后路切口。

【手术用物】

1. 敷料：敷料包。

2. 器械：基础器械包、公司器械、S 型拉钩。

3. 特殊用物：30cm×45cm 无菌手术贴膜、无菌纱布、0# 圆针可吸收缝合线、2-0 圆针可吸收缝合线、3-0 角针可吸收缝合线、23# 刀片、11# 刀片、骨蜡、脉冲冲洗装置、引流管。

4. 仪器设备：高频电刀、高压消毒电钻、C 型臂透视机。

【护理评估】

1. 患者情况

（1）一般情况：年龄、身高、体重、皮肤完整性。

（2）患者心理状态：紧张，担心，不安。

（3）外周静脉充盈度，多发伤选择较充盈的静脉。

（4）评估患者肢体受损情况、活动情况、失血量。

（5）评估患者全身情况及其他合并症损伤：如有无腹部及脑部损伤。

（6）评估辅助检查阳性结果：既往是否有深静脉血栓形成病史、深静脉瓣膜功能。

2. 手术方式：确定手术部位、手术方式，从而准备手术用物。

3. 手术体位：体位舒适度，是否符合漂浮体位要求。

4. 隐私保护：消毒面积较大，前后注意遮挡隐私部位。

5. 术中体温保护：身体暴露、覆盖不严、麻醉药物作用易产生术中低体温。

【手术步骤与配合】（表 2 – 5 – 12）

表 2 – 5 – 12 髋臼骨折内固定术手术步骤与配合

手术步骤	手术配合
1. 消毒腹部皮肤	递海绵钳夹持 2% 碘酒纱球消毒皮肤、75% 乙醇纱球脱碘
2. 消毒会阴部及阴道	递海绵钳夹持 0.5% 碘伏纱球消毒会阴部
3. 铺无菌手术巾	同髋关节置换铺单
4. 逐层切开皮肤、皮下、髂胫束和臀大肌筋膜，于臀大肌中上 1/3 钝性分离臀大肌纤维，选择中上 1/3 劈开臀大肌	递 23# 刀切开皮肤，电刀切开皮下组织，纱巾拭血
5. 辨别、分离、标记梨状肌及其相邻的上孖肌，下孖肌和闭孔内肌，距离股骨止点 1.5cm 处切断，向外侧翻转，注意不要太靠近股骨切断外旋肌群，因为旋股内动脉升支恰好经过此区域，是股骨头重要血供	递血管钳夹止血，电凝止血，小血管 1# 丝线结扎缝合止血
6. 显露髋臼	递 S 拉钩、深腹腔拉钩显露髋臼
7. 寻找髋臼骨折并复位	递骨膜剥离子、腹腔拉钩、S 拉钩、髋臼拉钩剥离骨膜寻找骨折块，递顶棒复位钳将骨折复位，电钻安装克氏针临时固定
8. 髋臼骨折钢板内固定	递钢板折弯器塑形钢板，根据骨折位置选择不同孔长的钢板，并固定于相应位置上，递电钻、导向器、测深尺，选择合适的螺钉固定钢板
9. 透视确定骨折复位	切口上覆盖无菌中单 C 型臂透视机透视骨折复位良好，连接冲洗枪，冲洗切口

续表

手术步骤	手术配合
10. 清点物品，缝合切口	清点手术用物，放置18F 硅胶引流管，2–0 圆针丝线固定引流管，0# 圆针可吸收缝合线缝合肌肉，2–0 圆针可吸收缝合线缝合皮下组织，3–0 角针可吸收缝合线缝合皮肤，敷料贴覆盖切口

【护理评价】

1. 皮肤无压红，漂浮体位时无皮肤及肢体的损伤。

2. 妥善固定引流，管道通畅，输血顺利无反应。

3. 手术所用物品反复清点无误。

4. 患者情绪稳定，术中配合操作。

5. 患者体位舒适。

6. 术者操作方便，术野暴露清晰。及时供给手术中用物，缩短手术时间。

【注意事项】

1. 术前访视患者，了解患者病情及基本身体状况，术前给予心理疏导，缓解患者的心理压力和焦虑情绪。

2. 输液部位选择上肢充盈静脉，保证穿刺顺利，术前30分钟遵医嘱输入抗生素。

3. 摆放体位搬运患者避免骨折断端再度损伤神经和血管。

4. 髋臼骨折手术由于漂浮体位会使患者健侧皮肤着力点压力较大，因此术前要做好皮肤的保护，缓解皮肤表面的压力。

5. 术中多次 C 型臂透视机，做好切口保护，C 型臂球管套保护套。

6. 手术时间较长，切口较大，术野暴露大，体液流失较多，术中患者容易出现低体温，影响凝血及麻醉苏醒，术中使用加温冲洗液，输液及输血使用加温仪，控制好液体加温的温度。

7. 手术体位摆放尽量保持患者的功能位，避免神经的牵拉和肢体的过度受压，术后患者出现肢体麻木、疼痛的等症状。

8. 手术时间长，尽量选用质地柔软的凝胶体位垫，防止压疮。

9. 手术切口较大，术中物品、器械清点无误。

10. 搬运时要轻柔，减少患者疼痛。返回病房时带齐病历、X 线片等用物。

（王思亮　郝雪梅）

十三、骨室筋膜综合征小腿减张术

骨室筋膜综合征是指由于外伤或外伤后处理不当造成骨筋膜室内的肌肉和神经急性缺血而产生的症候群。由于缺血的范围、程度和原因不同可引起不同的病损，如福尔克曼（Volkmann）缺血性肌挛缩、频临缺血性肌挛缩、挤压综合征、运动性缺血症等。一旦确诊，应及早切开减压，防止肌肉和神经缺血坏死，必要时应采取截肢以保全生命。

【适应证】

1. 挤压综合征。

2. 筋膜间隙测压 30mmHg。

3. 肢体明显肿胀与疼痛。

4. 该筋膜间隙张力大、压痛。

【麻醉方式】

硬脊膜外腔阻滞麻醉或全身麻醉。

【手术切口】

胫前正中切口或小腿后侧交叉切口。

【手术体位】

仰卧位或俯卧位。

【手术用物】

1. 敷料：敷料包。

2. 器械：基础器械包、方盘、显微外科器械。

3. 特殊用物：23#刀片、10#刀片、0#圆针可吸收缝合线、2 - 0 圆针可吸收缝合线、3 - 0 角针可吸收缝合线、8F 橡皮尿管（或彩带）、皮肤缝合器等。

4. 仪器设备：高频电刀、下肢消毒支腿架。

【护理评估】

1. 患者情况

（1）一般情况：年龄、身高、体重及营养状况。

（2）评估患者肢体皮肤颜色、温度、末梢循环状况。

（3）评估患者外周静脉充盈度。

（4）评估患者肢体受损情况、活动情况、失血量。

（5）评估患者全身情况及其他合并症损伤：如有无腹部及脑部损伤。

（6）评估辅助检查阳性结果：既往是否有深静脉血栓形成病史、深静脉瓣膜功能。

2. 术中体温保护，同时注意患者隐私的保护。

3. 手术体位：根据肢体受损情况，合理摆放手术体位。

【手术步骤与配合】（表 2 – 5 – 13）

表 2 – 5 – 13　骨室筋膜综合征小腿减张术步骤与配合

手术步骤	手术配合
1. 检查伤肢，彻底清创	巡回护士协助医生用无菌软刷沾肥皂水清洗伤肢，生理盐水冲洗伤口及周围皮肤，再用碘伏消毒液冲洗伤口及周围皮肤，然后用 3% 过氧化氢冲洗，生理盐水冲洗干净，用无菌纱巾擦干伤肢
2. 消毒皮肤，铺无菌单	用碘伏消毒液初消伤口，铺置无菌单
3. 切除受损皮肤及皮下组织，分离筋膜和损伤后肌肉	递有齿镊、23# 刀片、组织剪、血管钳、甲状腺拉钩切除受损皮肤及肌肉，纱巾拭血，电凝止血，解剖剪和电刀分离筋膜和肌肉，切除污染组织后及时更换刀片，再次用 3% 的过氧化氢浸泡、冲洗伤口，并用生理盐水冲洗，术者及器械护士更换无菌手套，用过的刀片、剪刀、血管钳、拉钩不能再用

续表

手术步骤	手术配合
4. 探查肌腱、神经、血管	更换新的刀片，血管钳探查神经、肌腱、血管，如需吻合神经及血管，准备显微手术器械，血管缝合线，肌腱缝合线
5. 筋膜室综合征小腿减张	递23#皮刀切开筋膜，电凝止血，纱巾拭血，血管钳分离筋膜
6. 如行小腿前外侧减压，切口近小腿全长，可切开胫前筋膜间隙与外侧筋膜间隙两个间隙减压	递23#皮刀切开筋膜，电凝止血，纱巾拭血，血管钳分离筋膜
7. 如行小腿胫后浅深两个间区的减压，可以通过胫骨内缘后侧皮肤切口进行	递23#皮刀切开筋膜，电凝止血，纱巾拭血，血管钳分离筋膜
8. 在大隐静脉后切开皮肤全长，在腓肠肌前缘处切开小腿筋膜，筋膜切开后，间隙内肌肉膨出	递23#皮刀切开筋膜，电凝止血，纱巾拭血，血管钳分离筋膜
9. 缝合伤口，放置引流	递11#尖刀、血管钳放置皮片或硅胶引流管，2-0圆针丝线固定引流，清点物品。0#圆针可吸收缝合线缝合肌肉，2-0圆针可吸收缝合线缝合皮下组织，皮肤缝合器钉皮
10. 一期伤口出现裂开，皮肤张力过大无法直接关闭，筋膜切开减压后或创伤后显著肿胀的伤口不能做一期缝合，可考虑延期关闭伤口	递皮肤缝合器，弹性减张带，皮钉以穿鞋带的方式固定皮缘，弹力带通过皮钉，以Z字形跨越创面，保持弹力带在皮钉的孔眼中可以滑动，拉近皮缘的距离，筋膜减张切口弹性缝合
11. 二期关闭切口，伤口负压吸引创面，弹性减张关闭伤口	递凡士林纱布打开单侧包裹覆盖创面，再递大小合适的负压吸引海绵，递线剪修剪负压海绵，递2-0圆针丝线将海绵固定于创面，最后用无菌贴膜密封伤口，使创面保持负压状态
12. 清洁伤肢及创面皮肤	递生理盐水纱巾，擦拭伤肢上的血迹

【护理评价】

1. 各管道固定完好，引流通畅。

2. 术前 30 分钟遵医嘱静脉输抗生素。

3. 手术纱巾、纱布、缝针、器械清点清楚。

4. 术中输液、输血加温适度。

5. 术中严格无菌操作。

6. 术中吻合血管、肌腱、神经物品准备齐全。

7. 术中患者保暖，温度适度。

8. 术后患者皮肤颜色良好，无压红。

9. 患者生命体征平稳，安全顺利返回病房。

【注意事项】

1. 稳定患者情绪，严密观察患者生命体征，遵医嘱及时输液、输血、用药、维持生命体征平稳。遵医嘱适时使用抗生素。

2. 术中严格无菌操作，防止筋膜切开的伤口感染。

3. 做好患者保温，大量的冲洗和失血影响患者的体温。

4. 术中冲洗后及时加盖辅料，防止溅湿手术台，污染术野。

5. 清理坏死组织的无菌手术器械及敷料及时更换，不能用于清创后伤口。

6. 及时记录患者的出血量。

7. 手术体位摆放不要过度外展或受压。

8. 术中物品准备齐全。

9. 搬运患者动作轻柔，防止坠床。

（张瑞宇　王思亮）

十四、超声引导下腕管减压术

腕管综合征是最常见的周围神经卡压性疾病，常见症状包括正中神经支配区感觉异常或麻木。夜间手指麻木很多时候是腕管综合征的首发症状，很多患者手指麻木的不适可通过改变上肢的姿势或甩手得到一定程度的缓解。

【适应证】

腕管综合征者。

【麻醉方式】

局部浸润麻醉。

【手术切口】

无。

【手术体位】

仰卧位。

【手术用物】

1. 敷料：敷料包。

2. 器械：基础器械包。

3. 特殊用物：16# 硬脊膜穿刺针，无菌切割线。

4. 仪器设备：超声机（高频探头）。

【护理评估】

1. 患者情况

（1）一般情况：年龄、身高、体重及营养状况。

（2）有无手术史及外伤史。

（3）皮肤完整性、外周静脉充盈度及肢体功能的评估。

（4）手术部位标示。

（5）既往有无高血压、糖尿病、心肺肝肾功能障碍等影响手术进行的因素。

2. 术中体温保护，同时注意患者隐私的保护。

【手术步骤与配合】（表 2 – 5 – 14）

表 2 – 5 – 14　超声引导下腕管减压术手术步骤与配合

手术步骤	手术配合
1. 标记穿刺点	取腕横纹近端 1cm 处掌长肌腱和尺动脉之间作为近端穿刺点，取紧握拳时环指止点（环指与大小鱼际肌交点处）作为远端穿刺点

续表

手术步骤	手术配合
2. 常规消毒	递海绵钳夹持 2% 碘酒，75% 乙醇纱球消毒皮肤
3. 铺无菌手术巾	协助医生铺单
4. 局部浸润麻醉	取 2% 的盐酸利多卡因加等量生理盐水，将稀释至 1% 的盐酸利多卡因在超声引导下由近端穿刺点向远端穿刺点分别由腕横韧带的浅层及深层进行局部浸润麻醉
5. 超声引导下切断腕横韧带	超声引导下取 16# 的硬脊膜穿刺针由近端穿刺点向远端穿刺点通过腕横韧带的深层进行穿针，取出针芯，引入切割线，退出穿刺针，此时切割线留置于腕管内；再次由近端穿刺点向远端穿刺点通过腕横韧带的浅层穿针（尽量保持在掌腱膜深层），取出针芯，将留置切割线远侧端引入针芯并向近端抽出，使之腕横韧带远端形成环套，切割线一部分位于腕管内部，另一部分位于腕横韧带的表面，包绕腕横韧带，超声监视下牵拉切割线，使之切断腕横韧带，达到腕管切开减压的目的
6. 包扎	无须缝合，无菌敷料加压包扎

【护理评价】

1. 皮肤完整性好，无压红。
2. 手术过程顺利。
3. 用物清点准确。

【注意事项】

1. 术前访视患者，了解患者病情及基本身体状况。
2. 术中及时与患者沟通，询问患者情况。

3. 防止局麻药进入血管引起局麻药中毒反应。

4. 严格遵守无菌操作技术。

5. 采取合适的体位，保证手术的顺利进行以及患者的舒适。

6. 观察患者生命体征。

（王维　王思亮）

十五、踇外翻矫正术

踇外翻畸形是踇趾在第一跖趾关节处向外侧偏斜移位。一般表现为踇趾在第一跖趾关节处向外侧偏斜，关节内侧出现明显的骨赘，一些患者骨赘处软组织因长期受鞋子摩擦挤压而出现红肿，积液，称为踇囊炎。严重踇外翻患者可出现其他足趾的偏斜、骑跨。

【适应证】

踇趾向外偏斜，超过生理性踇外翻角度者。

【麻醉方式】

神经阻滞麻醉。

【手术切口】

1. 第一、二跖间长约 1cm 的纵形切口。

2. 第一跖骨头内侧长约 4cm 的弧形切口。

【手术体位】

仰卧位。

【手术用物】

1. 敷料：敷料包。

2. 器械：基础器械包、公司器械包。

3. 特殊用物：11#刀片、23#刀片、2-0 圆针可吸收缝合线、3-0 角针可吸收缝合线、4-0 圆针可吸收缝合线、克氏针、驱血带。

4. 仪器设备：电动止血带、高压消毒电钻、高压消毒微型摆锯、高频电刀。

【护理评估】

1. 患者情况

（1）一般情况：年龄、身高、体重、皮肤完整性。

（2）手术史：有无手术史及外伤史。

（3）过敏史：有无药物或者其他过敏史。

（4）外周静脉血管情况。

（5）焦虑、恐惧：对陌生环境，手术创伤、疼痛、麻醉意外的不确定性；经济承受能力和对手术治疗过程及预后的担忧。

2. 手术方式：评估手术方式。

3. 手术体位：肢体功能情况。

4. 隐私保护

（1）身体保护，患者入室后脱去病服时应在棉被下进行，手术开始前手术区域也应加以覆盖。

（2）心理保护，患者麻醉前不应当着患者的面谈患者的病情。

【手术步骤与配合】（表 2 – 5 – 15）

表 2 – 5 – 15　踇外翻矫正术手术步骤与配合

手术步骤	手术配合
1. 在手术切口处划线做局部浸润麻醉	取 2% 盐酸利多卡因和 1% 罗哌卡因各 1 支，加入等比例生理盐水混合均匀，分别于内踝处行胫神经阻滞麻醉，足背部腓浅神经阻滞麻醉，第一、二跖间腓深神经阻滞麻醉
2. 消毒术野皮肤	递海绵钳及血管钳夹持 2% 碘酒，75% 乙醇纱球消毒皮肤
3. 铺无菌手术巾	协助医生铺无菌单
4. 驱血带驱血并计时	递卷好的驱血带
5. 第一、二跖间长约 1cm 的纵形切口	递 23# 皮刀，有齿镊切开皮肤，纹式钳钝性分离皮下组织，拉钩暴露术野，显露跖间横韧带及踇内收肌的止点，11# 尖刀片切断踇内收肌的止点及跖间横韧带，同时将外侧关节囊切开

续表

手术步骤	手术配合
6. 第一跖骨头内侧做一长约 4cm 的弧形切口、切至关节囊	递 23# 皮刀，有齿镊切开皮肤，纹式钳逐层分离皮下组织，显露内侧关节囊，11# 尖刀切开关节囊可见增生的骨赘，神经剥离子钝性分离跖骨干与周围骨膜
7. 去除多余的骨赘，截骨	递摆锯切除增生的骨赘，在距跖骨头约 0.5cm 处做一开口向近端角度约 90° 的 "V" 形截骨，再于近端跖骨干背侧做一基底约 2~3mm 尖端向外侧的楔形截骨
8. 固定截骨，打螺钉	递安装克氏针的电钻，由跖骨干的近端背侧向远端跖侧跨截骨面打入一枚导针固定，递测深尺测深，钻孔，扩口拧入空心钉固定截骨，摆锯清除多余骨质
9. 冲洗、止血、松驱血带	生理盐水冲洗伤口，彻底止血
10. 缝合切口	递 2-0 圆针可吸收缝合线紧缩缝合内侧关节囊，4-0 圆针可吸收缝合线缝合皮下组织及切口皮肤
11. 加压包扎	维持踇趾中立位，纱布加压包扎

【护理评价】

1. 皮肤无压红。
2. 手术过程顺利。
3. 手术用物清点准确无误。
4. 患者情绪稳定，焦虑减轻。

【注意事项】

1. 术前访视患者，了解患者病情及基本身体状况。
2. 输液部位选择上肢充盈静脉，保证穿刺顺利。
3. 术中注意与患者沟通，注意言语用词。
4. 防止局麻药进入血管引起局麻药中毒反应。
5. 做好防压疮的准备，在受压的部位涂抹液体敷料。

6. 严格遵守无菌操作，防止发生感染。

7. 严密监测患者生命体征。

8. 准确记录驱血带的使用时间。

（王霞 王思亮）

参考文献

[1]魏革,刘苏君.手术室护理学[M].第3版.北京:人民军医出版社,2014.

[2]苗华,周建生.骨科手术入路解剖学[M].合肥:安徽科学技术出版社,2009.

[3]杨小荣,裴福兴,黄俊华.图解骨科手术配合[M].北京:科学出版社,2015.

[4]李胜云.手术室优质护理实践指南[M].郑州:郑州大学出版社,2012.

[5]刘少喻.颈椎手术要点与图解[M].北京:人民卫生出版社,2010.

[6]赵金忠.膝关节重建外科学[M].第2版.郑州:河南科学技术出版社,2015.

[7]赵文涛,庄洪,种情治,等.密码学与数学[M].北京:科学技术出版社.

[8]廖永华,张渊.股骨颈骨折[M].西安:第四军医大学出版社,2014.

[9]梁雨田,唐佩福.老年髋部骨折[M].北京:人民军医出版社,2009.

[10]刘沂,史立强,刘云鹏.髋关节骨折脱位临床指南[M].第3版.北京:人民军医出版社,2014.

[11]李起鸿,骨外固定学[M].第3版.北京:人民卫生出版社,2009,7.

[12]杨小荣,裴福兴,黄俊华.图解骨科手术配合[M].北京:科学出版社,2015.

[13]孙育红.手术室护理操作指南.北京:人民军医出版社,2012.

[14]何时邨,毛宾尧,范大来.三踝骨折及其手术治疗[J].中国矫形外科杂志,1997,4(3).

[15]朱恒杰.三踝骨折切开复位内固定的治疗效果观察及注意事项探讨[J].中国医药指南,2012,10(24).

[16]胥少汀.实用骨科学[M].第3版.北京:人民军医出版社,2008:10.

[17]孙贵新,史其林,顾玉东.内窥镜下治疗腕管综合征89例报告[J].中国矫形外科杂志,2004,12(6):415-417.

[18]纪芳卢,卢祖能.高频超声在诊断腕管综合征中的应用[J].中华超声影像学杂志,2006,15(8):627-628.

[19]DanqingGuo, YuTang, YizhengJi. A non-scalpel technique for minimally invasivesurgery:percutaneously looped threadtransection of the transverse carpalligament[J]. HAND 2015 10:40-48.

[20]戴维(David,B),张春礼主译.足与踝[M].西安:第四军医大学出版社,2008.

[21]王义生.骨科围术期管理:脊柱卷[M].郑州:郑州大学出版社,2013,10.

[22]赵爱萍.手术护理[M].北京:人民卫生出版社,2012.

[23]刘玉杰,实用关节镜手术学[M].北京:人民军医出版社,2006.

[24]吕厚山,膝关节外科学[M].北京:人民卫生出版社,2006.

[25]李章华,廖文,王志林,人工髋膝关节外科[M].北京:军事医学出版社,2008.

[26]姜春岩,冯华,洪雷.肩袖损伤的关节镜下治疗[J].中华外科杂志,2006:4:249-253.

[27]杜红霞,腕(肘)管综合征的诊断治疗[J].中国误诊学杂志,2005,5(5):907.

[28]周肇庸,现代关节镜外科学[M].天津:天津科学技术出版社,2005.

[29]Canale ST.王岩主译.坎贝尔骨科手术学[M].第11版.北京:人民军医出版社,2009.

[30]David A Volgas,Yves Harder. 柴益民,张长青主译. Manual of Soft – Tissue Management in Orthopaedic Trauma[M]. 济南:山东科学技术出版社,2013.

第六节　妇产科手术配合

一、子宫下段剖宫产术

剖宫产是产科领域中的重要手术，现在已成为解决难产和某些产科合并症，挽救产妇和产儿生命的有效手段。剖宫产的方式有子宫下段剖宫产、子宫体剖宫产和腹膜外剖宫产，以子宫下段剖宫产最为多见。

【适应证】

1. 绝对指征：头盆不称、骨产道或软产道异常、横位、胎盘早期剥离、脐带脱盘。

2. 相对特征

（1）胎儿因素：胎儿窘迫、臀位、多胎妊娠等。

（2）母体因素：妊娠合并心脏病、过期妊娠、前置胎盘、巨大儿、有剖宫产史、重度妊高症、其他妊娠合并症（如糖尿病、肾病、重度肝炎等）。

【麻醉方式】

椎管内麻醉。

【手术切口】

下腹耻骨上横切口。

【手术体位】

1. 仰卧位。

2. 麻醉后为防止患者发生体位性低血压可将体位调整至左侧倾斜 $10° \sim 15°$。

【手术用物】

1. 敷料：敷料包。

2. 器械：基础器械包。

3. 特殊用物：$1^{\#}$圆针可吸收缝合线、$0^{\#}$圆针可吸收缝合线、3－0角针可吸收缝合线、20cm×30cm贴膜、10cm×25cm敷料贴、缩宫素、5ml注射器。

【护理评估】

1. 有无剖宫产史，有无出现子宫破裂先兆、胎儿窘迫等异常情况。

2. 有无胎心异常、脐带脱垂、脐绕颈、羊水过少、前置胎盘及胎盘早剥流血宫口未开。

3. 头盆不称较明显。

4. 重度妊高征、妊娠合并心脏病、胎位异常、高龄初产、巨大儿或多胞胎。

5. 患者有无浮肿。

6. 做好心理护理，减轻患者紧张、焦虑等情绪。

7. 备好新生儿抢救设备。

【手术步骤与配合】（表2－6－1）

表2－6－1　子宫下段剖宫产手术步骤与配合

手术步骤	手术配合
1. 消毒腹部皮肤	递海绵钳夹持2%碘酒、75%乙醇纱球消毒腹部皮肤
2. 铺无菌手术巾	同腹部铺单
3. 手术探查腹腔	递生理盐水，洗手探查子宫大小、下段扩张情况，胎头方位等
4. 显露子宫下段	递腹壁拉钩置于耻骨联合处，显露膀胱腹膜反折，递剪刀横行剪开，下推膀胱
5. 切开子宫下段	递$10^{\#}$刀切开子宫肌壁肌层2～3cm，术者用手指将子宫切口钝性横向撕开10～12cm

续表

手术步骤	手术配合
6. 娩出胎儿	递血管钳刺破羊膜囊，吸引器快速吸尽羊水；术者左手沿切口下缘伸入子宫腔将胎头抬起；胎头娩出后，迅速清除胎儿口、鼻腔中的黏液，双手扶持头部娩出胎儿，递2把血管钳夹闭脐带，组织剪剪断（如留有脐带血，递5%碘伏纱球消毒，再递血袋留脐血）。新生儿交予助产护士处理
7. 娩出胎盘清理子宫腔	递组织钳4把，卵圆钳2把分别钳夹子宫切口上、下缘及两角，递抽吸缩宫素的注射器，将缩宫素注入子宫体，递方盘接住娩出的胎盘和胎膜，递卵圆钳夹纱布擦拭宫腔2~3次。确认无残留的胎盘及胎盘组织。胎盘交助产护士检查其完整性
8. 缝合子宫切口	清点器械、纱布、纱巾、缝针，递腹壁拉钩显露子宫切口，递1#圆针可吸收缝合线连续全层缝合
9. 探查子宫及逐层关腹	探查子宫，双附件有无异常；清点器械、敷料、缝针，递0#圆针可吸收缝合线连续缝合腹膜，腹直肌前鞘；清点器械、敷料、缝针，递乙醇棉球消毒皮肤，3-0角针可吸收缝合线皮内连续缝合纱布敷料覆盖，包扎伤口
10. 压迫宫底	术毕，术者压迫宫底，挤出宫腔内积血块，如宫口未开者，术者将手伸入阴道，以利引流

【护理评价】

1. 手术进行顺利，物品准备充分。
2. 术中体位摆放合理，未造成神经损伤、肢体过度牵拉。

3. 术中输液、输血、给药方法、途径正确。

4. 术后皮肤完整无异常。

5. 物品清点清楚完整，无遗漏。

6. 转运过程安全顺利。

【注意事项】

1. 术前一日访视患者，了解患者病情及基本身体状况。

2. 术前常规禁食 8 小时，禁饮 4 小时。

3. 患者麻醉穿刺过程中，巡回护士站在患者侧面，固定体位，观察患者，及时与患者沟通，缓解患者紧张，有利于麻醉穿刺。

4. 麻醉后仰卧位时，根据患者情况可将体位调整至向左倾斜 10°~15°。

5. 手术医生刺破羊水后，洗手护士快速将手术台上器械及物品清理干净，避免胎儿娩出后损伤胎儿。

6. 胎儿娩出后，将缩宫素用于患者，促进子宫收缩，减少出血。

7. 擦完宫腔的纱布应及时扔到脏物盆内，禁用手去接触，接触宫腔内的器械不可再用于其他部位，应与其他器械分开放置，防止胎盘植入，引起子宫内膜异位症。

8. 胎儿娩出后，配合助产护士清理呼吸道及脐带护理。

9. 注意给新生儿保暖。

（王靖　蒋爱争）

二、宫腔镜下子宫内膜息肉电切术

宫腔镜是近年来在国内广泛开展的妇科新技术，宫腔镜手术是采用膨宫介质（膨宫液）扩张宫腔，通过纤维导光束和透镜将冷光源经宫腔镜导入宫腔内，在直视下观察宫颈管、宫颈口、子宫内膜及输卵管开口，明确疾病的位置、范围，并对病灶进行活检、分析以及行宫腔内的手术治疗，具有创伤小、出血少、恢复快、术后疼痛轻或仅轻微不适、不影响卵巢内分泌功能等优点，已被临床广泛应用于妇科疾病的诊断与治疗。

【适应证】

子宫内膜息肉。

【麻醉方式】

静脉全身麻醉。

【手术切口】

阴道口。

【手术体位】

膀胱截石位。

【手术用物】

1. 敷料：敷料包。

2. 器械：基础器械。

3. 特殊用物：医用无菌保护套×2，3000ml 生理盐水 2 袋。

4. 仪器设备：膨宫泵、30°宫腔镜头及电切镜（闭孔器、内外鞘）、工作手件、电切环、膨宫管。

【护理评估】

1. 患者情况

（1）年龄、体重、皮肤完整性。

（2）既往史、手术史、过敏史，有无高血压等影响手术顺利进行的因素。

（3）术前准备及禁食水情况。

（4）焦虑、恐惧：对陌生环境，手术创伤、麻醉意外的不确定性。

2. 手术方式：根据手术方式准备手术用物。

3. 手术体位：术前肢体功能的评估。

4. 术中体温保护：控制好手术间温度，避免术中发生低体温。

5. 检查各仪器设备、电切器械性能是否良好。

【手术步骤与配合】（表2-6-2）

表2-6-2　宫腔镜下子宫内膜息肉电切术手术步骤与配合

手术步骤	手术配合
1. 消毒会阴部	递0.5%碘伏消毒会阴及阴道
2. 常规铺单	同膀胱结石位铺单
3. 正确拼装电切镜，并连接电切镜、冷光源	接通各仪器电源，打开开关，调节好亮度，递固定钳固定各种连接线，检查手术器械完整性
4. 连接膨宫管，并排掉管内气体	将膨宫管链接在膨宫仪上，连接膨宫液（3000ml 生理盐水），打开开关、排气（膨宫管及镜鞘与境管间的空气）
5. 暴露子宫颈，置入电切镜	递窥阴器扩开阴道，子宫颈钳夹持子宫颈前唇，子宫探针探查宫腔深度和方向，递宫颈扩宫棒（由小到大）依次扩张子宫颈。排空镜鞘与镜管间的空气，缓慢置入电切镜
6. 探查宫腔，观察子宫内膜息肉大小、位置及与基层关系、蒂宽度等	观察膨宫液，及时更换
7. 用电切环，切割子宫内膜息肉	选择合适电切环，调至合适功率
8. 止血，取出组织	长弯血管钳取出子宫内膜息肉，纱布接取组织，保留标本待送检
9. 术毕，取出电切镜	正确拆分电切镜，整理好各连接线

【护理评价】

1. 手术进行顺利，物品准备充分。
2. 患者的各项生命体征平稳。
3. 术中体位摆放合理，无神经损伤、肢体过度牵拉。
4. 术中未发生低体温。
5. 各种管路连接妥善固定。
6. 膨宫泵运转正常，及时更换膨宫液。
7. 物品清点清楚。
8. 转运过程安全顺利。

【注意事项】

1. 安放体位时动作轻柔，避免腓总神经及肌肉韧带拉伤，束带松紧适宜，避免影响下肢血液循环。

2. 患者四肢注意包裹严密，不可接触金属架，防止灼伤。

3. 臀下放置防水垫避免身体浸湿，增加压疮风险。

4. 宫腔镜器械属精密仪器，要轻拿轻放，保护内镜镜面，防止磨损。

5. 操作时应观察患者生命体征，及时更换膨宫液，防止空气栓塞、水中毒等。

6. 环境温度较低时，注意给膨宫液加温。

7. 注意隐私保护，患者入室后脱去病服时应用棉被遮挡，手术开始前手术区域也应该加以遮盖。

8. 术中注意检查电切环完整性，若有缺损，应立即进行查找，防止遗留患者体内。

（王芳　蒋爱争）

三、开腹子宫全切除术

开腹子宫全切术是妇科常见手术之一。对于一些不适用微创方式手术的患者有重要意义。例如：盆腔严重粘连患者、子宫多发肌瘤无生育要求患者及子宫腺肌症巨大子宫患者。

【适应证】

子宫肌瘤、子宫腺肌症、子宫内膜重度不典型增生等。

【麻醉方式】

气管插管全身麻醉或椎管内麻醉。

【手术切口】

腹部横切口或正中切口。

【手术体位】

仰卧位。

【手术用物】

1. 敷料：敷料包。

2. 器械：妇科基础器械包。

3. 特殊用物：23#刀片、10#刀片、0#圆针可吸收缝合线、1#丝线、4#丝线、7#丝线、30cm×40cm 贴膜、24FT 型引流管、敷料贴、电刀。

4. 仪器设备：高频电刀主机。

【护理评估】

1. 患者情况

（1）一般情况：年龄、身高、体重、皮肤完整性。

（2）既往史：有无高血压心脏病等影响手术顺利进行的因素。

（3）营养状况：有无贫血、脱水及电解质紊乱。

（4）外周静脉情况。

（5）焦虑、恐惧：对陌生的环境，手术的创伤、疼痛、预后；手术、麻醉意外的不确定性；经济承受能力及手术治疗过程及预后的担忧。

2. 皮肤压疮和肢体功能受损的评估：手术体位的摆放和术中体位的护理。

3. 术中体温保护。

4. 盆腔手术潜在感染的风险。

【手术步骤与配合】（表 2 - 6 - 3）

表 2 - 6 - 3　开腹子宫全切除术手术步骤与配合

手术步骤	手术配合
1. 消毒腹部皮肤	递海绵钳夹持 2% 碘酒、75% 乙醇纱球消毒腹部皮肤
2. 铺无菌手术巾，贴无菌手术贴膜	协助医生铺无菌单
3. 切皮，腹部横切口，钝性分离筋膜及肌肉，切开腹膜，显露腹腔	递 23#刀片切开，干纱布拭血，电刀止血；递甲状腺拉钩牵开术野。递电刀切开，血管钳分离，并钳夹出血点，丝线结扎或电凝止血递无齿镊，血管钳夹住腹膜，10#刀划开一小口、电刀切开扩大，递切口保护垫直钳夹住腹膜切口边缘固定

手术步骤	手术配合
4. 切断两侧圆韧带	递组织钳提起圆韧带，2 把血管钳夹住圆韧带，组织剪剪断，11×17 圆针 7#丝线缝扎
5. 打开膀胱反折腹膜，切开阔韧带前叶	递长镊，长组织剪分离后腹膜，切开阔韧带前叶
6. 切断两侧子宫动脉	递长弯血管钳夹子宫动脉、再递长弯血管钳 2 把钳夹近子宫端，10#刀切断，近端 11×17 圆针 7#缝扎，远端 7#线结扎
7. 切断双侧骶主韧带	递长血管钳钳夹、10#刀切断，11×17 圆针 7#丝线缝扎
8. 环切阴道穹窿，切除子宫	递组织钳钳夹穹窿处，递23#刀切断。递长镊或血管钳夹持乙醇纱布塞于阴道内，将子宫及接触宫颈的用物放于弯盘内，2% 碘酒、75% 乙醇棉球消毒残端，递0# 圆针可吸收缝合线连续锁边缝合阴道残端
9. 冲洗腹腔，止血，关腹	递温盐水冲洗，电凝止血，关腹前清点器械、纱布、纱垫、缝针及特殊用物
10. 缝合切口	递血管钳提起腹膜，甲状腺拉钩显露术
（1）缝合腹膜	野，0#圆针可吸收缝合线连续缝合
（2）缝合筋膜	递 9×28 圆针 7#丝线间断缝合
（3）冲洗切口	递生理盐水冲洗，更换干纱巾，再次清点器械、纱布、纱垫、缝针及特殊用物
（4）缝合皮下组织	递 9×28 圆针 1#丝线缝合皮下组织
（5）缝合皮肤并覆盖切口	递 9×28 角针缝合皮肤，敷料贴覆盖切口

【护理评价】

1. 手术进行顺利，物品准备充分，三方核查按要求已严格执行。

2. 术中体位摆放合理未造成神经损伤、肢体过度牵拉。

3. 术中输液、输血、给药方法、途径正确。

4. 各种管路连接通畅，妥善固定。

5. 术中采取保温措施，输入加温液体和使用加温冲洗液，未造成术中低体温。

6. 术中各种标本保管妥善，名称标记清楚。

7. 术后皮肤完整，无压疮。

8. 手术物品清点清楚完整，无遗漏。

9. 转运过程安全顺利。

【注意事项】

1. 术前一日访视患者，了解患者病情及基本身体状况。注意有无影响手术进行的因素，解除患者焦虑恐惧心理，取得配合。

2. 注意患者隐私保护，患者进入手术室后脱去病服应用棉被加以遮挡，手术开始前手术区域也应加以覆盖。

3. 输液部位选择上肢充盈静脉，保证穿刺顺利。

4. 因术中为了暴露术野，会改变体位，应于患者膝关节上方放置约束带，固定患者，松紧合适。

5. 术中巡回护士及时观察患者尿量、颜色，如发现有血尿立即报告手术医生。

6. 手术结束嘱术者及时取出阴道内乙醇纱布。

（蒋爱争　徐欣）

四、阴式子宫切除术

经阴道全子宫切除术系经阴道进行，无腹腔干扰，可减少盆腹腔污染，术后病人恢复快，住院时间短，腹壁无瘢痕。

【适应证】

1. 盆腔无炎症，无粘连，附件无肿块者。

2. 子宫与肌瘤体积不超过 3 个月子宫大小。

【麻醉方式】

椎管内麻醉。

【手术切口】

经阴道。

【手术体位】

膀胱截石位 + 头低臀高位（15°～30°）。

【手术用物】

1. 敷料：敷料包。

2. 器械：经阴子宫器械包。

3. 特殊用物：23#刀片、10#刀片、9×24 角针、11×17 圆针、0#圆针可吸收缝合线、1#丝线、4#丝线、7#丝线、26#T 型管 1 根、电刀、显影纱布、纱球若干。

4. 仪器设备：高频电刀主机。

【护理评估】

1. 患者情况

（1）一般情况：年龄、身高、体重、皮肤完整性。

（2）既往史：有无高血压心脏病等影响手术顺利进行的因素。

（3）营养状况：有无贫血、脱水及电解质紊乱。

（4）外周静脉情况。

（5）焦虑、恐惧：对陌生的环境，手术的创伤、疼痛、预后；手术、麻醉意外的不确定性；经济承受能力及手术治疗过程及预后的担忧。

2. 皮肤压疮和肢体功能受损的评估：手术体位的摆放和术中体位的护理。

3. 术中体温保护。

4. 盆腔手术潜在感染的风险。

【手术步骤与配合】（表 2 - 6 - 4）

表 2 - 6 - 4   阴式子宫切除术手术步骤与配合

手术步骤	手术配合
1. 会阴部及阴道	递海绵钳夹持 0.5% 碘伏纱球消毒会阴部、阴道

续表

手术步骤	手术配合
2. 铺无菌手术巾	协助医生铺无菌单
3. 经尿道留置 14F 气囊尿管，排空膀胱内尿液	递 14F 气囊尿管，注射器抽取 10ml 生理盐水充盈气囊并连接引流袋
4. 固定小阴唇	递 9×24 角针 4# 线将小阴唇固定到无菌巾上
5. 距宫颈 1cm 阴道前壁膀胱沟下弧形切开至子宫颈两侧，深达子宫颈筋膜。沿宫颈向上钝性分离，上推膀胱及尿道，向后环形切开宫颈黏膜，下推直肠	递阴道拉钩和小 S 拉钩暴露术野。递组织钳牵拉宫颈，电刀切开，递组织剪钝性分离组织
6. 切断双侧宫骶主韧带	递血管钳 2 把钳住韧带，组织剪剪断韧带，用 11×17 圆针 7 号线缝扎，4# 线结扎
7. 切开膀胱腹膜反折及后穹隆，结扎双侧子宫动脉	递长解剖镊，长组织剪剪开反折，递长弯血管钳钳夹子宫动脉，再递 2 把长弯血管钳夹近子宫端，10# 刀切断，分别递 11×17 圆针 7# 线缝扎
8. 依次切断双侧阔韧带、圆韧带、卵巢固有韧带和输卵管	递长弯血管钳钳夹韧带，10# 刀切断，分别用 11×17 圆针 7# 线缝扎，4# 丝线结扎
9. 取出子宫，缝合残端	递长持针器 0# 圆针可吸收缝合线缝合阴道残端，清点纱布，纱巾，缝针
10. 冲洗术野，止血，必要时放置引流	递生理盐水冲洗，电刀止血或 4# 线缝扎，放置引流管

【护理评价】

1. 手术进行顺利，物品准备充分，三方核查按要求已严格执行。

2. 术中观察尿量、颜色正常。

3. 术中体位摆放合理，无神经损伤及肢体过度牵拉。

4. 术中未发生低体温。

5. 术中标本保管妥善。

6. 手术物品清点清楚完整，无遗漏。

7. 术后皮肤完整无异常。

8. 转运过程安全顺利。

【注意事项】

1. 术前一日访视患者，了解患者病情及基本身体情况，注意有无影响手术顺利进行的因素存在。

2. 注意保护患者隐私，患者入室后脱去病服时应有棉被遮挡，手术开始前手术区域也应加以覆盖。

3. 术中手术人员操作过程中避免压迫患者下肢，防止损伤腓总神经。

4. 术中巡回护士及时观察患者尿量、颜色，如发现有血尿立即报告手术医生。

5. 术中接触阴道宫颈的用物不得与器械台上其他用物交叉使用，以免污染清洁切口。

6. 术中标本妥善保管。

（蒋爱争　徐欣）

五、腹腔镜下全子宫切除术

腹腔镜下全子宫切除术是指在腹腔镜监视下将子宫周围的韧带、血管、阴道壁切断，将子宫切除后自阴道取出，然后缝合阴道残端的手术方法。与开腹全子宫切除术相比，其有明显的优势，包括住院时间短、术后疼痛轻、腹部切口小、恢复正常工作与生活快等。与单纯阴式子宫切除术相比，优势在于视野更加清晰，遇到困难阴式手术时，也避免了中转开腹手术的创伤。

【适应证】

子宫良性病变及早期子宫恶性肿瘤的患者。

【麻醉方式】

气管插管全身麻醉。

【手术切口】

1. 观察孔：脐缘。

2. 主操作孔：左侧麦氏点。

3. 辅助孔：与左侧麦氏点相对应处。

【手术体位】

膀胱截石位 + 头低臀高位。

【手术用物】

1. 敷料：敷料包、中单。

2. 器械：基础器械包、腔镜器械包、杯状举宫器。

3. 特殊用物：30°镜头、超声刀头、双极电凝钳、0$^{\#}$圆针可吸收缝合线、3 - 0 角针可吸收缝合线、6cm×7cm 敷料贴、24F T 型管、导尿包、医用无菌保护套、冲洗管。

4. 仪器设备：腹腔镜主机（包括摄像机、冷光源、电子气腹机）、超声刀主机、高频电刀主机。

【护理评估】

1. 患者情况

（1）年龄、体重、营养状况。

（2）既往史，手术史，过敏史，有无高血压等影响手术顺利的因素。

（3）外周静脉充盈度。

（4）术前患者禁食水情况。

（5）患者心理状态，焦虑、恐惧：对陌生环境，手术创伤、疼痛、麻醉意外的不确定性；经济承受能力和对手术治疗过程及预后的担忧。

2. 手术体位：皮肤完整性及肢体功能的评估。

3. 术中体温保护：身体暴露、覆盖不严、术中 CO_2 气腹及麻醉药物作用易产生术中低体温。

4. 隐私保护

（1）身体保护，患者入室后脱去病服时应在棉被下进行，手术开始前手术区域也应加以覆盖。

（2）心理保护，癌症患者麻醉前谈话不应提及与癌症相关话题。

5. 检查专科仪器设备备用情况。

【手术步骤与配合】（表 2 - 6 - 5）

表 2 - 6 - 5 腹腔镜下全子宫切除术手术步骤与配合

手术步骤	手术配合
1. 消毒腹部皮肤、会阴部及阴道	递海绵钳夹持 2% 碘酒、75% 乙醇纱球消毒腹部皮肤，递海绵钳夹持 0.5% 碘伏纱球消毒会阴部、阴道
2. 铺无菌手术巾	同腹会阴部手术铺单
3. 经尿道留置 14F 气囊尿管，排空膀胱内尿液	递 14F 气囊尿管，注射器抽取 10ml 生理盐水充盈气囊并连接引流袋
4. 准备腹腔镜器械，超声刀主机，高频电刀主机	检查、调节腹腔镜摄像系统、CO_2 气腹系统、连接超声刀，双极电凝
5. 做第 1 个切口，建立气腹，放置腹腔镜镜头进行观察	消毒脐部皮肤，两把提皮钳提起脐部，递 11# 刀切开皮肤，插入气腹针，连接气腹管，建立人工气腹，压力设置（10 mmHg ~14mmHg），打开冷光源。10mm Trocar 穿刺入腹腔，拔出 Trocar 芯，置入镜头
6. 在内镜监视下做第 2，3 个手术切口，置入 Trocar，做相应器械操作通道	递 11# 刀切开，分别递两个 5mm Trocar
7. 经阴道置入窥阴器撑开阴道，暴露宫颈。夹持宫颈前唇，消毒宫颈后探测子宫深度，置入举宫器	递窥阴器牵开阴道，暴露宫颈，递宫颈钳夹持宫颈前唇，递海绵钳夹持碘伏纱球消毒；递子宫探针探测子宫深度、递举宫器举宫
8. 切断双侧圆韧带、卵巢固有韧带（骨盆漏斗韧带）及阔韧带达宫颈内口水平，打开膀胱腹膜反折，下推膀胱	递分离钳、剪刀，递电凝钩、双极电凝钳、超声刀分离并切断
9. 打开双侧宫旁组织，切断双侧子宫血管	递分离钳、剪刀，递电凝钩、双极电凝钳、超声刀分离并切断
10. 切断主韧带及宫骶韧带，环形切断宫颈阴道穹窿处	递双极、超声刀切断；用电钩环形切开宫颈阴道穹窿处

续表

手术步骤	手术配合
11. 自阴道取出子宫，缝合阴道残端，放置引流管	递阴道拉钩（上叶、下叶）拉开阴道，取出子宫后，递 0# 圆针可吸收缝合线缝合阴道残端，放置 T 形引流管，湿纱巾填塞阴道
12. 在内镜下检查盆腔内有无脏器损伤或出血，冲洗并吸净腹腔血块和冲洗液	递冲吸器冲洗盆腔，检查手术野，出血处递双极电凝止血
13. 退出腹腔镜及手术器械，放出腹腔内 CO_2 气体，退出 Trocar	清点手术器械和物品数目。撤回腹腔镜及手术器械
14. 缝合并覆盖切口	递有齿镊、持针器夹持 3 - 0 角针可吸收缝切口，敷料贴覆盖切口

【护理评价】

1. 手术进行顺利，物品准备充分，三方核查按要求已严格执行。

2. 术中观察尿量、颜色正常。

3. 术中体位摆放合理，无神经损伤及肢体过度牵拉。

4. 术中未发生低体温。

5. 术中标本保管妥善。

6. 物品清点清楚完整无遗漏。

7. 术后皮肤完整无异常。

8. 转运过程安全顺利。

【注意事项】

1. 术前一日访视患者，了解患者病情及基本身体情况，注意有无影响手术顺利进行的因素存在。

2. 注意保护患者隐私，患者入室后脱去病服时应有棉被遮挡，手术开始前手术区域也应加以覆盖。

3. 术中手术人员及重物避免压迫患者下肢，防止损伤腓总神经。

4. 术中巡回护士及时观察患者尿量、颜色，如发现有血尿立即报告手术医生。

5. 术中接触阴道宫颈的用物不得与台上其他用物交叉使用，以免污染清洁切口。

6. 术中标本妥善保管，器械护士应与医生核对标本名称后，配合巡回护士及时装于标本袋并注明。

（蒋爱争 郝雪梅）

六、腹腔镜下广泛子宫切除 + 盆腔淋巴结清扫

宫颈癌是最常见的妇科恶性肿瘤，由于宫颈细胞学和高危型 HPV DNA（人类乳头瘤病毒）检测的普遍应用，使宫颈癌和癌前病变得以早发现、早治疗。宫颈癌早期是手术的适应证，广泛子宫切除 + 盆腔淋巴结清扫是治疗宫颈癌的有效术式，广泛子宫切除手术范围包括子宫及双附件、子宫旁（宫旁 3～4cm）、近端部分阴道组织。随着医疗技术的不断进步，腹腔镜手术技术的不断发展和完善，腹腔镜手术逐渐取代开腹手术，且具有创伤小、术中出血少、术后恢复快、并发症少等优点。

【适应证】

1. 宫颈癌 I b～II a 期患者。

2. 宫颈癌 I a 期中有脉管浸润、病灶融合者。

3. 子宫内膜癌 I 期及 II 期患者。

【麻醉方式】

气管插管全身麻醉。

【手术体位】

膀胱截石位 + 头低臀高位（双侧肩部以肩托固定）。

【手术切口】

1. 观察孔：脐缘。

2. 主操作孔：左侧麦氏点处。

3. 辅助孔：左侧麦氏点处相对应处。

4. 辅助孔：腹壁下动脉外侧、耻骨联合上 2cm 偏左处。

【手术用物】

1. 敷料：敷料包、中单。

2. 器械：宫颈癌根治基础器械、腔镜器械包、杯状举宫器。

3. 特殊用物：30°镜头、超声刀头、双极电凝钳、0#圆针可吸收缝合线、3-0 角针可吸收缝合线、6cm×7cm 敷料贴、24FT 型管、导尿包、医用无菌保护套、冲洗管。

4. 仪器设备：腹腔镜主机（包括摄像机、冷光源、电子气腹机）、超声刀主机、高频电刀主机。

【护理评估】

1. 患者情况

（1）一般情况：年龄、身高、体重、皮肤完整性。

（2）既往史、手术史、过敏史，有无高血压等影响手术顺利经行的因素。

（3）营养状况，有无贫血、脱水及电解质紊乱。

（4）外周静脉血管情况。

（5）术前准备及禁食水情况。

（6）焦虑、恐惧：对陌生的环境，手术创伤、疼痛、麻醉意外的不确定性；经济承受能力和手术治疗过程及预后的担忧。

2. 手术方式：确定手术方式，准备手术用物。

3. 手术体位：肢体功能情况。

4. 皮肤完整性。

5. 隐私保护

（1）身体保护，患者入室后脱去病服时应用棉被遮盖，手术开始前手术区域也应该加以覆盖。

（2）心理保护，癌症患者麻醉前谈话不应提及与癌症有关的话题。

6. 术中体温情况：身体暴露、覆盖不严、术中 CO_2 气腹及麻醉药物作用易产生术中低体温。

7. 专科仪器设备性能情况。

8. 特殊手术器械准备情况。

【手术步骤与配合】（表 2 - 6 - 6）

表 2 - 6 - 6 腹腔镜下广泛性子宫切除 + 盆腔淋巴结清扫手术步骤与配合

手术步骤	手术配合
1. 消毒腹部及下腹部皮肤、会阴部及阴道	递海绵钳夹持 2% 碘酒、75% 乙醇纱球消毒腹部皮肤，后递海绵钳夹持 0.5% 碘伏纱球消毒会阴部、阴道
2. 铺无菌手术巾	同腹会阴部手术铺单
3. 经尿道留置 14F 气囊尿管，排空膀胱内尿液	递 14F 气囊尿管，10ml 注射器抽吸生理盐水充盈气囊连接引流袋连接
4. 准备腹腔镜器械，超声刀主机，高频电刀主机	检查、调节腹腔镜摄像系统，CO_2 气腹系统，连接超声刀，双极电凝
5. 做第 1 个切口，建立气腹，放置腹腔镜镜头进行观察盆腔	消毒脐部皮肤，两把巾钳提起脐部，递 11# 刀切开，插入气腹针，连接气腹管，建立人工气腹，压力设置（10 ~ 14mmHg），打开冷光源。10mm Trocar 穿刺入腹腔，拔出 Trocar 芯，置入镜头
6. 在内镜监视下做第 2、3、4 个手术切口，置入 Trocar，做相应器械操作通道	递 11# 刀切开，分别递两个 5mm Trocar，1 个 10mm Trocar
7. 撑开阴道，暴露宫颈。消毒宫颈后置入子宫探针探测子宫深度，置入举宫器举宫	递窥阴器牵开阴道，显露宫颈；递宫颈钳夹持宫颈，递海绵钳夹持碘伏纱球消毒；递子宫探针探测子宫深度、递举宫器举宫
8. 探查腹盆腔	用腹腔镜镜头环视，探查
9. 切断双侧圆韧带、骨盆漏斗韧带及双侧阔韧带达宫颈内口水平，打开膀胱腹膜反折，下推膀胱	递分离钳、剪刀、递电凝钩、双极电凝钳、超声刀分离并切断
10. 盆腹腔淋巴结切除	递分离钳、超声刀打开右侧髂总血管鞘膜，超声刀依次清扫右侧髂总、髂外、腹股沟深、髂内、闭孔区脂肪淋巴结组织。同法清扫对侧各区淋巴结，标本按顺序标记

手术步骤	手术配合
11. 打开双侧宫旁组织，切断子宫动脉血管	递分离钳、剪刀、双极电凝、超声刀切断子宫动脉
12. 游离输尿管，打开双侧输尿管隧道	递分离钳、超声刀分离
13. 切断双侧骶主韧带，环形切断宫颈阴道，切除阴道在3cm以上	递双极、超声刀切断；用电钩环形切开宫颈阴道组织
14. 自阴道取出子宫及双附件，淋巴结组织，缝合阴道残端，放置引流管	递阴道拉钩（上叶、下叶）、拉开阴道，取出子宫后，递0#圆针可吸收缝合线缝合阴道残端，放置T形引流管，湿纱巾填塞阴道
15. 在内镜下检查盆腔内有无脏器损伤或出血，冲洗并吸净腹腔血块和冲洗液	递冲吸器冲洗盆腔，检查手术野，出血处递双极电凝止血
16. 退出腹腔镜及手术器械，放出腹腔内 CO_2 气体，退出 Trocar	清点手术器械和物品数目，撤回腹腔镜及手术器械
17. 缝合并覆盖切口	递有齿镊、持针器夹持3-0角针可吸收缝合线缝合切口，敷料贴覆盖切口

【护理评价】

1. 手术进行顺利，物品准备充分，三方核查按要求已严格执行。

2. 术中体位摆放合理，未造成神经损伤、肢体过度牵拉。

3. 各种管路连接妥善固定，术中输液、输血、给药方法、途径正确。

4. 术中标本保管妥善，名称标记清楚。

5. 术中未发生低体温。

6. 术后皮肤完整。

7. 物品清点清楚完整，无遗漏。

8. 专科仪器设备功能良好，未发生异常。

9. 术后物品补充、归位、处理妥善。

10. 转运过程安全顺利。

【注意事项】

1. 术前一日访视患者，了解患者病情及基本身体情况，注意有无影响手术顺利进行的因素存在。

2. 注意保护患者隐私，患者入室后脱去病服时应有棉被遮挡，手术开始前手术区域也应加以覆盖。

3. 注意患者心理保护，癌症患者麻醉前谈话不应提及与癌症有关的话题。

4. 术中手术人员及重物避免压迫患者下肢，防止损伤腓总神经。

5. 术中巡回护士及时观察患者尿量、颜色，如发现有血尿立即报告手术医生。

6. 术中接触阴道宫颈的用物不得与台上其他用物交叉使用，以免污染清洁切口。

7. 宫颈癌、卵巢癌手术，术中标本较多，器械护士应与医生核对标本名称后配合巡回护士及时装于标本袋并标注清楚。

8. 术中注意无瘤操作的原则，在操作过程中和消除气腹时要通过穿刺套管阀门排气，不要通过腹壁穿刺孔直接排气。以防止"烟囱效应"导致肿瘤转移。

（刘薇薇　蒋爱争）

七、开腹卵巢恶性肿瘤细胞减灭术

卵巢恶性肿瘤细胞减灭术，又称卵巢恶性肿瘤细胞缩减术（cytoreductive surgery，CRS）。目前，卵巢癌的治疗方法仍以手术为主、化疗为辅。在手术治疗恶性卵巢癌（Ⅱ期以上）时，尽可能切除肿瘤组织，使最大残留病灶直径不超过2cm，以利术后采用化疗达到长期缓解甚至根治的目的。手术范围包括全子宫、双附件、阑尾、大网膜及其他可切除的转移病灶，如欲达到成功的肿瘤减灭术时，可包括膀胱和肠道部分切除术。

【适应证】

卵巢癌。

【麻醉方式】

气管插管全身麻醉。

【手术切口】

腹部正中切口。

【手术体位】

仰卧位。

【手术用物】

1. 敷料：敷料包、中单。

2. 器械：基础器械包、妇科深部器械。

3. 特殊用物：23#刀片、10#刀片、0#圆针可吸收缝合线、1#丝线、4#丝线、7#丝线、30cm×40cm贴膜、24FT型引流管、24F乳胶引流管、电刀。

4. 仪器设备：高频电刀。

【护理评估】

1. 患者情况

（1）一般情况：年龄、身高、体重、皮肤完整性。

（2）既往史：有无高血压心脏病等影响手术顺利进行的因素。

（3）营养状况：有无贫血、脱水及电解质紊乱。

（4）外周静脉情况。

（5）焦虑、恐惧：对陌生的环境，手术的创伤、疼痛、预后；手术、麻醉意外的不确定性；经济承受能力及手术治疗过程及预后的担忧。

2. 手术方式：确定手术方式、手术部位，根据手术方式准备手术用物。

3. 皮肤压疮和肢体功能受损的评估：手术体位的摆放和术中体位的护理。

4. 术中体温保护：身体暴露、覆盖不严、手术野散热及麻醉药物作用易产生低体温。

【手术步骤与配合】（表 2 - 6 - 7）

表 2 - 6 - 7　开腹卵巢恶性肿瘤细胞减灭术手术步骤与配合

手术步骤	手术配合
1. 消毒腹部皮肤	海绵钳夹持 2% 碘酒、75% 乙醇纱球消毒腹部皮肤
2. 铺无菌手术巾，贴手术贴膜	协助医生常规铺单
3. 切皮，腹部纵切口，上至脐上 3 ~ 4cm 腹部正中切开，显露腹腔。	递 23# 刀片切开，干纱布拭血，电刀止血；递甲状腺拉钩牵开术野
4. 纵向切开腹白线，分离筋膜及肌肉	递电刀切开，血管钳分离，并钳夹出血点，丝线结扎或电凝止血
5. 切开腹膜，显露腹腔	递无齿镊，血管钳夹住腹膜，10# 刀划开一小口、电刀切开扩大，递切口保护垫直血管钳夹住腹膜切口边缘固定
6. 探查腹腔（包括肝、脾、胃、肠、腹膜、膀胱、大网膜等有无转移及粘连，以确认手术范围）及是否有腹水	递生理盐水给术者湿手进行探查，放置腹腔自动牵开器，充分显露腹腔；如发现有腹水，递小杯取出腹水并保留，如未发现腹水，递生理盐水冲洗，收集腹腔冲洗液
7. 切全子宫及双附件	递血管钳钳夹双侧子宫角，上提子宫
8. 切断双侧骨盆漏斗韧带	用手提出附件，递组织剪剪开骨盆漏斗韧带浆膜层，明确输卵管位置后递 3 把血管钳高位钳夹住韧带，10# 刀切断，11 × 17 圆针 7# 丝线交替缝扎
9. 切断两侧圆韧带	递组织钳提起圆韧带，2 把血管钳夹住圆韧带，11 × 17 圆针 7# 丝线缝扎，组织剪剪断
10. 切开阔韧带前叶，切开膀胱子宫反折腹膜，下推膀胱	递长镊，长组织剪分离后腹膜，切开阔韧带前叶
11. 切断两侧子宫动脉	递长血管钳夹子宫动脉、再递长血管钳 2 把钳夹近子宫端，10# 刀切断，近端 11 × 17 圆针 10# 丝线缝扎，远端 11 × 17 圆针 7# 丝线缝扎

手术步骤	手术配合
12. 切断双侧主韧带	递长血管钳钳夹、10#刀切断，11×17 圆针7#线缝扎
13. 切断双侧宫骶韧带	递长血管钳钳夹、10#刀切断，11×17 圆针7#线缝扎
14. 切断宫颈阴道穹窿处	组织钳钳夹穹窿处，递23#刀切断。递长镊或血管钳夹持乙醇纱布塞于阴道内，将子宫及接触宫颈的用物放于弯盘内，2%碘酒、75%乙醇棉球消毒残端，递1#圆针可吸收缝合线连续锁边缝合阴道残端
15. 切除大网膜	递血管钳分离，钳夹血管，组织剪剪断，4#丝线结扎
16. 主动脉旁淋巴结取样	递长镊，组织剪夹取淋巴结
（1）于髂血管处分离输尿管，防止其损伤	递长镊，直角钳、组织剪分离，递血管钳夹持牵引带穿过牵开输尿管，并用蚊氏钳牵引
（2）分离、显露髂动脉	递长镊、组织剪分离
（3）从右向左或从左向右依次清扫髂内、外，髂总动脉，腹主动脉，闭孔周围淋巴结（同样的方法清扫对侧），最后清扫骶区淋巴结	递四爪拉钩牵开显露术野，扁桃腺钳或者海绵钳夹取淋巴结，血管钳带1#丝线结扎；若遇大血管先递动脉拉钩牵开，将切除淋巴结依次交与巡回护士装好
17. 切除阑尾	递长镊、无齿海绵钳夹提阑尾，递6×17 圆针4#丝线缝阑尾荷包，无齿海绵钳夹住阑尾，电刀切除阑尾根部，收紧荷包，将阑尾及接触阑尾用物放于弯盘内
18. 于腹腔上、下放置引流管	递24FT形引流管，乳胶引流管，台下医生将T形引流管从阴道残端引出，同时取出阴道纱布
19. 冲洗腹腔，止血	递47℃生理盐水冲洗，电凝止血

手术步骤	手术配合
20. 关腹	关腹前清点器械、纱布、纱垫、缝针及特殊用物。更换未接触肿瘤的器械关闭腹腔。协助医生更换手套
21. 缝合切口	
（1）缝合腹膜	递血管钳提起腹膜，甲状腺拉钩显露术野；0[#]圆针可吸收缝合线连续缝合
（2）缝合筋膜	递 9×28 圆针 7[#]丝线间断缝合
（3）冲洗切口	递生理盐水冲洗，更换干纱巾，再次清点物品
（4）缝合皮下组织	递 9×28 圆针 1[#]丝线缝合皮下组织
（5）缝合皮肤并覆盖切口	递 9×28 角针缝合皮肤，敷料贴覆盖切口

【护理评价】

1. 手术进行顺利，物品准备充分，三方核查按要求已严格执行。

2. 术中体位摆放合理未造成神经损伤、肢体过度牵拉。

3. 术中输液、输血、给药方法、途径正确。

4. 各种管路连接通畅，妥善固定。

5. 术中各种标本保管妥善，名称标记清楚。

6. 术后皮肤完整，无压疮。

7. 手术物品清点清楚完整，无遗漏。

8. 转运过程安全顺利。

【注意事项】

1. 术前一日访视患者，了解患者病情及基本身体状况。与患者交谈，介绍手术及麻醉注意事项，解除患者焦虑恐惧心理，取得配合。

2. 注意患者隐私保护，患者进入手术室后脱去病服应用棉被加以遮挡，手术开始前手术区域也应加以覆盖。

3. 输液部位选择上肢充盈静脉，保证穿刺顺利。

4. 因术中为了暴露术野，会改变体位，应于患者膝关节上方放置约束带，固定患者，松紧合适，防止术中体位变化及约束方法不正确引起不安全因素。

5. 在剥离淋巴结时，易损伤血管，应备 5 – 0 Prolene。

6. 术中冰冻标本，由手术医生在术中取下标本，交给洗手护士，洗手护士及时交给巡回护士；巡回护士将标本放入容器，并贴上标签，立即与手术医生核对，无误后登记签名交给专职人员送病理科。

7. 手术结束嘱术者及时取出阴道内乙醇纱布。

（张静　刘薇薇）

参考文献

[1]李随芝,张全慧.全国第十届手术室护理学术交流暨专题讲座会议论文汇编(上),2006.

[2]魏革,刘苏君.手术室护理学[M].第3版.北京:人民军医出版社,2014.

[3]崔恒.卵巢癌的手术治疗[J].中国妇产科临床杂志,2001(04).

[4]刘新民,万小平,邹淑花.妇产科手术难点与技巧图解[M].北京:人民卫生出版社,2010.

[5]陶仁骥,王芳,李丽,等.密码学与数学[J].自然杂志,1984,7(7):527.

[6]张杰,汪晓玲.腹腔镜手术室护理实用技术手册[M].武汉:湖北科学技术出版社,2013,12.

[7]李胜云.手术室优质护理实践指南[M].郑州:郑州大学出版社,2012,10.

[8]高兴莲,田莳.手术室专科护士培训与考核[M].北京:人民军医出版社,2014,9.

[9].李胜云.手术室护理技术操作规范[M].郑州:郑州大学出版社,2013,6.

[10].袁琦,周俊英.图解妇科手术配合[M].北京:科学出版社,2015.

[11]郑卫红.宫腔镜下息肉电切术治疗子宫内膜息肉 126 例护理体会[J].山东医药,2007,47(23):122.

[12]尹洁,刘柳,洪祖军.宫腔镜电切术治疗子宫黏膜下肌瘤及子宫内膜息肉[J].中国微创外科杂志,2006,6(6):456-458.

[13]丁月红.宫腔镜下电切术与刮宫术治疗子宫内膜息肉不孕的疗效对比[J].当代医学,2013,(8):31-32.

[14]宋秀英.宫腔镜下电切术治疗子宫内膜息肉疗效观察[J].现代中西医结合杂志,2007,(7):19-20.

[15]金娜.96 例宫腔镜电切术治疗子宫内膜息肉异常子宫出血的临床效果[J].中国妇幼保健,2012,27(21).

第七节 颅脑外科手术配合

一、幕上肿瘤切除术

颅脑由大脑镰、小脑幕分隔成三个腔,小脑幕以上简称为幕上部分,发生在该部位的肿瘤称为幕上肿瘤。幕上的脑组织主要是大脑神经中枢,包括额、颞、顶、枕叶及边缘叶基底节,其发病率为幕下肿瘤的两倍,多见于成年人,以额叶肿瘤为主,肿瘤病理以脑膜瘤、神经上皮性肿瘤、颅咽管瘤等多见。

【适应证】

1. 大脑半球脑内及脑外的肿瘤。

2. 蝶鞍区肿瘤。

3. 第三脑室及侧脑室内的肿瘤。

【麻醉方式】

气管插管全身麻醉。

【手术切口】

根据肿瘤部位设计切口。

【手术体位】

1. 平卧位,额部、眉弓入路,主要为前颅凹肿瘤。

2. 仰卧头偏一侧，翼点、额颞部入路，主要为中颅凹肿瘤。

3. 侧卧位：颞叶肿瘤。

【手术用物】

1. 敷料：敷料包、中单。

2. 器械：基础器械包、显微器械包、电钻包、Mayfield 头钉、自动牵开器。

3. 特殊用物：23#刀片、11#刀片；5×12 硬膜针、11×17 圆针、9×28 皮针、0#丝线、1#丝线、4#丝线、7#丝线；50ml 注射器、10ml 注射器、输血器、脑科贴膜、双极电凝、单极电凝、明胶海绵、骨蜡、头皮夹、引流管、引流袋等。

4. 仪器设备：显微镜、开颅动力系统、双极电凝主机、Mayfield 头架、自体血回输机。

【护理评估】

1. 患者情况

（1）一般情况：年龄、身高、体重、皮肤完整性。

（2）既往史，有无高血压等影响手术顺利进行的因素。

（3）手术患者的神志，瞳孔对光反射及肢体活动情况。

（4）外周静脉血管情况。

（5）术前准备及禁食水情况。

（6）患者有无焦虑、恐惧、失眠情况。

2. 手术入路、部位、手术体位及手术标识情况。

3. 术中体温保护：身体暴露、覆盖不严、术中冲洗用水易产生术中低体温。

【手术步骤与配合】（表 2 - 7 - 1）

表 2 - 7 - 1　幕上肿瘤切除术手术步骤与配合

手术步骤	手术配合
1. 消毒术野皮肤	皮肤消毒前用棉球塞住外耳道，挤眼膏贴眼膜，递海绵钳夹持 2% 碘酒、75% 乙醇纱球消毒脱碘
2. 铺无菌手术巾	铺单，递手术薄膜协助贴膜

续表

手术步骤	手术配合
3. 头皮注射：沿切口每隔 2～3cm 做腱膜下注射	备 2% 利多卡因 20ml + 60ml 水配成 0.5% 的浓度，递 10ml 注射器、7 号长针头做皮下注射，固定吸引器（大号吸引器头）和双极电凝
4. 弧形切开皮肤、皮下及帽状腱膜	递 2 块干纱布铺于切口线两侧，递 23# 手术刀切开皮肤与帽状腱膜层，切口内出血点用双极电凝止血
5. 游离皮瓣	递 23# 手术刀片、骨膜分离器将皮瓣翻转，皮瓣外面用湿纱布垫覆盖，递头皮拉钩牵开，出血点递双极电凝止血
6. 骨瓣成形	递电动颅骨钻开颅，边钻边用注射器滴注盐水浸湿骨孔，骨蜡止血，递咬骨钳咬平骨窗边缘
7. 硬膜外止血及显微镜的准备	递双极电凝止血，更换中号吸引器头；递大脑棉片覆盖于硬脑膜外（6～7 个），保护脑组织；悬吊硬脑膜，套无菌显微镜套，如用支手托铺 2 块中单；备好各种型号的棉片和明胶海绵
8. 切开硬脑膜	更换手套，递脑膜钩钩起脑膜，11# 刀片切开，递脑膜剪剪开脑膜（钩 - 刀 - 剪 - 镊），暴露肿瘤部位，递脑棉片保护脑组织，双极电凝止血
9. 切除肿瘤	探查肿瘤并分离，更换细吸引器，递取瘤镊、双极电凝、显微剪刀切除肿瘤，有出血时用双极电凝和棉片压迫止血，取净肿瘤，创面用止血纱布或速即纱止血
10. 冲洗切口，硬膜外或硬膜下放置引流管	递引流管，血管钳协助放置，9 × 28 角针 4# 丝线固定
11. 彻底止血，缝合硬脑膜	清点缝针、脑棉、头皮夹，针头等，电凝止血，递 5 × 12 圆针 0# 丝线间断缝合

续表

手术步骤	手术配合
12. 骨瓣复位、关颅	递钛板和钉子或颅骨锁固定骨瓣；递无齿镊，11×17 圆针 7# 丝线和 4# 丝线间断缝合，9×28 角针缝合头皮，纱布覆盖切口

【护理评价】

1. 手术进行顺利，物品准备充分，三方核查按要求执行。

2. 术中体位摆放合理，未造成神经损伤、肢体过度外展。

3. 术中输血、输液、给药方法、途径正确。

4. 术中标本保管妥善，名称标记清楚。

5. 术后皮肤完整无异常。

6. 各种管路连接通畅，固定妥善。

7. 手术物品清点清楚完整，无遗漏。

8. 护理文书记录清楚、工整、详细。

9. 转运过程安全顺利。

【注意事项】

1. 术前一日访视患者，了解患者病情及基本身体状况。

2. 输液部位选择上肢充盈静脉，保证穿刺顺利。

3. 术前为患者上眼膏，保持角膜湿润，避免干燥损伤角膜。

4. 妥善保管好术中取出的标本，因脑肿瘤标本少而小，易丢弃或遗失。

5. 术中如果需要调整体位，应口头复述确定后实施。

6. 长时间手术患者做好压疮防护。

7. 根据手术要求调节双极电凝镊功率大小及滴水速度，以保持有效电凝。

(白俊超　刘凤)

二、经鼻蝶入路垂体瘤切除术

垂体腺瘤是发生在腺垂体的良性肿瘤，是常见肿瘤之一。垂体位于脑下方，形状如豌豆分泌的激素既作用于人体，又激发其他腺体产生激素，它可分为分泌性腺瘤和无分泌性腺瘤；垂体瘤的治疗一般以手术为主，辅以放射和药物治疗，手术分为经颅手术和经蝶窦手术两种，随着科学技术的进步，经蝶窦切除垂体瘤已广泛应用于临床，经鼻蝶切除垂体瘤具有手术和麻醉时间短、病人损伤小、恢复快、住院时间缩短、费用少、并发症少等优点，已成为垂体瘤的首选方法。

【适应证】

1. 垂体微腺瘤。

2. 大型垂体腺瘤，但瘤体位于鞍内，并向蝶窦内侵犯。

3. 大型垂体腺瘤体主要位于鞍内，鞍上扩展部分不呈哑铃形。

【麻醉方式】

气管插管全身麻醉。

【手术切口】

右鼻孔。

【手术体位】

仰卧位，头后仰30°。

【手术用物】

1. 敷料：敷料包、中单。

2. 器械：基础器械包、经蝶窦入路特殊器械、磨钻。

3. 特殊用物：11#刀片、9×28皮针、7#丝线、50ml注射器、脑科贴膜、双极电凝、明胶海绵、骨蜡、显微镜套、凡士林油纱条、止血纱布。

4. 仪器设备：显微镜、开颅动力系统。

【护理评估】

1. 患者情况

（1）一般情况：年龄、身高、体重、皮肤完整性。

（2）既往史，有无高血压等影响手术顺利进行的因素。

（3）手术患者的神志，瞳孔对光反射及肢体活动情况。

（4）外周静脉血管情况，四肢肢端肥大情况。

（5）术前准备及禁食水情况。

（6）患者有无焦虑、恐惧、失眠情况。

2. 手术入路、部位、手术体位及手术标识情况。

3. 术中体温保护：身体暴露、覆盖不严、术中冲洗水易产生术中低体温。

【手术步骤与配合】（表 2 - 7 - 2）

表 2 - 7 - 2 经鼻蝶入路垂体瘤切除术手术步骤与配合

手术步骤	手术配合
1. 手术野皮肤消毒	递 0.5% 碘伏纱球消毒面部，稀释的碘伏棉签消毒鼻孔上至发际，下至下颌角下缘，两侧至耳廓前缘
2. 消毒鼻腔	递枪状镊夹持 1% 利多卡因 + 盐酸肾上腺素所浸湿的棉片使鼻黏膜收缩
3. 准备显微镜	器械护士与巡回护士一起套好显微镜无菌套，保持无菌
4. 切开右鼻孔内和鼻小柱的皮肤做 L 形切口	递枪状镊、11# 刀片切开鼻腔皮肤，递双极电凝止血
5. 分离蝶窦前壁，鼻扩张器撑开	递鼻中隔分离器沿骨膜下分离鼻中隔软骨右侧的黏膜，在骨性鼻中隔向左推软骨，剥离子黏膜下向深部分离，大小适宜的鼻扩张器撑开切口
6. 切除梨状骨和筛骨垂直板后，鼻扩张器达到蝶窦前壁	保留切割骨片，留作修补鞍底用
7. 扩大蝶窦开口	递微型咬骨钳和磨钻，磨出骨窗
8. 切开硬脑膜	递枪状镊、11# 刀切开硬脑膜，露出垂体或突出于垂体
9. 切除肿瘤组织	递各种型号刮圈和取瘤镊夹取肿瘤组织，递双极电凝止血，手术野冲洗盐水，递吸引器吸取柔软肿瘤，将明胶海绵剪成细长条状填塞创面止血

续表

手术步骤	手术配合
10. 重建鞍底	递明胶海绵或止血纱布止血、肌肉块填充鞍内空腔，递鼻中隔骨片嵌入鞍底骨窗以重建鞍底
11. 填塞鼻腔	递凡士林纱布或碘仿纱条填塞鼻腔

【护理评价】

1. 手术进行顺利，物品准备充分，三方核查按要求执行。

2. 术中输血、输液、给药方法、途径正确。

3. 术中尿量正常，无尿崩情况。

4. 术中标本保管妥善，名称标记清楚。

5. 术后皮肤完整无异常。

6. 各种管路连接通畅，固定妥善。

7. 手术物品清点清楚完整，无遗漏。

8. 护理文书记录清楚、工整、详细。

9. 转运过程安全顺利。

【注意事项】

1. 术前一日访视患者，了解患者病情及基本身体状况。

2. 术中用于消毒鼻腔的棉片和器械应视为污染物，洗手护士应该妥善保管。

3. 整个手术过程中应保持双极电凝头端干净，及时用湿纱布擦洗，禁用刀片刮，不能拧擦，以免影响电凝效果。

4. 固定气管插管时，胶布应远离鼻腔，减少感染。

5. 手术部位较深，需备好细长棉条和精细棉片，撤回脑棉时要保证数量的准确及形状的完整。

（白俊超　刘凤）

三、脑室镜辅助下三脑室造口术

第三脑室位于间脑中央，为左右间脑之间的矢状窄隙，前方借室间孔与侧脑室相通，后方与第四脑室相通。三脑室造口术是内镜治疗脑积水的代表术式，属微创神经外科重要技术之一，它对组织损伤小，缩短手术时间，可直视观察手术野和病变，避免颅内或脑内操作的盲目性，减少住院费用，加快患者术后康复。

【适应证】

1. 导水管狭窄梗阻性脑积水。

2. 松果体区及颅后窝占位引起的梗阻性脑积水。

3. 禁忌行脑室 – 腹腔分流的患者，如腹水、腹腔感染等。

【麻醉方式】

气管插管全身麻醉。

【手术切口】

1. 额部切口。

2. 枕部切口。

【手术体位】

仰卧位，头稍垫高。

【手术用物】

1 敷料：敷料包、中单。

2. 器械：基础器械包、脑室镜器械、开颅钻。

3. 特殊用物：23#刀片，11#刀片，5×12 硬膜针，11×17 圆针，9×28 皮针，0#丝线，1#丝线，4#丝线，7#丝线，1ml、10ml、20ml 注射器，输血器，脑科贴膜，腔镜套，双极电凝，明胶海绵，骨蜡，温盐水，光导线，30°镜头，扩张球囊。

4. 仪器设备：STORZ 内镜显示屏、开颅动力系统。

【护理评估】

1. 患者情况

（1）一般情况：年龄、身高、体重、皮肤完整性。

（2）既往史，有无高血压等影响手术顺利进行的因素。

（3）手术患者的神志，瞳孔对光反射及肢体活动情况。

（4）外周静脉血管情况。

（5）术前准备及禁食水情况。

（6）患者有无焦虑、恐惧、失眠情况。

2. 手术入路、部位、手术体位及手术标识情况。

3. 术中体温保护：身体暴露、覆盖不严、术中冲洗用水易产生术中低体温。

【手术步骤与配合】（表2-7-3）

表2-7-3　脑室镜辅助下三脑室造口术手术步骤与配合

手术步骤	手术配合
1. 手术野皮肤消毒	递海绵钳夹持2%碘酒、75%乙醇纱球消毒术野皮肤，上至眉弓、下至颈肩部，两侧至耳廓后缘
2. 铺无菌手术巾	
3. 准备脑室镜器械，电钻主机，双极电凝主机	检查、调节脑室镜摄像系统，连接电钻，双极电凝
4. 切开皮肤、硬脑膜	递23#刀片切开皮肤，双极电凝止血，颅骨钻钻孔约1.5cm，骨蜡止血；递11#刀片十字切开硬脑膜，递双极电凝灼烧脑皮质表面血管
5. 穿刺脑室	递穿刺针穿刺侧脑室，角度略偏中线
6. 置入脑室镜	递脑室镜穿刺鞘，按穿刺针的角度和深度穿刺入侧脑室，鞘内插入脑室镜探查脑室
7. 寻找室间孔	用37℃生理盐水持续低流速冲洗脑室，保持术野清晰及一定的脑室灌注压，寻找室间孔将脑室镜经室间小心进入第三脑室
8. 第三脑室	缓慢移动脑室镜，寻找三脑室内的解剖标志，在乳头体与漏斗隐窝之间为脚间窝，可见此处明显变薄且淡蓝的膜，其下可见搏动的基底动脉此处为造口部位

手术步骤	手术配合
9. 探查第三脑室	缓慢移动脑室镜,寻找三脑室内的解剖标志,在乳头体与漏斗隐窝之间为脚间窝,可见此处明显变薄且淡蓝的膜,其下可见搏动的基底动脉此处为造口部位
10. 第三脑室底造口	选择双侧乳头体前方三角区最薄弱处无血管区造口,递双极电凝烧灼,脑室镜下显微剪剪一小口再以电凝灼烧扩大瘘口至0.4~0.5cm,以37℃生理盐水冲洗瘘口
11. 退出内镜	检查有无出血,将脑室充满37℃生理盐水预防气颅及脑皮质坍塌出血,将镜鞘及脑室镜一并退出
12. 逐层关闭切口	递明胶海绵置入穿刺道,清点棉片、缝针、针头等,递11×17圆针缝合帽状腱膜,9×28角针缝合头皮,纱布覆盖切口包扎

【护理评价】

1. 手术进行顺利,物品准备充分,三方核查按要求执行。
2. 术中体位摆放合理,未造成神经损伤、肢体过度外展。
3. 术中输血、输液、给药方法、途径正确。
4. 术中标本保管妥善,名称标记清楚。
5. 术后皮肤完整无异常。
6. 各种管路连接通畅,固定妥善。
7. 手术物品清点清楚完整,无遗漏。
8. 护理文书记录清楚、工整、详细。
9. 转运过程安全顺利。

【注意事项】

1. 术前一日访视患者,了解患者病情及基本身体状况。
2. 输液部位选择上肢充盈静脉,保证穿刺顺利。

3. 如脑室镜不用时，光源切忌对着人或纱布。

4. 温生理盐水切勿中途中断，以防空气进入颅内。

5. 如用医用胶，切勿用吸引器头吸，以防堵塞吸引器头。

6. 术毕，脑室内充满温盐水液，以防术后脑部塌陷致硬脑膜下出血。

（白俊超　刘凤）

四、面肌痉挛微血管减压术

面肌痉挛微血管减压术是治疗原发性面肌痉挛的首选方案，它是通过显微手术解除颅内微血管对颅神经的压迫，从而解除患者痛苦，即在全麻气管插管下行侧卧位，于耳后发际内 0.5cm 做一切口，常规进入颅腔后使用显微镜和显微器械操作，在责任血管和神经根部之间插入绝缘材料 Teflon 棉，以解除神经受血管压迫而引起的一系列症状。

【适应证】

1. 面肌痉挛发作频繁而严重者，影响日常生活者。

2. 经其他方法治疗不理想者。

【麻醉方式】

气管插管全身麻醉。

【手术切口】

乳突根部横切口。

【手术体位】

侧卧位。

【手术用物】

1. 敷料：敷料包、中单。

2. 器械：基础器械包、显微器械。

3. 特殊用物：23#刀片、11#刀片、5×12 硬膜针、11×17 圆针、9×28 皮针、0#丝线、1#丝线、4#丝线、7#丝线、50ml 注射器、脑科贴膜、双极电凝、单极电凝、明胶海绵、电钻、骨蜡、

Teflon 棉。

4. 仪器设备：开颅动力系统、显微镜、双极主机、单极主机。

【护理评估】

1. 患者情况

（1）一般情况：年龄、身高、体重、皮肤完整性。

（2）既往史，有无高血压、心脏病等影响手术顺利进行的因素。

（3）营养状况。

（4）外周静脉血管情况。

（5）术前准备及禁食水情况。

（6）焦虑、恐惧、失眠情况。

2. 手术方式：确定手术部位、手术方式、根据手术准备用物。

3. 手术体位：肢体功能情况。

4. 隐私保护：身体暴露、覆盖不严、术中冲洗水易产生术中低体温。

5. 核查手术部位及标识。

6. 仪器设备性能良好。

7. 特殊手术器械准备情况。

【手术步骤与配合】（表2-7-4）

表2-7-4　颅内神经血管减压术手术步骤与配合

手术步骤	手术配合
1. 手术野皮肤消毒	递海绵钳夹持 2% 碘酒、75% 乙醇纱球消毒术野皮肤，上至眉弓、下至颈肩部，两侧至耳廓后缘
2. 铺无菌手术巾	协助医生铺单
3. 切开皮肤及皮下组织	递23#刀片切开皮肤 3 ~ 4cm，递单极电凝切开枕下肌肉直达枕骨并止血
4. 做约 2 ~ 3cm 的骨窗，其上方暴露横突下缘、外侧显露乙状窦内缘	递乳突牵开器牵开术野，递骨膜剥离子分离骨膜，递电钻钻孔，递鸭嘴咬骨钳扩大，骨蜡止血

续表

手术步骤	手术配合
5. 切开硬脑膜，止血	递 11# 刀片、硬膜剪、硬膜镊将硬脑膜 "T" 形剪开，递 5×12 圆针、4-0 线悬吊硬膜，出血点递双极充分止血
6. 分离蛛网膜	上显微镜，递脑压板牵开小脑半球，递显微剪分离蛛网膜，递吸引器吸除脑脊液，显露前庭神经和面神经的起始段，观察其与周围血管的关系
7. 分离血管	递吸引器头和显微剥离子游离血管，递显微剪剪开血管蛛网膜，双极止血
8. 填充 Teflon 棉	递显微剥离子把血管与面神经根起始段分开，递不同大小的 Teflon 置于血管和面神经根之间，彻底止血后地塞米松盐水冲洗
9. 缝合硬脑膜	清点缝针、棉片，递 5×12 圆针 0# 丝线缝合
10. 缝合筋膜	递 11×17 圆针 4# 丝线间断缝合
11. 缝合皮肤，覆盖伤口	递 9×28 角针 1# 丝线缝合皮肤，消毒后用纱布覆盖切口

【护理评价】

1. 手术进行顺利，物品准备充分，三方核查按要求执行。
2. 术中体位摆放合理，未造成神经损伤。
3. 术中输液、给药方法、途径正确。
4. 术后皮肤完整无异常。
5. 各种管路连接通畅，固定妥善。
6. 手术物品清点清楚完整，无遗漏。
7. 护理文书记录清楚、工整、详细。
8. 仪器设备功能良好，未发生异常。
9. 术后物品补充、归位、处理妥善。
10. 转运过程安全顺利。

【注意事项】

1. 术前一日访视患者，了解患者病情及基本身体状况。

2. 输液部位选择上肢充盈静脉，保证穿刺顺利。

3. 整个手术过程中应保持双极电凝头和单极电凝头端干净，及时用湿纱布擦洗，禁用刀片刮，不能拧擦，以免影响电凝效果。

4. 如遇横窦出血，切勿传递显微棉片，以大棉片为宜。

5. 如遇气房打开，术中用过的器械视为污染。

（白俊超　刘凤）

五、脑室腹腔分流术

脑室腹腔分流术是把一组带单向阀门的分流装置置入体内，将脑脊液从侧脑室引流到腹腔，由腹膜吸收，从而达到疏通脑积水的目的。它是目前治疗脑积水最有效的方法之一，具有创伤小、手术方法多样，操作简单、快速以及效果立竿见影等优点。

【适应证】

1. 先天性脑积水。

2. 梗阻性脑积水。

3. 交通性脑积水。

【麻醉方式】

气管插管全身麻醉。

【手术切口】

额角切口或枕角切口。

【手术体位】

仰卧位，头偏向一侧，肩部垫高。

【手术用物】

1. 敷料：敷料包、中单 2 块。

2. 器械：基础器械包、脑室腹腔分流通条、开颅钻。

3. 特殊用物：23#刀片、11#刀片；5×12圆针、11×17圆针、9×28角针；0#丝线、1#丝线、4#丝线、7#丝线；50ml注射器；脑科贴膜；双极电凝；明胶海绵；骨蜡。

4. 仪器设备：开颅动力系统、双极电凝主机。

【护理评估】

1. 患者情况

（1）一般情况：年龄、身高、体重、皮肤完整性。

（2）既往史，有无高血压等影响手术顺利进行的因素。

（3）营养状况，有无贫血、脱水及电解质紊乱。

（4）外周静脉血管情况。

（5）术前准备及禁食水情况。

（6）焦虑、恐惧、失眠情况。

2. 手术方式：确定手术部位、手术方式、根据手术式准备用物。

3. 手术体位：肢体功能情况。

4. 术中体温保护：身体暴露、覆盖不严、术中冲洗用水易产生术中低体温。

5. 核查手术部位及标识。

【手术步骤与配合】（表2-7-5）

表2-7-5 脑室腹腔分流术手术步骤与配合

手术步骤	手术配合
1. 皮肤消毒，铺巾，贴脑科贴膜	皮肤消毒前用棉球塞住外耳道，挤眼膏贴眼膜，递海绵钳夹持2%碘酒、75%乙醇纱球消毒
2. 铺无菌手术巾	铺单，递手术薄膜，协助贴膜
3. 连接吸引器管和双极电凝	递2把组织钳固定吸引器（大号吸引器头）和双极电凝
4. 弧形切开皮肤、皮下及帽状腱膜	递2块干纱布铺于切口线两侧，递23#手术刀切开皮肤与帽状腱膜层，切口内出血点用双极电凝止血

续表

手术步骤	手术配合
5. 颅骨钻孔	递电动颅骨钻钻孔,骨蜡止血,递咬骨钳咬平骨窗边缘
6. 脑室穿刺,置入导管	用带金属导丝的脑室管通过硬膜孔穿刺入右侧脑室前角,剪取适当长度导管,与储液器底座连接
7. 将储液器底座放入颅骨钻孔内,将阀门近端与储液器出口和导管相接	递储液器底座,递阀门
8. 金属通条分离皮下隧道,安装腹腔导管	皮肤隧道较长,可分2到3次打通。递23#刀片,第一个切口在乳突下方,第二个切口在锁骨下,第三个切口在腹剑突下。用钝头金属探子,分段通过皮下深层分离,制成一皮下隧道腹腔导管上端与阀门相接
9. 固定管腔	圆针1#丝线固定
10. 关腹	递无齿镊,11×17圆针4#丝线和1#丝线缝合
11. 缝合筋膜、皮下组织	递11×17圆针4#丝线间断缝合
12. 缝合皮肤,覆盖伤口	递9×28角针1#丝线间断缝合,纱布覆盖,绷带包扎

【护理评价】

1. 手术进行顺利,物品准备充分,三方核查按要求执行。

2. 术中体位摆放合理,未造成神经损伤。

3. 术中输液、给药方法、途径正确。

4. 术后皮肤完整无异常。

5. 各种管路连接通畅,固定妥善。

6. 手术物品清点清楚完整,无遗漏。

7. 护理文书记录清楚、工整、详细。

8. 转运过程安全顺利。

【注意事项】

1. 术前一日访视患者,了解患者病情及基本身体状况。

2. 输液部位选择上肢充盈静脉，保证穿刺顺利。

3. 无菌要求高，术中绝对保持无菌，用庆大霉素盐水冲洗切口及浸泡分流管。

4. 使用电钻时，保持周围无脑棉及纱布，以防卷入其中。

（白俊超　刘凤）

六、皮质脑电图监测下癫痫灶切除术（前颞叶切除）

癫痫是神经外科常见疾病，是一组临床综合征，具有突发性、反复性和暂时性的特点。患者不能正常地生活和工作，影响了身心健康，对于使用药物难以控制的某些局限性病灶癫痫，可采用手术切除病灶治疗，但术中能否准确切除病灶范围，是治疗癫痫成败的关键，利用皮层脑电监测行病灶切除，是一种可靠依据。

【适应证】

药物难治性癫痫。

【麻醉方式】

气管插管全身麻醉。

【手术切口】

额颞部弧形切口。

【手术体位】

仰卧位头偏一侧，床头抬高于心脏水平面以上。

【手术用物】

1. 敷料：敷料包、大包布两块。

2. 器械：脑科基础器械包、显微器械、双极电凝镊、单极电凝镊。

3. 特殊用物：23#刀片、11#刀片；5×12硬膜针、11×17圆针、9×28皮针；0#丝线、1#丝线、4#丝线、7#丝线；50ml、20ml、10ml注射器；脑科贴膜；明胶海绵、骨蜡、头皮夹、皮层电极、深部电极、电极导线、开颅钻。

4. 仪器设备：显微镜、开颅动力系统、自体血回输机、单极、双极电凝主机、脑电图监测仪。

【护理评估】

1. 手术患者的神志，瞳孔对光反射及肢体活动情况。
2. 患者有无头痛、恶心呕吐、烦躁不安等症状。
3. 患者有无情绪紧张、焦虑、失眠等情况。
4. 患者的皮肤状况：有无压红、压疮，术前备皮是否合格。
5. 手术入路、部位、手术体位及手术部位标识是否正确。
6. 各种专科仪器设备的功能是否良好。
7. 特殊手术器械是否准备齐全。
8. 患者有无高血压病史，术前血压是否平稳。

【手术步骤与配合】（图 2 - 7 - 6）

表 2 - 7 - 6　皮质脑电图监测下致痫灶切除术（前颞叶切除）
手术步骤与配合

手术步骤	手术配合
1. 皮肤消毒，铺巾，贴脑科贴膜	递海绵钳夹持 2% 碘酒、75% 乙醇纱球消毒，铺单，递手术薄膜协助贴膜
2. 连接仪器设备	递电刀、双极电凝、吸引器及电极导线
3. 头皮注射：沿切口每隔 2 ~ 3cm 做腱膜下注射	递 2% 利多卡因 20ml + 60ml 水配成 0.5% 浓度的溶液，递 10ml 注射器、7# 长针头做皮下注射
4. 弧形切开皮肤、皮下及帽状腱膜	递 2 块干纱布铺于切口线两侧，递 23# 手术刀切开皮肤与帽状腱膜层，递头皮夹钳夹切缘止血，切口内出血点用双极电凝止血
5. 游离皮瓣	递 23# 手术刀片、骨膜分离器将皮瓣翻转，皮瓣外面用盐水纱布垫覆盖，用头皮拉钩牵开，电凝止血
6. 骨瓣成形	递电动颅骨钻开颅，边钻边用注射器滴注盐水浸湿骨孔，骨蜡止血，递咬骨钳咬除蝶骨嵴深部，并咬除颞骨鳞部的下缘直达颅中窝

续表

手术步骤	手术配合
7. 硬膜外止血及显微镜的准备	递双极电凝，止血，递中号吸引器头；递大脑棉片覆盖于硬脑膜外，保护脑组织；悬吊硬脑膜，套无菌显微镜套，如用支手托铺 2 块中单；备好各种型号的棉片和明胶海绵
8. 切开硬脑膜	递脑膜钩钩起脑膜，11#刀片切开，脑膜剪剪开脑膜（钩 – 刀 – 剪 – 镊），肉眼观察颞叶表面有无异常病变，电凝止血
9. 放置脑电极，确定颞叶切除范围	递皮层电极依次置于额叶下部及颞上、中、下回并进行描记，同时用深部电极描记杏仁核和海马有无棘波发放，根据描记结果，确定颞叶切除范围
10. 按顺序切除颞叶	首先切开大脑外侧裂的蛛网膜，将额叶与颞叶分开，向前至蝶骨，向下至颅中窝底，向后至海马沟回前端。然后从颞下外侧缘向上横断切开颞叶皮质至颞叶中回，切断颞叶的上、中、下回。递脑压板牵开脑组织，直向内切开颞叶白质，进入侧脑室下角。继续切开梭状回达侧副沟为止。分开大脑外侧裂和颞叶岛盖显露岛叶，将颞叶向外侧牵开，充分暴露海马脚，递双极电凝切开脑组织达脑室壁，直达下角尖为止。经杏仁核中央将其切开沿脉络丛外侧从后向前切开海马，暴露出海马回的上表面，在海马和海马旁回的后部，于冠状位将海马尖端之后的海马横行切断，提起海马旁回横切直达小脑幕为止，创面递速即纱止血
11. 术毕深部电极描记	如有异常脑电发放，再行切除
12. 冲洗切口，硬膜外或硬膜下放置引流管	递引流管，血管钳协助放置，9 × 28 角针 4#丝线固定

手术步骤	手术配合
13. 彻底止血，缝合硬脑膜	清点缝针、脑棉、头皮夹、针头等，递双极电凝止血，5×12 圆针 $0^{\#}$ 丝线间断缝合
14. 骨瓣复位、缝合颞肌和筋膜	递钛板和钉子或颅骨锁固定骨瓣；递无齿镊，11×17 圆针 $7^{\#}$ 线和 $4^{\#}$ 线间断缝合
15. 缝合皮下组织	递乙醇纱球消毒切口皮肤，11×17 圆针 $4^{\#}$ 丝线间断缝合
16. 缝合皮肤，覆盖切口	递 10×34 角针 $1^{\#}$ 丝线间断缝合，纱布覆盖，绷带包扎

【护理评价】

1. 手术进行顺利，物品准备充分，三方核查按要求已严格执行。

2. 手术体位摆放合理，未造成神经损伤、肢体过度牵拉。

3. 术中未发生体温异常。

4. 术中输液、输血、给药方法、途径正确。

5. 术中各种标本保管妥善，名称标记清楚。

6. 术后皮肤完整无异常。

7. 各种管路连接通畅，固定妥善。

8. 手术物品清点清楚完整，无遗漏。

9. 护理文书记录清楚、工整、详细。

10. 转运过程安全顺利。

【注意事项】

1. 术前一日访视患者，了解患者病情及基本身体状况。

2. 输液部位选择上肢充盈静脉，保证穿刺顺利。

3. 妥善保管皮层和深部电极，及时擦拭，动作轻柔，稳妥放置电极导线，严防锐利器械划伤或重物挤压电极。

4. 脑电图监测仪尽可能避免与其他仪器、设备共用一个电源，以免造成对电极的干扰，影响监测效果。

5. 皮肤消毒前用棉球堵塞两侧外耳道，防止消毒液流入。

6. 术中密切观察患者尿量变化，保持适宜的输液速度。

7. 根据手术要求调节双极电凝镊功率大小及滴水速度，以保持有效电凝。

（白俊超 刘凤）

七、颅内血肿清除术

颅内血肿是由于创伤或脑血管病等原因，当脑内或硬膜外的血管破裂之后，血液集聚于脑内或者硬膜外形成血肿块，对脑组织产生压迫，是颅脑损伤中常见且严重的继发性病变。随着科学技术的不断发展，颅内血肿清除的手术方式逐步微创化，例如：脑窥镜下脑内血肿清除术，无框架立体定向引导下脑内血肿清除术，导航引导下脑内血肿清除术等。但是，成形骨瓣开颅术对仪器设备没有特殊要求，方便迅速开颅，仍然是神经外科最常规的术式。

【适应证】

1. 外伤性硬膜下血肿。

2. 脑血管意外或畸形。

3. 高血压脑出血。

【麻醉方式】

气管插管全身麻醉。

【手术切口】

根据血肿部位确定。

【手术体位】

仰卧位或侧卧位。

【手术用物】

1. 敷料：敷料包、中单2块。

2. 器械：基础器械包、脑科补充器械包、头钉、头架。

3. 特殊用物：23#刀片、11#刀片；5×12硬膜针、11×17圆针、9×28皮针；0#丝线、1#丝线、4#丝线、7#丝线；50ml、

20ml、10ml 注射器；脑科贴膜；双极电凝、单极电凝；明胶海绵、骨蜡。

4. 仪器设备：显微镜、开颅动力系统、自体血回输机、单极、双极电凝主机。

【护理评估】

1. 患者情况

（1）一般情况：年龄、身高、体重、皮肤完整性。

（2）既往史，有无高血压等影响手术顺利进行的因素。

（3）手术患者的神志，瞳孔对光反射及肢体活动情况。

（4）外周静脉血管情况。

（5）术前准备及禁食水情况。

（6）患者有无焦虑、恐惧、失眠情况。

2. 手术入路、部位、手术体位及手术标识情况。

3. 术中体温保护：身体暴露、覆盖不严、术中冲洗用水易产生术中低体温。

4. 各种仪器设备性能情况。

5. 特殊手术器械准备情况。

【手术步骤与配合】（表 2 - 7 - 7）

表 2 - 7 - 7 颅内血肿清除术手术步骤与配合

手术步骤	手术配合
1. 皮肤消毒，铺巾，贴脑科贴膜	皮肤消毒前用棉球塞住外耳道，挤眼膏贴眼膜，递海绵钳夹持 2% 碘酒、75% 乙醇纱球消毒，铺单，协助贴膜
2. 头皮注射：沿切口每隔 2~3cm 做腱膜下注射	备 2% 利多卡因 20ml + 60ml 生理盐水配成 0.5% 的浓度，递 10ml 注射器、7# 长针头做皮下注射，固定吸引器（大号吸引器头）和双极电凝
3. 弧形切开皮肤、皮下及帽状腱膜	递 2 块干纱布铺于切口线两侧，递 23# 手术刀切开皮肤与帽状腱膜层，递头皮夹钳夹切缘止血，切口内出血点用双极电凝止血

续表

手术步骤	手术配合
4. 游离皮瓣	递23#手术刀片、骨膜分离器将皮瓣翻转，皮瓣外面用盐水纱布覆盖，递头皮拉钩牵开，递电凝止血
5. 打开颅骨	递电动颅骨钻钻孔，铣刀开骨瓣，骨动力使用过程中要用注射器不断滴注盐水浸湿骨缘，骨蜡止血，递咬骨钳咬平骨窗边缘
6. 游离骨瓣	递湿纱布保护骨瓣，递吸引器头吸出血块，递剥离子分离血块和硬脑膜，止血后关颅
7. 打开硬膜	硬脑膜下血肿，递脑膜钩钩起脑膜，11#刀片切开，脑膜剪剪开脑膜，递双极电凝止血，更换中号吸引器头，递大脑棉片覆盖于硬脑膜，保护脑组织，套无菌显微镜套，备好各种型号的棉片和明胶海绵
8. 清除血肿	浅部血肿随即用吸引器吸掉，深部血肿需要根据影像资料和穿刺定位，切开2~3cm的脑皮质，递脑压板和吸引器按逐渐向脑深部分离，直达血肿腔内，清除血肿
9. 彻底止血，放置引流管	递引流管，血管钳协助放置，9×28角针4#丝线固定
10. 缝合硬脑膜	清点缝针、脑棉、头皮夹，针头等，递双极电凝止血，5×12圆针0#丝线间断缝合
11. 固定骨瓣	根据病情决定是否需要还原骨瓣
12. 缝合颞肌和筋膜	递无齿镊，11×17圆针7号线和4#丝线间断缝合
13. 缝合皮下组织	递乙醇纱球消毒切口皮肤，11×17圆针4#丝线间断缝合
14. 缝合皮肤，覆盖切口	递9×28角针1#丝线间断缝合，纱布覆盖绷带包扎

【护理评价】

1. 手术进行顺利，物品准备充分，三方核查按要求执行。

2. 术中体位摆放合理，未造成神经损伤、肢体过度外展。

3. 术中输血、输液、给药方法、途径正确。

4. 术中标本保管妥善，名称标记清楚。

5. 术后皮肤完整无异常。

6. 各种管路连接通畅，固定妥善。

7. 物品清点清楚完整，无遗漏。

8. 护理文书记录清楚、工整、详细。

9. 仪器设备功能良好，未发生异常。

10. 术后物品补充、归位、处理妥善。

11. 转运过程安全顺利。

【注意事项】

1. 术前一日访视患者，了解患者病情及基本身体状况。

2. 输液部位选择上肢充盈静脉，保证穿刺顺利。

3. 显微脑棉切勿剪太小，避免遗漏在脑组织里，点数时应先点小脑棉再点大脑棉。

4. 使用电钻时应将周围的棉片清理干净，以免将其卷入钻头，如卷入，应及时重新清点物品。

（白俊超 刘凤）

八、颅骨修补术

颅骨修补术是针对脑外伤及开颅手术等导致颅骨缺损而对其进行的一种脑外科常见的手术。目的是解决缺损区没有对脑组织保的有效保护、供血障碍、脑脊液循环异常等问题，并解决外形修复整形的问题。优点：①尽快恢复颅腔的原有形态有利于恢复正常的颅内压及脑生理功能；②防止脑组织移位对脑血管的牵拉、扭曲，引起脑组织缺血、坏死，从而降低脑血管供血区脑神经功能障碍的进一步加重；③防止脑组织移位而导致脑脊液循环障碍，能尽早恢复颅骨外形，可缓解或消除因颅骨缺损而引起的头痛、头晕、记忆力减退等并发症。

【适应证】

1. 颅骨缺损直径大于3cm。

2. 需要外形修复的。

【麻醉方式】

气管插管全身麻醉。

【手术切口】

根据缺损部位确定。

【手术体位】

仰卧位或侧卧位。

【手术用物】

1. 敷料：敷料包、中单2块。

2. 器械：基础器械包、脑科补充器械包。

3. 特殊用物：$23^\#$刀片、$11^\#$刀片；5×12硬膜针、11×17圆针、9×28角针；$0^\#$丝线、$1^\#$丝线、$4^\#$丝线、$7^\#$丝线；50ml、20ml、10ml注射器；脑科贴膜；双极电凝、单极电凝；明胶海绵、骨蜡；钛网、钛钉、改锥。

4. 仪器设备：单极、双极电凝主机。

【护理评估】

1. 患者情况

（1）一般情况：年龄、身高、体重、皮肤完整性。

（2）既往史，有无高血压等影响手术顺利进行的因素。

（3）手术患者的神志，瞳孔对光反射及肢体活动情况。

（4）外周静脉血管情况。

（5）术前准备及禁食水情况。

（6）患者有无焦虑、恐惧、失眠情况。

2. 手术入路、部位、手术体位及手术标识情况。

3. 术中体温保护：身体暴露、覆盖不严、术中冲洗用水易产生术中低体温。

4. 各种仪器设备性能情况。

5. 特殊手术器械准备情况。

【手术步骤与配合】（表2-7-8）

表2-7-8 颅骨修补术手术步骤与配合

手术步骤	手术配合
1. 皮肤消毒，铺巾，贴脑科贴膜	皮肤消毒前用棉球塞住外耳道，挤眼膏贴眼膜，递海绵钳夹持2%碘酒、75%乙醇纱球消毒，铺单，协助贴膜
2. 头皮注射：沿切口每隔2~3cm做腱膜下注射	备2%利多卡因20ml+60ml生理盐水配成0.5%的浓度，递10ml注射器、7#长针头做皮下注射，固定吸引器（大号吸引器头）和双极电凝
3. 弧形切开皮肤、皮下及帽状腱膜	递2块干纱布铺于切口线两侧，递23#手术刀切开皮肤与帽状腱膜层，递头皮夹钳钳夹切缘止血，切口内出血点用双极电凝止血
4. 游离皮瓣，暴露骨缺损边缘	递23#手术刀片、骨膜分离器将皮瓣翻转，皮瓣外面用盐水纱布覆盖，递头皮拉钩牵开，递双极电凝止血
5. 分离组织	边分离颅骨周围组织边止血，保护硬脑膜，递过氧化氢和生理盐水冲洗创面
6. 植入钛网	根据损缺正确放置钛网，递钛钉固定钛网，止血
7. 缝合颞肌和筋膜	清点缝针、脑棉、头皮夹，针头等，递双极电凝止血
8. 缝合皮下组织	递无齿镊，圆针7#丝线和4#丝线间断缝合
	递乙醇纱球消毒切口皮肤，圆针4#丝线间断缝合
9. 缝合皮肤，覆盖切口	清点物品，递角针1#丝线间断缝合，纱布覆盖，绷带包扎

【护理评价】

1. 手术进行顺利，物品准备充分，三方核查按要求执行。

2. 术中体位摆放合理，未造成神经损伤、肢体过度外展。

3. 术中输血、输液、给药方法、途径正确。

4. 术中标本保管妥善，名称标记清楚。

5. 术后皮肤完整无异常。

6. 各种管路连接通畅，固定妥善。

7. 物品清点清楚完整，无遗漏。

8. 护理文书记录清楚、工整、详细。

9. 仪器设备功能良好，未发生异常。

10. 术后物品补充、归位、处理妥善。

11. 转运过程安全顺利。

【注意事项】

1. 术前一日访视患者，了解患者病情及基本身体状况。

2. 输液部位选择上肢充盈静脉，保证穿刺顺利。

3. 尽量减少植入性材料的暴露时间，拿到植入性材料时，采用无接触式。

（刘凤　白俊超）

九、颅内动脉瘤夹闭术

颅内动脉瘤是脑动脉的局限性异常扩大造成动脉壁的一种瘤状突出，是颅内血管病变中常见危险性极高的疾病，被称为颅内的"不定时炸弹"，最大危险为破裂出血，是造成蛛网膜下腔出血的首位病因，在脑血管意外中仅次于脑血栓和高血压脑出血。颅内动脉瘤好发于脑底动脉环（Willis环）上，其中80%发生于脑底动脉环前半部。目前治疗动脉瘤最有效的方法为动脉瘤夹闭术。

【适应证】

1. 前交通动脉瘤、后交通动脉瘤、大脑中动脉瘤等均适宜。

2. 破裂动脉瘤后发生威胁生命的颅内血肿者。

【麻醉方式】

气管插管全身麻醉。

【手术切口】

通常患侧翼点入路。

【手术体位】

仰卧位或侧卧位。

【手术用物】

1. 敷料：敷料包、中单 2 块。

2. 器械：脑科基础器械包、脑科补充器械包、动脉瘤夹钳。

3. 特殊用物：23# 刀片、11# 刀片、5×12 硬膜针、11×17 圆针、9×28 角针、0# 丝线、1# 丝线、4# 丝线、7# 丝线、50ml 注射器、脑科贴膜、双极电凝、单极电凝、明胶海绵、骨蜡、头皮夹、引流管、引流袋、临时和永久动脉瘤夹。

4. 仪器设备：显微镜、开颅动力系统、自体血回输机、单极电凝主机、双极电凝主机。

【护理评估】

1. 患者情况

（1）一般情况：年龄、身高、体重、皮肤完整性。

（2）既往史，有无高血压等影响手术顺利进行的因素。

（3）手术患者的神志，瞳孔对光反射及肢体活动情况。

（4）外周静脉血管情况。

（5）术前准备及禁食水情况。

（6）患者有无焦虑、恐惧、失眠情况。

2. 手术入路、部位、手术体位及手术标识情况。

3. 术中体温保护：身体暴露、覆盖不严、术中冲洗易产生术中低体温。

4. 各种仪器设备性能情况。

5. 特殊手术器械准备情况。

【手术步骤与配合】（表2-7-9）

表2-7-9 颅内动脉瘤夹闭术手术步骤与配合

手术步骤	手术配合
1. 皮肤消毒，铺巾，贴脑科贴膜	皮肤消毒前用棉球塞住外耳道，挤眼膏贴眼膜，递海绵钳夹持2%碘酒、75%乙醇纱球消毒，铺单，协助贴膜
2. 头皮注射：沿切口每隔2~3cm做腱膜下注射	备2%利多卡因20ml+60ml生理盐水配成0.5%的浓度，递10ml注射器、7#长针头做皮下注射，固定吸引器（大号吸引器头）和双极电凝
3. 弧形切开皮肤、皮下及帽状腱膜	递2块干纱布铺于切口线两侧，递23#手术刀切开皮肤与帽状腱膜层，递头皮夹钳钳夹切缘止血，切口内出血点用双极电凝止血
4. 游离皮瓣	递23#手术刀片、骨膜分离器将皮瓣翻转，皮瓣外面递湿纱布覆盖，递头皮拉钩牵开，递双极电凝止血
5. 打开颅骨	递电动颅骨钻钻孔，铣刀开骨瓣，骨动力使用过程中要用注射器不断滴注盐水浸湿骨缘，骨蜡止血，递咬骨钳咬平骨窗边缘
6. 游离骨瓣	递骨膜剥离子撬开骨瓣，湿纱布包裹骨瓣备用
7. 切开硬脑膜	更换手套，递5×12圆针悬吊硬脑膜，递脑膜钩钩起脑膜，11#刀片切开，脑膜剪剪开脑膜，电凝止血，更换中号吸引器头，大脑棉片覆盖于硬脑膜，保护脑组织
8. 分开外侧裂，游离动脉瘤	更换小吸引器头，递显微剥离子、双极电凝、显微剪刀分离，递脑棉保护脑组织，充分暴露瘤体和瘤颈
9. 夹闭动脉瘤	备好临时阻断夹和动脉瘤夹，根据不同情况选择合适的动脉瘤夹

续表

手术步骤	手术配合
10. 彻底止血，放置引流管	递双极电凝、明胶海绵彻底止血，盐水冲洗，递引流管，血管钳协助放置，皮针 4#丝线固定
11. 缝合硬脑膜	清点缝针、脑棉、头皮夹，针头等，递双极电凝止血，递 5×12 圆针 0#丝线间断缝合硬脑膜
12. 固定骨瓣	递颅骨锁或钛钉固定骨瓣
13. 缝合颞肌和筋膜	递无齿镊，11×28 圆针 7#线和 4#丝线间断缝合
14. 缝合皮下组织	递75%乙醇纱球消毒切口皮肤，递 11×28 圆针 4#线间断缝合
15. 缝合皮肤，覆盖切口	递 9×28 角针 1#丝线间断缝合，纱布覆盖，绷带包扎

【护理评价】

1. 手术进行顺利，物品准备充分，三方核查按要求执行。
2. 术中体位摆放合理，未造成神经损伤、肢体过度外展。
3. 术中输血、输液、给药方法、途径正确。
4. 术中标本保管妥善，名称标记清楚。
5. 术后皮肤完整无异常。
6. 各种管路连接通畅，固定妥善。
7. 物品清点清楚完整，无遗漏。
8. 护理文书记录清楚、工整、详细。
9. 仪器设备功能良好，未发生异常。
10. 术后物品补充、归位、处理妥善。
11. 转运过程安全顺利。

【注意事项】

1. 术前一日访视患者，了解患者病情及基本身体状况并做好心理护理。

2. 搬运患者时，动作轻柔、平稳，尤其是昏迷患者，以防动脉瘤破裂。

3. 由于手术时间较长，做好骨突处易受压部位的保护。

4. 保证吸引器的通畅及各种仪器的正常运行。

5. 提前备好已灭菌的各种型号动脉瘤夹。

6. 临时阻断时间不应超过 5 分钟，准确记录阻断时间，并提醒术者。

（刘凤 白俊超）

十、神经导航系统结合术中 MR 辅助脑肿瘤切除术

颅内肿瘤是神经外科的常见疾病，手术切除是其最基本的治疗方法。神经导航又称无框架立体定向外科或影像导向外科，它根据肿瘤在头皮的投射，准确地设计手术入路，引导医师避开脑部的重要功能区，选择最佳入刀口，并缩小手术范围，术中能一直自动地提示目前手术操作的位置与病变的空间位置关系，以最小的损伤彻底切除肿瘤。然而，神经导航系统在实际指导手术的过程中却会受到多种因素的影响，达不到理想的定位精度，其中术中脑组织的移位与变形是最重要的影响因素之一。神经导航系统结合运用术中 MRI 技术从很大程度上解决了术中脑组织移位与变形带来的影响。

【适应证】

1. 胶质瘤。

2. 垂体瘤。

3. 脑膜瘤。

4. 颅咽管瘤。

5. 胆脂瘤。

6. 神经纤维瘤。

7. 松果体瘤。

8. 海绵状血管瘤。

9. 神经鞘瘤。

10. 脊索瘤。

11. 脑转移瘤等。

【麻醉方式】

气管插管全身麻醉。

【手术切口】

根据肿瘤部位设计切口。

【手术体位】

根据病变部位和手术医师的习惯采取仰卧位、侧卧位、俯卧位。

【手术用物】

1. 敷料：敷料包、大包布两块。

2. 器械：脑科基础器械包、显微器械、双极电凝、单极电凝、BrainLab 神经导航器械一套。

3. 特殊用物：23#刀片、11#刀片；5×12 硬膜针、11×17 圆针、9×28 角针；0#丝线、1#丝线、4#丝线、7#丝线；50ml、20ml、10ml 注射器；脑科贴膜；明胶海绵、骨蜡、头皮夹；一次性中单、一次性洞巾；开颅钻、导航专用反射球。

4. 仪器设备：显微镜、开颅动力系统、自体血回输机、单极、双极电凝主机、神经导航仪。

【护理评估】

1. 手术患者的神志，瞳孔对光反射及肢体活动情况。

2. 患者有无头痛、恶心呕吐、烦躁不安等症状。

3. 患者有无情绪紧张、焦虑、失眠等情况。

4. 患者的皮肤状况：有无压红、压疮，术前备皮是否合格。

5. 手术入路、部位、手术体位及手术部位标识是否正确。

6. 各种专科仪器设备的功能是否良好。

7. 特殊手术器械是否准备齐全。

8. 患者有无高血压病史，术前血压是否平稳。

【手术步骤与配合】（表2－7－10）

表2－7－10 神经导航系统结合术中 MR 辅助脑肿瘤切除术手术步骤与配合

手术步骤	手术配合
1. 导入数据	接病人进手术室，将手术计划导入导航设备
2. 导航注册	全麻后，摆体位，上头架。安装参考架，完成导航注册
3. 设计皮肤切口	注册完成后，导航探针引导下设计手术入路，并在患者头皮上设计出皮肤切口
4. 皮肤消毒，铺巾，贴脑科贴膜	递海绵钳2%碘酒、75%乙醇纱球消毒，铺单，递手术薄膜协助贴膜
5. 连接仪器设备，安装无菌参考架	递电刀、双极电凝、吸引器及电极导线、安装无菌参考架
6. 头皮注射：沿切口每隔2~3cm腱膜下注射	递2%利多卡因20ml + 60ml 盐水配成0.5%浓度的溶液，递10ml 注射器、7# 长针头皮下注射
7. 切开皮肤、皮下及帽状腱膜	递2块干纱布铺于切口线两侧，递23#手术刀切开皮肤与帽状腱膜层，递头皮夹钳钳夹切缘止血，切口内出血点用双极电凝止血
8. 游离皮瓣	递23#手术刀片、骨膜分离器将皮瓣翻转，皮瓣外面用盐水纱布垫覆盖，用头皮拉钩牵开，电凝止血
9. 骨瓣成形	递电动颅骨钻开颅，边钻边用注射器滴注盐水浸湿骨孔，骨蜡止血，递咬骨钳咬平骨窗边缘
10. 硬膜外止血及显微镜的准备	递双极电凝，止血，递中号吸引器头；递大脑棉片覆盖于硬脑膜外（6~7个），保护脑组织；悬吊硬脑膜，套无菌显微镜套，如用支手托铺2块中单；备好各种型号的棉片和明胶海绵
11. 切开硬脑膜	递脑膜钩钩起脑膜，11#刀片切开，脑膜剪剪开脑膜（钩－刀－剪－镊），暴露肿瘤部位，电凝止血

续表

手术步骤	手术配合
12. 切除肿瘤	递细吸引器，分别递取瘤镊、双极电凝、显微剪刀切除肿瘤，有出血时用双极电凝和棉片压迫止血，创面用止血纱布或速即纱止血
13. 术中核磁扫描前准备	拆无菌参考架，放于固定区域，切勿污染。参考架底座螺丝口可用无菌纱布包裹
14. 切口处理	①用纱布覆盖手术切口；②用一足够大的无菌手术保护膜将切口密封；③用小手巾盖于头部切口上方，至少四层；④用对折中单重点包绕整个头部；⑤最后用中单覆盖整个头部并延伸至整个床尾无菌面
15. 绑无菌线圈	上下两片，固定牢靠。可在手术前先放置好下片线圈
16. 剪单	将两边床沿和头部垂下的多余部分剪下，直至与床面相平，便于对接
17. 对接患者	①将手术床复位并调至检查床相同高度；②将检查床对接至手术床并制动；③将手术床开关打开；④将手术床创面对接至检查床；⑤检查无故障之后打开检查床制动开关
18. 转运	转移患者进磁体间进行扫描：磁兼容麻醉机、监护仪一同转移
19. 扫描结束	扫描结束后转移患者回手术间（由医生、护士、麻醉师及核磁室工作人员配合）
20. 对接患者	对接患者回至手术床（由医生、护士、麻醉师及核磁室工作人员配合）
21. 重新消毒铺单	①由外向里依次撤去线圈、上层中单、小手巾；②重新消毒；③重新铺单；④安装无菌参考架（方法同上）

续表

手术步骤	手术配合
22. 继续手术	根据术中核磁检查结果，继续切除残余肿瘤，直至全切
23. 冲洗切口，硬膜外或硬膜下放置引流管	递引流管，血管钳协助放置，9×28 角针 4#线固定
24. 彻底止血，缝合硬脑膜	清点缝针、脑棉、头皮夹，针头等，递双极电凝止血，5×12 圆针 0#丝线间断缝合
25. 骨瓣复位、缝合颞肌和筋膜	递钛板和钛钉或颅骨锁固定骨瓣；递无齿镊，11×17 圆针 7#丝线和 4#丝线间断缝合
26. 缝合皮下组织	递乙醇纱球消毒切口皮肤，11×17 圆针 4#丝线间断缝合
27. 缝合皮肤，覆盖切口	递 10×34 角针 1#丝线间断缝合，纱布覆盖，绷带包扎

【护理评价】

1. 手术进行顺利，物品准备充分，三方核查按要求已严格执行。
2. 手术体位摆放合理，未造成神经损伤、肢体过度牵拉。
3. 术中未发生体温异常。
4. 术中输液、输血、给药方法、途径正确。
5. 术中各种标本保管妥善，名称标记清楚。
6. 术后皮肤完整无异常。
7. 各种管路连接通畅，固定妥善。
8. 物品清点清楚完整，无遗漏。
9. 护理文书记录清楚、工整、详细。
10. 专科仪器设备功能良好，未发生异常。
11. 术后物品补充、归位、处理妥善。
12. 转运过程安全顺利。

【注意事项】

1. 术前一日访视患者，了解患者病情及基本身体状况。

2. 输液部位选择上肢充盈静脉，保证穿刺顺利。

3. 导航注册时，我们采用两种注册方式：头皮标记物注册（Mark）、激光表面注册。采用头皮标记物注册时，在行 CT 或 MRI 扫描中直至手术室注册成功之前，应保证至少六枚以上 Mark 不脱落、不移位，这是手术成功的关键之一。尤其对神志不清的患者，必要的肢体约束能防止 Mark 的脱落。在搬运过程中，应进行明确而严格的交接班。

4. 无论头皮标记物注册还是激光表面注册，在行 CT 或 MRI 扫描时都要保证患者头部固定，以保证术前影像的清晰性、准确性，这也是导航手术成功的基本条件。

5. 术中 MRI 转运前应注意严格按照铺单要求对手术切口进行保护，严格执行无菌操作技术和查对制度，最大限度地降低手术感染率。

6. 手术室应由专人负责对导航相关仪器、设备及器械进行管理和维护。

7. 重视术前访视：耐心向患者介绍新技术的优缺点，积极做好术前宣教，教会患者保护头皮标志物的方法。

8. 限制手术间参观人数，尽量避免人员走动，防止交叉感染及影响导航系统信号的接收。

9. 导航工作站、红外线接收和发射装置应摆放至合适位置使红外线接收和发射装置的角度及距离与参考架之间无屏障。

10. 皮肤消毒前用棉球堵塞两侧外耳道，防止消毒液流入。

11. 术中密切观察患者尿量变化，保持适宜的输液速度。

12. 根据手术要求调节双极电凝镊功率大小及滴水速度，以保持有效电凝。

（白俊超　刘凤）

十一、神经导航系统引导下颅内血肿微创穿刺治疗术

神经导航（neuro - navigation）已经逐步成为神经外科常规技术之一，应用的范围也逐步扩大。BrainLab 手术导航系统引导下

行颅内血肿微创穿刺治疗手术，穿刺成功率高，血肿清除彻底，引流管到达预订靶点准确率为100%，穿刺部位出血率低、临床效果好。

【适应证】

1. 急性颅脑损伤。

2. 高血压性脑出血。

【麻醉方式】

气管插管全身麻醉。

【手术切口】

根据血肿部位确定。

【手术体位】

仰卧位或侧卧位。

【手术用物】

1. 敷料：敷料包、大包布两块。

2. 器械：脑科基础器械包、显微器械、双极电凝、单极电凝、BrainLab神经导航器械一套。

3. 特殊用物：23#刀片、11#刀片、5×12硬膜针、11×17圆针、9×28角针、0#丝线、1#丝线、4#丝线、7#丝线、50ml、20ml、10ml注射器、脑科贴膜、明胶海绵、骨蜡、头皮夹、一次性中单、一次性洞巾、开颅钻、导航专用反射球。

4. 仪器设备：显微镜、开颅动力系统、自体血回输机、单极、双极电凝主机、神经导航仪。

【护理评估】

1. 手术患者的神志，瞳孔对光反射及肢体活动情况。

2. 患者有无头痛、恶心呕吐、烦躁不安等症状。

3. 患者有无情绪紧张、焦虑、失眠等情况。

4. 患者的皮肤状况：有无压红、压疮，术前备皮是否合格。

5. 手术入路、部位、手术体位及手术部位标识是否正确。

6. 各种专科仪器设备的功能是否良好。

7. 特殊手术器械是否准备齐全。

8. 患者有无高血压病史，术前血压是否平稳。

【手术步骤与配合】（表 2 – 7 – 11）

表 2 – 7 – 11　神经导航系统引导下颅内血肿微创穿刺治疗术
手术步骤与配合

手术步骤	手术配合
1. 导入数据	接病人进手术室，将手术计划导入导航设备
2. 导航注册	全麻后，摆体位，上头架。安装参考架，完成导航注册
3. 设计切口	注册完成后，导航探针引导下设计手术入路，确定开颅点，并在患者头皮上画出"切入点"位置
4. 皮肤消毒，铺巾，贴脑科贴膜	递海绵钳夹持 2% 碘酒、75% 乙醇纱球消毒，铺单，递手术薄膜协助贴膜
5. 连接仪器设备，安装无菌参考架	递电刀、双极电凝、吸引器及电极导线、安装无菌参考架
6. 切皮	递 2 块干纱布铺于切口线两侧，递 23# 手术刀切开皮肤与帽状腱膜层，递小乳突牵开器钳夹切口边缘，出血点用双极电凝止血
7. 连接电钻	器械护士提前上台，检查颅骨钻的性能。连接钻头与电钻手柄，把电钻主机模式调至颅骨钻模式，边钻边用注射器滴注盐水浸湿骨孔，骨蜡止血，递咬骨钳咬平骨窗边缘
8. 注册引流管	注册安装有导航移动参考架的穿刺引流管
9. 再次确认血肿位置，进行血肿穿刺	在导航系统引导下，穿刺管尖端先与"切入点"相重叠，穿刺管的虚拟延长线与"切入点"到"靶点"的连线相重叠，此时即可缓缓刺入穿刺管，这时导航屏幕上将显示出穿刺管尖端向"靶点"缓缓靠近，等与"靶点"重合后穿刺结束，有颅内出血从穿刺管流出则穿刺成功，卸掉导航移动参考架，退出金属导芯

续表

手术步骤	手术配合
10. 冲洗，放置引流管	递50ml注射器，备大量冲洗水，术中尽量将血肿腔的陈旧性积血冲洗干净，冲洗时勿将空气注入血肿腔防止造成颅内积气。递引流管，血管钳协助放置，9×28角针4#丝线固定，将引流管缓缓插入血肿腔
11. 彻底止血，缝合肌肉	清点缝针，电凝出血点，递无齿镊，11×17圆针7#丝线和4#丝线间断缝合
12. 缝合皮肤、连接引流袋	递10×34角针1#丝线间断缝合，并连接引流袋（引流袋平放于床头，防止过度引流）
13. 覆盖伤口	递7cm×9cm敷料贴、一把无菌尖刀，覆盖伤口

【护理评价】

1. 手术进行顺利，物品准备充分，三方核查按要求已严格执行。

2. 手术体位摆放合理，未造成神经损伤、肢体过度牵拉。

3. 术中未发生体温异常。

4. 术中输液、输血、给药方法、途径正确。

5. 术中各种标本保管妥善，名称标记清楚。

6. 术后皮肤完整无异常。

7. 各种管路连接通畅，固定妥善。

8. 物品清点清楚完整，无遗漏。

9. 护理文书记录清楚、工整、详细。

10. 专科仪器设备功能良好，未发生异常。

11. 术后物品补充、归位、处理妥善。

12. 转运过程安全顺利。

【注意事项】

1. 术前一日访视患者，了解患者病情及基本身体状况。

2. 输液部位选择上肢充盈静脉，保证穿刺顺利。

3. 导航注册时，我们采用两种注册方式：头皮标记物注册（Mark）、激光表面注册。采用头皮标记物注册时，在行 CT 或 MRI 扫描中直至手术室注册成功之前，应保证至少六枚以上 Mark 不脱落、不移位，这是手术成功的关键之一。尤其对神志不清的患者，必要的肢体约束能防止 Mark 的脱落。在搬运过程中，应进行明确而严格的交接班。

4. 无论头皮标记物注册还是激光表面注册，在行 CT 或 MRI 扫描时都要保证患者头部固定，以保证术前影像的清晰性、准确性，这也是导航手术成功的基本条件。

5. 穿刺治疗手术是神经外科常用的手术之一，穿刺后的外引流或者脑室—腹腔分流术后，由于颅内压力状态的改变，可能发生继发性颅内出血。观察术后生命体征的变化很重要，以 Glasgow 昏迷评分（GCs）定量记录患者术后的意识变化过程，有助于了解患者术后的病情进展趋势。

6. 手术室应由专人负责对导航相关仪器、设备及器械进行管理和维护。

7. 重视术前访视：耐心向患者介绍新技术的优缺点，积极做好术前宣教，教会患者保护头皮标志物的方法。

8. 限制手术间参观人数，尽量避免人员走动，防止交叉感染及影响导航系统信号的接收。

9. 导航工作站、红外线接收和发射装置应摆放至合适位置使红外线接收和发射装置的角度及距离与参考架之间无屏障。

10. 皮肤消毒前用棉球堵塞两侧外耳道，防止消毒液流入。

11. 术中密切观察患者尿量变化，保持适宜的输液速度。

12. 根据手术要求调节双极电凝镊功率大小及滴水速度，以保持有效电凝。

（白俊超　刘凤）

参考文献

[1]高兴莲,田莳.手术室专科护士培训与考核[M].北京:人民军医出版社,2012.

[2]曲华,宋振兰.手术室护士手册[M].北京:人民卫生出版社,2011.

[3]魏革,刘苏君.手术室护理学[M].第3版.北京:人民军医出版社,2014.

[4]张仕刚,谢耀钦,包尚联.计算机辅助立体定向神经外科导航系统[J].中国医学影像技术,2004.

第八节 心脏血管手术配合

一、主动脉瓣置换术

主动脉瓣膜置换术是一种以人工瓣膜替换原有病变或者异常心脏瓣膜的心血管外科手术,适用于主动脉瓣中度以上狭窄、关闭不全,瓣膜钙化或细菌性心内膜炎所致的瓣膜损毁等。是主动脉瓣疾病的重要治疗手段之一,在风湿性病变中应用尤为广泛。置换的主动脉瓣有人工机械瓣(双叶蝶瓣/单叶倾斜蝶瓣)、人工生物瓣(猪主动脉瓣/牛心包瓣)及同种瓣,分别应用于不同的病因和年龄段人群。

【适应证】

1. 主动脉瓣关闭不全的患者。脉压增宽超过收缩压的1/2以上,且有典型的泼水声、水冲脉等。胸片显示左心室扩大,心电图显示左室肥厚劳损,应进行手术。

2. 主动脉瓣关闭不全与狭窄并存的患者,当左心室舒张末期压力>12mmHg时,应及时手术。

3. 闭合性胸外伤引起的急性主动脉瓣关闭不全,短期内即可发生心力衰竭,应争取短期内手术。

4. 主动脉瓣狭窄。

【麻醉方式】

气管插管全身麻醉+体外循环。

【手术切口】

胸骨正中切口,上缘距胸骨切迹下2~3cm,下缘至剑突下 1~2cm。

【手术体位】

仰卧位。

【手术用物】

1. 敷料：敷料包、大包布。

2. 器械：常规心脏器械包、换瓣器械。

3. 特殊用物：2-0（v5）换瓣线、2-0 Prolene、4-0 Prolene、主动脉阻断钳、心脏拉钩、试瓣器、瓣膜测量器、长持针器、无损伤长镊、骨蜡、阻断带、硅胶引流管2根、胸腔闭式引流瓶2个、胸骨锯、胸骨钢丝。

4. 仪器设备：除颤仪、高频电刀。

【护理评估】

1. 患者年龄、体重、营养状况。

2. 心理状况、睡眠状况。

3. 既往史：高血压、糖尿病、动脉粥样硬化等。

4. 术前口服用药情况。

5. 体温保护。

6. 换瓣特殊器械的准备。

7. 特殊仪器设备、抢救设备的准备和工作状态是否良好。

【手术步骤与配合】（表2-8-1）

表2-8-1 主动脉瓣置换术手术步骤与配合

手术步骤	手术配合
1. 常规消毒皮肤	递海绵钳夹2%碘酒纱球、75%乙醇纱球消毒皮肤，常规铺单，贴切口贴膜
2. 自胸骨切迹至剑突下切开皮肤及皮下组织	递有齿镊、23#刀切开皮肤及皮下组织，干纱布拭血
3. 剥离胸骨甲状肌的胸骨附着处及胸骨后疏松组织	递小直角钳分离胸骨柄上方，胸骨剥离子分离胸骨后疏松结缔组织，递直芽血管钳夹持剑突软骨，电刀切除剑突软骨

续表

手术步骤	手术配合
4. 纵向锯开胸骨	递胸骨锯纵向锯开胸骨，递骨蜡填塞骨髓腔止血，骨膜电凝止血
5. 显露胸腺，纵隔至心包	递胸骨牵开器显露术野，递心脏镊、组织剪、电刀及湿纱布钝性加锐性分离心包表面的疏松结缔组织及胸腺至主动脉心包反折处，电刀"工"字形切开心包，0#涤纶线悬吊心包
6. 静脉肝素建立体外循环	
①缝合主动脉插管荷包	递0#涤纶线于升主动脉远端主动脉外膜行同心荷包缝合，荷包开口左右各一，递过线钩及长度约10cm的细硅胶管，用于将荷包线套入硅胶管，递蚊式钳固定荷包线，用于收紧荷包线，以备插管时止血和固定
②缝合灌注荷包	递0#涤纶线在主动脉根部缝合灌注荷包
③套上腔阻断带	递心脏镊向左侧牵拉神主动脉，递电烧游离主动脉与上腔静脉间隙，递组织剪剪开上腔静脉与肺静脉隐窝外心包膜反折，口扁钳扩大间隙，游离上腔静脉，递直角钳绕过上腔静脉后壁，阻断带拉出，递钝头血管钳固定阻断带
④套下腔阻断带	递心脏镊及组织剪游离剪开右肺下腔静脉与下腔静脉之间小隐窝处的鞘膜，递肾蒂钳由下腔静脉左侧经其后壁引出阻断带，递钝头血管钳固定
⑤缝合上腔静脉插管荷包	递心脏镊将右心耳展开，递0#涤纶线在右心耳处缝合荷包套细硅胶管，蚊式钳固定
⑥分离主动脉、肺动脉之间的隔膜，剪除插管外主动脉外膜	递心脏无损伤镊、组织剪游离主动脉与肺动脉之间的结缔组织，并剪开主动脉荷包内主动脉外膜

续表

手术步骤	手术配合
⑦肝素后插主动脉插管	ACT>480 秒，递口扁钳钳夹荷包下方主动脉外膜起支撑作用，递手术所需的阻断钳钳夹的主动脉插管及 11# 刀在荷包内戳一小口，迅速插入主动脉管，收紧荷包线，递线结扎固定好荷包线上的阻断管与主动脉插管，再递角针 7 号线将主动脉插管固定于胸壁上，排气后连接于体外循环机
⑧插上腔静脉插管	递心脏镊、口扁钳提起右心耳，11# 刀切开荷包，组织剪扩大荷包内切口，口扁钳分离房内肌束，递合适的上腔静脉插管从右心耳插入至右心房到上腔静脉内，收紧荷包线，递线绳结扎固定，开放上腔静脉插管，开始转机，降温
⑨插下腔静脉插管	递心脏镊、口扁钳提起右心房壁，11# 刀切开一小口，口扁钳扩大切口，插入下腔静脉管，收紧固定阻断带，排气后开放下腔静脉插管
⑩插左心房引流插管	递心脏镊暴露上腔静脉，11# 刀切开一小口，蚊式钳扩大切口，插入左心引流管，5-0 Prolene 缝荷包，收紧荷包，钳带 7 号线固定
⑪主动脉灌注装置安装	递心脏镊、组织剪剪开灌注荷包内主动脉外膜，插入灌注针，收紧荷包固定灌注管，钳带 7# 线固定，排气后连接灌注装置
⑫开始体外循环	先阻断下腔静脉，再阻断上腔静脉，主动脉阻断钳线阻断主动脉，心脏灌注停跳液。心脏停跳后仍需灌注一定的灌注量，冰盐水或冰融心脏表面降温

手术步骤	手术配合
7. 缝主动脉切口牵引线，切开主动脉，暴露主动脉瓣及冠状动脉切口	主动脉切口分三种：横切口、曲棍形斜切口、螺旋形切口。递 3 – 0 涤纶线缝主动脉及刀口牵引线，蚊式钳牵引，递心脏镊、15# 刀在主动脉根部两牵引线中间切口，剪刀扩大切口，心内拉钩牵开，暴露主动脉瓣左右冠状动脉切口，若灌注效果不理想或者心脏停跳效果不理想，可在直视下将灌注管直接行左右冠脉灌注
8. 切除主动脉瓣，测量瓣环直径	递心脏镊或血管钳夹持瓣叶，组织剪或瓣膜剪剪除病变瓣膜，盐水冲洗心腔，递测瓣器，测量瓣环大小，确定瓣膜型号
9. 缝合主动脉瓣	缝合方法有两种：①2 – 0 Prolene 三根从瓣环根部分别连续缝合。②2 – 0（v5）换瓣线间断缝合。换瓣线分为绿色白色两种颜色，应交替使用，每个瓣叶缝合 3～4 针，蚊式钳夹线，约 13～15 针完成缝合，后将瓣膜推下，分别打结
10. 试瓣	递试瓣器测试瓣叶活动情况
11. 缝合主动脉切口	递心脏镊、4 – 0 Prolene 从刀口两端连续往返交叉缝合主动脉壁。主动脉完全关闭前用冲洗器注入无菌生理盐水排气打结。复温
12. 恢复心脏血液循环	开放上下腔阻断带及主动脉阻断钳，心内按压、心脏自动复跳或室颤使用心内除颤器电击心脏复跳
13. 并行循环，恢复心脏功能	手术床头部放低，开放主动脉，灌注管逆流主动脉根部排气。血管活性药物经微量泵中心静脉泵入，如盐酸肾上腺素、硝酸甘油等。通过体外循环辅助，恢复患者体温至正常。心功能恢复后，拔出左心引流管，荷包线打结

手术步骤	手术配合
14. 体外循环撤机	拔管顺序：灌注管→下腔静脉管→上腔静脉管→主动脉管。拔管后荷包线打结，必要时结扎或缝扎一次，拔上腔静脉插管时小直角钳夹右心耳，7#线结扎，3-0 涤纶线缝扎
15. 手术野充分止血，关闭切口	清点器械、纱布、缝针无误后，放入胸腔引流及心包纵隔引流，10×34 角针 7#线固定引流管，递 0#涤纶线关闭心包，递钢丝钳夹 0.8 胸骨钢丝关闭胸腔，递 0#圆针可吸收缝合线缝合肌层组织皮下，递 3-0 皮针可吸收缝合皮肤。根据伤口长度选择无菌敷料贴，将引流管与引流瓶连接，并使之保持负压状态

【护理评价】

1. 手术进行顺利，三方核查已严格执行。

2. 术后皮肤完整，无压疮发生。

3. 手术物品清点清楚，无差错。

4. 术中输血、给药核对无误，途径正确。

5. 各管道通畅，固定妥善。如气道、动静脉监测、伤口引流等。

6. 转运过程顺利，并与相关科室做好有效沟通，交接清楚。

【注意事项】

1. 手术床常规放置变温毯。妥善安置体位，以免术中移位或发生压疮。

2. 备齐换瓣手术特殊器械及用物。备好无菌冰屑和38℃生理盐水。

3. 注意术中器械的及时擦拭和清洗，避免将剪下的瓣膜组织再次带入心脏。

4. 人工瓣膜拆开包装前，巡回护士必须复述医嘱，同医生核对型号，无误后方可打开。

5. 生物瓣膜保存在 0.6% 戊二醛溶液中，取出后应用无菌生理盐水彻底冲洗至少 3 遍，然后在无菌生理盐水中浸泡 10 ~ 15 分钟后方可使用。

6. 递人工瓣膜时应用持瓣器拿取，不能用手接触瓣膜。

7. 检查并连接好心内除颤仪，充电处于备用状态。

8. 手术时间长，物品繁多，器械护士和巡回护士要严格执行数计制度。器械、纱布、纱巾、缝合针线、橡皮阻断管、阻断线等物品一定清点清楚，并做好记录。

9. 体外循环手术要有术中再次转流手术的紧急准备。

（刘娜　李玮）

二、二尖瓣置换术

治疗二尖瓣狭窄的主要目的是解除因瓣孔狭窄所产生的机械性梗阻，并保留其关闭功能和恢复瓣叶的最大的活动度。二尖瓣置换术是一种以人工瓣膜替换原有病变或者异常心脏瓣膜的心血管外科手术。

【适应证】

风湿性二尖瓣狭窄病史长，年龄较大，二尖瓣装置有严重性病变，二尖瓣装置局部病理。

【麻醉方式】

气管插管全身麻醉 + 体外循环。

【手术体位】

仰卧位。

【手术切口】

胸骨正中切口，上缘距胸骨切迹下 2 ~ 3cm，下缘至剑突下 1 ~ 2cm。

【手术用物】

1. 敷料：敷料包。

2. 器械：常规心脏器械、换瓣器械。

3. 特殊用物：2-0（v5）换瓣线、4-0 Prolene、2-0 Prolene、主动脉阻断钳、心脏拉钩、试瓣器、瓣膜测量器、长持针器、无损伤长镊、骨蜡、阻断带、无菌冰、硅胶引流管2根、胸腔闭式引流瓶2个、胸骨锯、胸骨钢丝。

4. 仪器设备：除颤仪、高频电刀主机。

【护理评估】

1. 患者年龄、体重、营养状况。

2. 心理状况、睡眠状况。

3. 既往史：高血压、糖尿病、动脉粥样硬化等。

4. 术前口服药服用情况。

5. 体温保护。

6. 换瓣特殊器械的准备。

7. 特殊仪器设备、抢救设备的准备和工作状态是否良好。

【手术步骤与配合】（表2-8-2）

表2-8-2 二尖瓣置换术的手术步骤与配合

手术步骤	手术配合
1. 常规消毒皮肤，铺单，开胸建立体外循环，心肌保护	同"主动脉瓣置换术"（表2-8-1）配合
2. 切开右心房-房间隔或经房间沟直接切开左心房	右心房-房间隔途径：①递心脏镊、11#刀纵形切开右心房前壁，切开卵圆窝，心房拉钩牵开，暴露二尖瓣。②房间隔途径：递心脏镊，11#刀纵形切开左心房，组织剪扩大切口，使切口位于下腔静脉右后方显露二尖瓣
3. 探查左心房及二尖瓣	心房内若有血栓，仔细探查左心耳及肺静脉口，递镊子清除血栓，大量盐水冲洗
4. 切除瓣膜，测试瓣环	递宫颈钳夹持瓣叶，15#刀或瓣膜剪剪除部分或全部病变瓣膜，冰盐水冲洗心腔，递测瓣器测量瓣环直径以确定瓣膜型号，瓣膜分为机械瓣和生物瓣

续表

手术步骤	手术配合
5. 缝合瓣膜	生物瓣膜缝合：递长心脏镊，换瓣线（一针绿线一针白线交替使用），从瓣环上间断缝合人工瓣膜，每个瓣叶缝合3~5针，蚊式钳夹线，缝合完毕后将瓣膜推下，分别打结。 机械瓣膜缝合：2-0 Prolene 2根从瓣环根部分别连续缝合打结
6. 试瓣	试瓣器测试瓣叶开闭情况
7. 缝合左心房	递心脏镊、4-0 Prolene 带垫片连续缝合左心房切口
8. 缝合房间隔、右心房切口	递2-0涤纶线缝合房间隔，4-0 Prolene带垫片缝合右心房切口
9. 心脏复跳，拔管关胸	同"主动脉瓣置换术"（表2-8-1）配合

【护理评价】

1. 手术进行顺利，三方核查已严格执行。

2. 术后皮肤完整，无压疮发生。

3. 手术物品清点清楚，无差错。

4. 术中输血、给药核对无误，途径正确。

5. 各管道通畅，固定妥善。如气道、动静脉、伤口引流等。

6. 转运过程顺利，并与相关科室做好有效沟通，交接清楚。

【注意事项】

1. 手术床常规放置变温毯。妥善安置体位，以免术中移位或发生压疮。

2. 保持输液、输血管道通畅，注意输液、输血速度，必要时加压输血。

3. 备齐换瓣手术特殊器械及用物。备好无菌冰屑和38℃生理盐水。

4. 注意术中器械的及时擦拭和清洗，避免将剪下的瓣膜组织再次带入心脏。

5. 人工瓣膜拆开包装前，巡回护士必须复述医嘱，同医生核对型号，无误后方可打开。

6. 生物瓣膜保存在 0.6% 戊二醛溶液中，取出后用无菌生理盐水彻底冲洗至少 3 遍，然后在无菌生理盐水中浸泡 10~15 分钟后方可使用。

7. 递人工瓣膜时应用持瓣器拿取，不能用手接触瓣膜。

8. 检查并连接好心内除颤仪，充电处于备用状态。

9. 手术时间长，物品繁多，器械护士和巡回护士要严格执行数计制度。器械、纱布、纱巾、缝合针线、橡皮阻断管、阻断线等物品一定清点清楚，并做好记录。

（刘娜 李玮）

三、非体外循环冠状动脉旁路移植术

冠状动脉旁路移植术，即搭桥手术，是取患者本身的血管（如胸廓内动脉、下肢大隐静脉等）或血管替代品，将狭窄冠状动脉的远端和主动脉连接起来，让血液绕过狭窄的部分，到达缺血的部位，改善心肌血液供应，进而达到缓解心绞痛症状，改善心脏功能，提高患者生活质量及延长寿命的目的。这种手术称为冠状动脉旁路移植术，是在充满动脉血的主动脉根部和缺血心肌之间建立起一条通畅的路径，因此，有人形象地将其称为在心脏上架起了"桥梁"，俗称"搭桥术"。手术可在心脏停搏下进行，需使用体外循环，也就是传统的冠状动脉搭桥术（CABG）；也可在跳动的心脏上进行，即"非体外循环下"的冠状动脉搭桥术（OPCAB 或 OPCABG）。目前国内非体外循环下搭桥术例数超过体外循环下搭桥术例数。

【适应证】

1. 心绞痛：经内科治疗不易缓解，影响正常的工作和生活，又经冠状动脉造影发现冠状动脉主干或主要分支有 70% 以上狭窄，且其远端通畅者。左冠状动脉主干严重狭窄者容易发生猝死，即为冠状动脉搭桥术的适应证。

2. 急性心肌梗死：急性心肌梗死6小时以内行急诊主动脉 – 冠状动脉搭桥术，可以改善梗死心肌血运，缩小坏死区。

3. 冠状动脉严重狭窄：冠状动脉三个主要分支（即：前降支、回旋支、右冠状动脉）有重度狭窄者（狭窄程度超过75％），无论症状轻重，均应考虑手术。

【麻醉方式】

气管插管全身麻醉。

【手术切口】

1. 胸骨正中切口，胸骨正中切口，上缘距胸骨切迹下2~3cm，下缘至剑突下1~2cm。

2. 取大隐静脉切口。

【手术体位】

仰卧位。肩胛部软枕垫高使患者胸部抬高5°~10°。

【手术用物】

1. 敷料：搭桥敷料包。

2. 器械：基础器械包、搭桥特殊器械包、取大隐静脉器械包。

3. 特殊用物：6 – 0 Prolene、7 – 0 Prolene、钛夹、胸骨锯、打孔器、乳内牵开器、骨蜡、手术贴膜、钢丝、胸腔闭式引流瓶、硅胶引流管、分流栓、冠脉临时阻断带、心脏固定器、CO_2吹管。

4. 仪器设备：高频电刀、电动吸引器、除颤仪、变温毯、液体加温仪。

【护理评估】

1. 患者年龄、体重、营养状况。

2. 心理状况、睡眠状况。

3. 既往史：高血压、糖尿病、动脉粥样硬化等。

4. 术前口服药服用情况。

5. 体温保护。

6. 冠状动脉搭桥术的特殊器械准备。

7. 特殊仪器设备、抢救设备的准备及其工作状态是否良好。

【手术步骤与配合】（表 2 - 8 - 3）

表 2 - 8 - 3　非体外循环冠状动脉旁路移植术手术步骤与配合

手术步骤	手术配合
1. 常规消毒、铺单	递海绵钳钳夹 2% 碘酒纱球、75% 乙醇纱球消毒皮肤，包括胸部、腹部、双下肢，会阴部碘伏消毒
2. 取大隐静脉	
①自踝上两指沿大隐静脉走行切开，做多个间断小横切口，每个切口相隔 5 ~ 6cm 无创剥取一段大隐静脉	递 10# 刀切皮，后递血管钳夹皮筋牵拉，弯蚊式游离 钛夹钳夹及 1# 丝线结扎，血管剪刀剪断，从远心端塞入橄榄针头，7# 丝线固定后用剪刀剪断血管离心端
②扩张静脉	递含肝素盐水的 20ml 注射器，加压至远端注入大隐静脉
③调整大隐静脉断端已备吻合	递组织剪调整残端，将大隐静脉上的血管膜尽量清除干净，以备吻合使用
3. 胸骨正中切口，劈开胸骨，暴露心脏，切开心包	同"主动脉瓣置换术"（表 2 - 8 - 1）
4. 切取左乳内动脉	
①沿乳内动脉两侧 0.5 ~ 1cm 处切开	递左乳内动脉牵开器牵开，递精细血管镊用刀纵行切开，电凝止血，干纱布拭血
②游离乳内动脉	递小钛夹夹闭左乳内动脉分支止血
③离断左乳内动脉远端	递血管钳、血管剪刀剪断，血管夹夹闭远端，血管钳带 7# 丝线结扎，钛夹夹闭后线剪剪断
④局部喷洒罂粟碱	纱布包裹左乳内动脉，递配制后的罂粟碱喷洒于纱布上，纱布润湿后充分包裹左乳内动脉防止动脉痉挛

续表

手术步骤	手术配合
5. 吊心包	胸骨两侧垫湿纱布, 固定器自动勾撑开胸骨, 递长持针夹 0# 涤纶线心包牵引 2 ~ 3 针, 弯蚊式及血管钳固定于左侧无菌单上
6. 修剪吻合口	递精细镊 2 把及 poss 剪游离动脉边缘, 修剪吻合口
7. 检查左乳内动脉有无损伤夹层	开血管夹检查左乳内动脉流量, 血流满
8. 乳内动脉桥吻合	意时血管夹夹闭后线剪剪断其远端
(1) 左乳内动脉前降支吻合法	递心脏固定器, 选择好吻合部位后用心
①用荷包牵引线和湿纱布垫高心脏暴露前降支	脏固定器做局部固定, 心脏固定器外接负压吸引器, 负压保持在 40kPa, 递镊子及 15# 刀切开心脏外膜游离左前降支
②阻断近端冠状动脉, 剖开前降支	递冠脉临时阻断带阻断前降支近端, 冠脉尖刀纵行剖开前降支, 递 poss 剪、圆头剪纵行剪至合适长度
③探查吻合口远端靶血管并吻合	递冠脉探条探查吻合口远端血管, 递分流栓经吻合口插入冠脉两端, 松阻断带, 递精细镊、笔式针持夹 7 - 0 Prolene 吻合, 橡皮蚊式钳固定另一端, 期间用 50ml 注射器抽温盐水冲洗吻合口, 确保术野清晰, 随时检查盐水温度并及时更换避免对心脏的冷刺激, 或用 CO_2 吹管分别连接 CO_2 气体和温盐水喷雾状持续喷射吻合口
④固定乳内动脉蒂	吻合完毕递笔式持针器, 残余 7 - 0 Prolene 将乳内动脉蒂固定于心脏表面, 钛夹止血
(2) Y 形桥吻合法	
①离断右乳内动脉	递心脏镊、剪刀、血管夹取右乳内动脉, 离断后肝素盐水检查并夹闭分支
②修剪吻合口	递血管剪剪吻合口备用

手术步骤	手术配合
③剖开左乳内动脉	15#刀切开外膜,冠脉刀剖开乳内动脉,poss 剪剪至合适长度作为吻合口
④左右乳内动脉端一侧吻合	递精细镊、笔式持针器、双头针 7 - 0 Prolene 吻合
⑤左右乳内动脉于冠脉前降支吻合	递精细揑、笔式持针器、双头针 7 - 0 Prolene 吻合
9. 静脉桥吻合法	选取大隐静脉吻合的靶血管,注肝素盐水检查静脉质量。根据患者病情可选择先吻合远端或近端修剪静脉吻合口备用
(1) 远端吻合法	
①充分暴露心尖部	利用心包牵引线和温盐水纱布使心尖部暴露,手术床取头低脚高位
②固定吻合处血管	递固定器选择固定部位
③静脉序贯吻合	同上述 Y 形桥吻合法
(2) 近端吻合法	
①夹闭部分主动脉	递 0#涤纶线悬吊心包,暴露主动脉根部,递侧壁钳、纱布、血管钳固定,防止侧壁钳闭合端松开
②剪深主动脉外膜,切开主动脉	递心脏镊、剪刀修剪,电刀止血,11#刀切开,主动脉打孔器打孔,纱布清除打孔器尖端残留的主动脉壁,盐水冲洗吻合口
③大隐静脉与主动脉吻合	递近端镊、双头针、笔式针持、6 - 0 Prolene 吻合,橡皮蚊式钳固定另一端,吻合完毕打结,递血管钳夹闭静脉远端,松开侧壁钳
10. 主动脉钙化或粥样硬化的病例,可使用近端吻合器,可避免侧壁钳对主动脉的损伤	
①在主动脉上缝荷包线	递 2 -0 涤纶线双头针带垫片缝合荷包,套线引子夹蚊式钳

续表

手术步骤	手术配合
②切开主动脉壁，置入易扣	递11#刀切开，置入易扣，收紧荷包线，拧紧易扣，固定吻合部
③切开主动脉吻合处	递11#刀、镊子切开吻合口处的主动脉，吸引器插排气针与易扣连接进行吸引
④主动脉打孔器打孔	递打孔器打孔
⑤吻合血管	递双头针及6-0 Prolene吻合，吻合完毕拔出易扣，荷包打结，递剪刀剪线
11. 血管桥排气	递1ml注射器针头或持针器夹7-0 Prolene缝合针排气
12. 心脏恢复正常解剖位置，检查远、近端桥吻合口情况	取出纱布、牵引线、50ml注射器、温盐水冲洗吻合口，TTFM仪测量血流量及PI值，保存数据
13. 清点手术器械，缝合心包	与巡回护士清点台上所有物品，递无损伤镊及纱布止血，2-0涤纶线缝合心包置入胸腔内纵隔引流
14. 逐层关闭胸腔	同"主动脉瓣置换术"（表2-8-1）配合

【护理评价】

1. 手术进行顺利，三方核查已严格执行。

2. 术后皮肤完整，无压疮发生。

3. 手术物品清点清楚，无差错。

4. 术中输血、给药核对无误，途径正确。

5. 各管道通畅，固定妥善。如气道、动静脉、伤口引流等。

6. 转运过程顺利，并与相关科室做好有效沟通，交接清楚。

【注意事项】

1. 手术床常规放置变温毯。妥善安置体位。垫高胸部，并在颈下放置软垫，以保持患者正常生理弯曲和舒适体位。

2. 备齐搭桥手术特殊器械及用物。备好无菌冰融和38℃生理盐水。以免因物品准备不充分而影响手术进程。

3. 为方便手术操作，应准备两路高频单极电凝。根据手术步骤需要及时调节电凝频率。

4. 检查并连接好心内除颤仪，充电处于备用状态。

5. 手术时间长，物品繁多，器械护士和巡回护士要严格执行数计制度。器械、纱布、纱巾、缝合针线、橡皮阻断管、阻断线等物品一定清点清楚，并做好记录。

6. 术中所取大隐静脉或桡动脉应放置在相应保存溶液中，防止血管痉挛、血管损伤和丢失。

7. 由于手术创伤大，失血多，且无体外辅助循环，术中需严密监测患者生命体征变化。

（刘娜　李玮）

四、Bentall 术

复合带瓣管道手术是指应用带有人造心脏瓣膜的人造血管做主动脉瓣和升主动脉置换术，并将左、右冠状动脉开口移植于人造血管根部侧孔，又称 Bentall 手术。复合带瓣管道手术适用于升主动脉瘤同时又主动脉瓣病变，而且主动脉窦和窦管界均有明显扩大，或者升主动脉夹层瘤累及左、右冠状动脉开口，并引起主动脉瓣交界撕脱，造成瓣膜关闭不全。

【适应证】

1. 马凡综合征。

2. Debakey II 型主动脉夹层合并主动脉瓣中 – 重度关闭不全。

3. 升主动脉瘤合并主动脉瓣关闭不全。

【麻醉方式】

气管插管全身麻醉 + 体外循环。

【手术切口】

胸骨正中切口，备右侧股动脉切口。

【手术体位】

仰卧位 + 肩胛部软枕垫高使患者胸部抬高 5°～10°。

【手术用物】

1. 敷料：敷料包。

2. 器械：常规心脏器械包、换瓣器械、搭桥器械。

3. 特殊用物：人工带瓣管道、3－0 Prolene、4－0 Prolene、5
－0 Prolene、2－0（v5）换瓣线、电阻丝、起搏导线、开胸器、
胸骨锯、乳突牵开器。

4. 仪器设备：高频电刀、除颤器、体外循环机、变温
毯、CO_2。

【护理评估】

1. 患者年龄、体重、营养状况。

2. 心理状况、睡眠状况。

3. 既往史：高血压、糖尿病、动脉粥样硬化等。

4. 术前口服药服用情况。

5. 体温保护。

6. 换瓣特殊器械、搭桥器械以及大血管器械的准备。

7. 特殊仪器设备、抢救设备的准备和工作状态是否良好。

【手术步骤与配合】（表2－8－4）

表2－8－4　Bentall 手术步骤与配合

手术步骤	手术配合
1. 消毒：上至下颌、颈、肩、上臂的1/2处，左右至腋前线，下过双膝平行线	递海绵钳钳夹2%碘酒纱球、75%乙醇纱球消毒，胸部上至下颌、颈、肩、上臂的1/2处，左右至腋前线，下过双膝平行线，会阴部碘伏消毒
2. 铺无菌手术巾	协助医生常规铺单
3. 右侧腹股沟切口。沿腹股沟韧带中点下方2cm处向下做直切口，长约10cm，切开皮肤、皮下组织、肌肉，暴露股动脉	递有齿镊、23#刀切开，经右侧腹股沟韧带下股动脉搏动处切开皮肤、皮下组织及肌肉，乳突牵开器撑开皮下组织、肌肉。递血管剪、无损伤镊游离并显露股动脉，切开动脉表面包绕组织，完全游离股动脉，结扎阻断区域股动脉分支，递直角钳探查股动脉后方无分支，游离结束填塞纱布覆盖待开胸后插股动脉插管

手术步骤	手术配合
4. 胸骨正中切口，显露心脏	胸骨正中切口，上缘距胸骨切迹下 2 ~ 3cm，下至剑突下 1cm ~ 2cm，配合同本节"主动脉瓣置换术"（表 2 - 8 - 1）
5. 股动脉插管	递无损伤血管钳或血管夹钳夹住股动脉近远端；递血管钳夹持阻断带于血管中间套过，递血管保护套弯蚊式钳待固定；递 11# 刀切开，递血管镊提起切口一侧显露血管腔，插入动脉插管，收紧阻断带，将股动脉插管与体外循环动脉管连接，角针 7# 线临时固定股动脉插管和体外循环管道
6. 腔房静脉插管	递管道钳夹住静脉转流管，断管后心肺转流静脉端接上接头，静脉插管接上接头备用。肺静脉钳夹住右心耳部，递 4 - 0 Prolene 缝荷包，递过线钩及细阻断管，用于将荷包线套入阻断管，递蚊式钳固定荷包线，剪去部分心耳尖、分离心耳组织后，插入腔房静脉插管，弯蚊式钳收紧荷包线，钳带 7# 线固定腔房管及阻断管。连接腔房静脉管于准备好的心肺转流静脉管
7. 左心房引流插管	递 5 - 0 Prolene 线在右上肺静脉上缝荷包，剪下缝针，递过线钩及细阻断管，用于将荷包线套入阻断管，递蚊式钳固定荷包线。递 11# 刀在荷包中戳一小口，口扁钳扩大切口后插入左心引流管，弯蚊式钳收紧荷包，并通知体外循环师
8. 体外循环转流	手术医师与体外循环师核对管道后取下所有管道钳，人工心肺转流开始

续表

手术步骤	手术配合
9. 充分显露瘤体，阻断主动脉	递组织剪、钳、镊，充分游离瘤体远侧部，递阻断钳阻断升主动脉，递灌注针直接插入主动脉根部灌注心肌停跳液，心脏表面冰屑降温，待心脏心室颤动后停止灌注。递11#刀沿升主动脉根部做一纵形切口，解剖剪延长切口，下肢主动脉瓣的无冠状动脉窦，上升至主动脉远端较正常的部分。递2-0涤纶线牵开主动脉壁，蚊式钳牵引，递左、右冠状动脉灌注头分别行左、右冠状动脉灌注，心脏表面冰屑降温
10. 心肌保护	室温降至20℃左右，体外循环师进行血液降温，手术医师用4℃低温心脏停跳液进行心肌灌注，心脏表面冰盐水或冰屑
11. 切开瘤体	递11#刀切开主动脉瘤，递组织剪纵向切开瘤体
12. 主动脉瓣切除	递心脏镊4针2-0涤纶线牵引主动脉壁，探查主动脉病变，递心内拉钩显露主动脉瓣，心脏瓣膜剪沿瓣环切除主动脉瓣膜及钙化组织，用冲洗器注满生理盐水冲洗手术野，避免瓣膜脱落组织残留于心腔内造成动脉栓塞；递测瓣器测量瓣环大小，选择合适带人工瓣膜的人工血管
13. 主动脉及瓣膜置换采用带瓣人工血管	手术医师将选好的瓣膜分为三个象限，用2-0（v5）换瓣线间断缝合，每个象限4~5针，顺次穿过选用的带瓣人工血管缝合环，剪下缝针并清点数目。送下人工瓣，平整的结扎缝线，剪线
14. 吻合左右冠状动脉	

手术步骤	手术配合
(1) 游离冠状动脉开口部位，距冠状动脉开口边缘4～5mm处环形切下左右冠状动脉开口	递搭桥血管镊及搭桥血管剪游离剪开
(2) 移植左冠状动脉	递一次性电灼器在人工血管相对应处切一1.5cm圆孔，递5-0（13mm）Prolene连续端侧缝合左冠状动脉与人工血管
(3) 移植右冠状动脉	同左冠状动脉移植配合
15. 将带瓣人工血管与远心端吻合	递组织剪将人工血管修剪成合适长度，递3-0 Prolene 线、毡片将人工血管远端与升主动脉远心端的血管壁连续吻合，用4-0 Prolene 连续缝合瘤体壁包裹人工血管
16. 并行循环，恢复心脏的功能	巡回护士将手术床头部放低，手术医师松开主动脉阻断钳，开放主动脉血液循环，排气针插入主动脉根部排气，递4-0Prolene 和血管镊在排气针处行荷包缝合；麻醉医师将血管活性药物经微量泵中心静脉泵入；通过体外循环辅助逐步恢复患者体温升至正常
17. 停止人工转流，关胸	心功能恢复正常后，停止左房引流并拔出引流管，预留荷包线结扎止血；停止体外循环，管道钳钳夹闭腔房静脉插管，拔出腔房管，插管荷包线打结；麻醉医师中心静脉用等量鱼精蛋白中和体内的肝素；手术医师拔出股动脉插管，插管荷包线打结，必要时缝扎。术野充分止血，放置引流管，关胸，同本节"主动脉瓣置换术"（表2-8-1）。关闭股动脉切口，0#圆针可吸收缝合线缝合肌肉筋膜，7×17圆针1#丝线缝合皮下，3-0角针可吸收缝合线缝合皮肤。根据伤口长度选择无菌敷料贴，将引流管与引流瓶连接，并使之保持负压状态

【护理评价】

1. 手术进行顺利，三方核查已严格执行。

2. 术后皮肤完整，无压疮发生。

3. 物品清点清楚，无差错。

4. 术中输血、给药核对无误，途径正确。

5. 各管道通畅，固定妥善。如气道、动静脉、伤口引流等。

6. 转运过程顺利，并与相关科室做好有效沟通，交接清楚。

【注意事项】

1. 手术床常规放置变温毯。妥善安置体位。

2. 搬动患者时要加倍小心，防止胸主动脉瘤的病变部位破溃。术后搬动患者要轻稳，防止血管吻合口裂开。

3. 备齐血管吻合手术特殊器械及用物。备好无菌冰融和38℃生理盐水。以免因物品准备不充分而影响手术进程。

4. 人工血管、带瓣管道及大血管支架拆开包装前，巡回护士必须复述医嘱，同医生核对型号，无误后方可打开。

5. 术中使用 Prolene 须防止拉断，牵引或缝合，Prolene 的另一端，须用钳端套有橡皮管保护的蚊式钳夹持。Prolene 打结时器械护士须用注射器或冲洗器冲水帮医生将手打湿。

6. 检查并连接好心内除颤仪，充电处于备用状态。

7. 手术时间长，物品繁多，器械护士和巡回护士要严格执行数计制度。器械、纱布、纱巾、缝合针线、橡皮阻断管、阻断线等物品一定清点清楚，并做好记录。

8. 巡回护士术中密切观察患者生命体征及出入量情况。

9. 手术结束前备好心电监护仪、微量输液泵、氧气袋、呼吸囊等。并与监护室做好沟通交接工作。

（刘娜　李玮）

参考文献

[1]孙育红.手术室护理操作指南[M].北京:人民军医出版社,

2013:10.

[2]魏革,刘苏君.手术室护理学[M].第3版.北京:人民军医出版社,2014.

第九节　耳鼻喉手术配合

一、乳突根治术

乳突根治术是根除乳突、鼓窦和鼓室内病变,形成一与外耳道相通的覆盖上皮的空腔的手术。手术的目的是彻底清除乳突、鼓窦、鼓室和咽鼓管鼓口病变组织,制止流脓,获得干耳,防治颅内、外并发症。经典的乳突根治术可使听力遭到一定程度的损害,一般气导听阈可下降到50~60dB(HL)。随着耳显微外科的及鼓室成形术的迅速发展,近年在清除中耳乳突病变的同时,尽量保留与传音功能有关的中耳结构,如听小骨、残余鼓膜、咽鼓管黏膜等,采用各种术式重建听力。故目前对乳突根治术适应证的选择比较慎重,实施乳突根治术的已减少。

【适应证】

1. 胆脂瘤型中耳炎破坏范围广泛及慢性化脓性中耳炎骨质破坏已无重建听力条件。

2. 胆脂瘤型中耳炎合并原发性颅内并发症岩骨炎、化脓性迷路炎、面神经麻痹。

3. 结核性中耳乳突炎伴骨质破坏或死骨形成。

4. 中耳乳突肿瘤未能彻底清除,如颈静脉球体瘤、中耳癌。

【麻醉方式】

气管插管全身麻醉。

【手术切口】

耳内切口。

【手术体位】

仰卧位,术耳向上,头偏向对侧,头下垫头圈,将非手术侧耳置于头圈中央空间内，避免手术期间压迫而引起不适。注意保持手术耳水平位，避免其头端和脚端高低不一。

【手术用物】

1. 敷料：敷料包、中单。

2. 器械：乳突根治包、中耳器械、耳科显微器械。

3. 特殊用物：显微镜套、高频电刀、双极电凝、一次性碘仿纱条、盐酸肾上腺素盐水（遵医嘱按比例配制）。

4. 仪器设备：显微镜、高频电刀主机、耳科电钻。

【护理评估】

1. 患者情况

（1）一般情况：年龄、身高、体重、皮肤完整性。

（2）既往史：有无高血压、心脏病、过敏史、手术史、植入物、特殊感染及其他疾病。

（3）营养状况，有无贫血、脱水及电解质紊乱。

（4）外周静脉血管情况、尿道情况。

（5）术前准备及禁食水情况。

（6）评估患者的听力情况。

（7）焦虑、恐惧：对陌生环境，手术创伤、疼痛、手术意外的不确定性；经济承受能力和对手术治疗过程及预后的担忧。

2. 手术方式：确定手术部位、手术方式，根据手术方式准备用物。

3. 手术体位：颈椎活动度及肢体功能情况，术中易受压部位。

4. 术中体温保护：术中身体暴露、覆盖不严及麻醉药物作用易产生术中低体温。

5. 核查手术部位及标识。

6. 检查负压吸引装置，耳科电钻，显微镜是否能正常使用。

7. 认真核实患者有无义齿，牙齿有无松动。

【手术步骤与配合】（表 2 – 9 – 1）

表 2 – 9 – 1　乳突根治术手术步骤与配合

手术步骤	手术配合
1. 常规消毒铺单	协助医生消毒铺单
2. 切口皮下注射盐酸肾上腺素盐水或1%利多卡因	5ml 注射器抽取盐酸肾上腺素盐水
3. 切开皮肤，皮下组织及骨膜、骨质	15#刀切开切口，电凝止血，纱布拭血
4. 去除骨质，逐渐进入乳突腔	剥离子、剪刀、牙镊、修薄外耳道皮片，乳突牵开器撑开，显露术野，电钻磨除骨质
5. 清除乳突气房及病变组织	关闭无影灯，显微镜下，用电钻磨开鼓窦，清除碎骨及病变组织
6. 进入鼓室，寻找鼓室内的病变	递中耳剥离子、中耳组织剪探查病变区域
7. 修薄面神经嵴凿断骨桥	小骨凿、耳钻，凿断骨桥，盐水持续冲洗
8. 削低外耳道后壁及面神经嵴	递直针钩剥离，细耳吸引器头吸血
9. 清除鼓室病变组织	递耳钻磨开面神经，清除其中病变，盐水冲洗，有齿镊持棉球止血
10. 缩小术腔，翻转皮瓣，常规耳甲腔成形	递15#刀，有齿镊提夹皮缘，整形剪刀取耳后皮肤，常规耳腔成形
11. 填塞术腔，缝合包扎伤口	将碘纺纱条或抗生素纱条填塞术腔，3 – 0角针可吸收缝合切口，无菌纱布覆盖，胶布固定，绷带包扎

【护理评价】

1. 严格核查患者信息。
2. 皮肤完好，无压疮。
3. 各种管道顺畅。
4. 手术用物清点准确无误。

5. 手术进行顺利，物品准备齐全。

6. 手术切口包扎牢固。

7. 转运过程安全顺利。

【注意事项】

1. 术前一日访视患者，了解患者病情及基本身体状况。

2. 输液部位选择上肢充盈静脉，保证穿刺顺利。

3. 患者因耳部患病听力较差，术前要认真核对病历和患者，做好安全核查。

4. 术前准备：药物的正确配比和使用；仪器的准备，确保性能良好。根据手术需要正确放置特殊仪器，例如显微镜、动力系统等。

5. 体位准备：注意患者角膜的保护，闭合患者双眼后，使用胶布粘上下眼睑，避免眼角膜受损。

6. 术中配合：严格执行无菌操作，套显微镜无菌保护套，注意无菌操作，并控制人员流动。

7. 术中手术人员应避免压迫患者肢体，造成局部组织损伤。

8. 密切观察患者生命体征，如遇到术中大出血，应反应迅速，巡回护士应及时取血做好配合抢救工作。

（周贺华　王亚）

二、喉全切除术

喉全切除术是将包括会厌、甲状软骨、环状软骨、气管及环后黏膜一起切除的手术方式。由于喉全切除手术术后不能发声讲话而终身残疾，喉部分切除术和喉功能重建术已普遍开展，喉全切除手术有减少趋势。

【适应证】

1. 肿瘤侵及双侧声带，一侧或双侧声带固定着；或绝大部分T_3及T_4级声门型喉癌。

2. 晚期喉癌侵犯甲状软骨或环状软骨者。

3. 声门上型喉癌 T_4，或侵犯甲状软骨、环状软骨或双侧杓状软骨受累者。

4. 喉部分切除术后复发者。

5. 较晚期喉癌放疗无效或放疗复发者。

6. 年老体弱不宜行喉部分切除术者。

7. 喉咽癌、晚期甲状腺癌喉部广泛受累者。

8. 喉软骨放射性坏死、感染严重难以恢复者。

9. 喉的其他恶性肿瘤有以上适应证者。

【麻醉方式】

手术开始是先在局部麻醉下行气管切开术，然后气管插管全身麻醉下行喉全切除术。

【手术切口】

切口种类较多，常用有垂直、"T"形、"I"形、"U"形等切口，可根据患者病情及手术医师习惯选用，本手术以常采用的"U"形切口为例。

【手术体位】

仰卧位，肩下垫枕，头部头圈固定，伸颈（如安置体位后，患者颈部空隙较大，可加垫一层棉垫或治疗巾支撑颈部）。

【手术用物】

1. 敷料：敷料包、中单。

2. 器械：气管切开包、喉癌根治器械包。

3. 特殊用物：全喉套管、双极电凝、$10^\#$刀片、$11^\#$刀片、$23^\#$刀片、4-0圆针可吸收缝合线、负压引流球2个、2%盐酸利多卡因20ml、盐酸肾上腺素注射液1ml、气管插管、气管套管。

4. 仪器设备：负压吸引器，高频电刀。

【护理评估】

1. 患者情况

（1）一般情况：年龄、身高、体重、皮肤完整性。

（2）既往史：有无高血压、心脏病、过敏史、手术史、植入物、特殊感染及其他疾病。

（3）营养状况，有无贫血、脱水及电解质紊乱。

（4）外周静脉血管情况、尿道情况。

（5）术前准备及禁食水情况。

（6）焦虑、恐惧：多数患者伴有呼吸困难，对陌生环境，手术创伤、疼痛、手术意外的不确定性；经济承受能力和对手术治疗过程及预后的担忧。

2. 手术方式：确定手术部位、手术方式，根据手术方式准备用物。

3. 手术体位：颈椎活动度及肢体功能情况，术中易受压部位。

4. 术中体温保护：术中身体暴露、覆盖不严及麻醉药物作用易产生术中低体温。

5. 核查手术部位及标识。

6. 检查负压吸引装置。

7. 认真核实患者有无义齿，牙齿有无松动。

【手术步骤与配合】（表2-9-2、2-9-3）

表2-9-2 局部麻醉下行气管切开术手术步骤与配合

手术步骤	手术配合
1. 消毒下颌和颈部，上及下唇，下及乳头水平面左右及颈侧	递海绵钳钳夹2%碘酒纱球、75%乙醇纱球消毒
2. 局部麻醉	递10ml注射器和1%利多卡因或1%罗哌卡因
3. 颈前正中行纵形切口（或横切口）切开皮肤，皮下组织，电刀分离皮瓣	递10#刀片切开，血管钳止血，纱布止血，1#线结扎
4. 分离、牵开颈浅筋膜	递10#刀片切开，血管钳分离、扩大切口，甲状腺拉钩牵开，干纱布或盐水纱布拭血

续表

手术步骤	手术配合
5. 沿颈前白线钝性分离带状肌,暴露甲状腺峡部	递血管钳分离,弯蚊式钳止血,4#线结扎
6. 暴露、切开气管软骨环	递11#刀片纵形切开气管,吸痰管吸引分泌物
7. 插入气管插管	递气管扩张器撑开气管切口,顺势插入气管插管,打气囊
8. 检查切口出血情况	递纱布拭血,弯蚊式钳止血,1#丝线结扎
9. 缝合切口、固定气管插管	递4#线缝皮、干纱条固定气管插管,无菌纱布临时遮盖切口

表 2 - 9 - 3　喉全切除术手术步骤与配合

手术步骤	手术配合
1. 常规消毒铺单	递海绵钳夹2%碘酊纱球、75%乙醇纱球消毒皮肤
2. 颈部U形切口,切开皮下组织至舌骨水平,悬吊牵引皮瓣,暴露术野	递23#刀片、有齿镊,切开皮肤皮下组织,和颈浅筋膜颈阔肌同时切开,电刀向上分离喉前皮瓣,止血。皮瓣分离上至颏下,下至胸骨切迹上方。将皮瓣用9×28角针、4#丝线悬吊牵引皮瓣暴露术野,皮瓣创面用湿纱布覆盖保护
3. 切断胸骨舌骨肌,肩甲舌骨肌及甲状舌骨肌	递甲状腺拉钩牵开两侧组织,组织剪剪断胸骨舌骨肌、肩胛舌肌及甲状舌肌,9×28圆针7#丝线缝扎
4. 切断甲状腺峡部	递血管钳、组织剪,夹住并剪断甲状腺峡部,4#丝线结扎,暴露气管上段
5. 分离甲状软骨上部	递血管钳、组织剪夹住并剪断甲状软骨上的下咽缩肌,4#丝线结扎。递血管钳、组织剪分离出喉上神经及喉上动脉,递直角钳带4#丝线结扎后切断

续表

手术步骤	手术配合
6. 切除舌骨	递电刀分离舌骨周围组织，剥离子分离舌骨骨膜，咬骨剪剪除部分或整个舌骨或用电刀剔除舌骨
7. 切开甲舌膜进入喉咽腔	递组织钳夹住喉下部，剥离子及血管钳分离喉体后软组织，4#丝线结扎出血点，组织剪剪开咽喉黏膜进入喉腔
8. 切除喉部	切除喉部前，需先分离喉后壁，可见肿瘤所在部位，递11#刀片切断气管，再递9×28角针1#丝线将气管间断缝合于皮肤上2~4针，递组织剪分离食管前壁
9. 闭合喉咽	要避免缝合时出现遗漏，尤其注意黏膜瓣的结合部。因肿瘤污染手套，协助医生换手套，4-0圆针可吸收缝合线做黏膜切缘下间断缝合
10. 缝合气管	气管上方的皮肤与咽壁之间须避免形成无效腔。递9×28角针1#丝线将气管缝于皮肤上，形成气管造瘘口
11. 缝合切口皮肤	冲洗切口放置引流管，6×17圆针1#丝线间断缝合食管上口前黏膜及甲状舌骨
12. 更换气管套管及包扎伤口	固定引流管，4-0圆针可吸收缝合线缝合皮下组织，3-0慕丝针线间断缝合皮肤。处置气管造口，递喉切除专用短粗气管导管，更换普通气管插管，递敷料包扎伤口

【护理评价】

1. 手术局部麻醉下进行时，患者处于清醒状态，做好患者的心理护理减轻恐惧。

2. 皮肤完好，无压疮。

3. 各种管道顺畅。

4. 手术用物清点准确无误。

5. 手术进行顺利,物品准备齐全。

6. 手术切口包扎牢固。

7. 转运过程安全顺利。

【注意事项】

1. 术前一日访视患者,了解患者病情及基本身体状况。

2. 严格核查患者信息。

3. 仪器及时准备及检查,如中心负压等。

4. 输液部位选择上肢充盈静脉,保证穿刺顺利。

5. 术前准备:药物的正确配比和使用;仪器的准备,确保性能良好。根据手术需要正确放置特殊仪器。

6. 体位准备:注意患者角膜的保护,闭合患者双眼后,使用胶布粘上下眼睑,避免眼角膜擦伤。

7. 患者在局部麻醉下行气管切开,可因手术操作造成不适而躁动,应合理约束固定。

8. 患者如有呼吸困难,在不影响患者呼吸的情况下放置体位,促进手术野暴露。

9. 术中配合:严格执行无菌操作。

10. 气管切开实施切口插管喉,应重新消毒铺单,更换器械。

11. 注意无瘤技术操作,接触过肿瘤的器械应用灭菌注射用水浸泡或更换。

12. 手术过程中密切观察患者气管导管有无脱落。

13. 换管时注意患者的生命体征,密切配合医生换管。

14. 护理记录文书完整,无遗漏。

15. 术中病理标本应妥善保管,标记清晰。

16. 密切观察患者生命体征,如遇到术中大出血,应反应迅速,巡回护士应及时取血做好配合抢救工作。

(王亚　郝雪梅)

三、鼻中隔偏曲矫正术

鼻中隔偏曲系指鼻中隔形态上向一侧或两侧偏斜或局部突起，影响鼻腔生理功能，并引起一系列病理变化，在发育过程中受某些因素影响所致的结构上的畸形。引起鼻中隔偏曲的因素比较复杂，以外伤和发育异常为主。鼻中隔偏曲的唯一治疗方法是手术矫正，而随着内镜下鼻内手术的广泛开展，故鼻内鼻镜做鼻中隔偏曲矫正术。

【适应证】

1. 鼻中隔偏曲明显，影响鼻腔通气，鼻窦引流者，如鼻塞、鼻窦炎等。

2. 鼻中隔偏曲引起反复出血者。

3. 鼻中隔偏曲引起的鼻睫神经痛，如鼻痛、头痛。

4. 鼻中隔偏曲明显伴有过敏性鼻炎的患者，术后大多会减轻过敏症状。

5. 在鼻内鼻窦手术时，鼻中隔偏曲导致鼻道狭窄，影响手术路径的情况下，可先行鼻中隔矫正术。

【麻醉方式】

气管插管全身麻醉。

【手术切口】

左侧鼻中隔前端皮肤和黏膜交界处弧形切口。

【手术体位】

仰卧位。

【手术用物】

1. 敷料包：敷料包。

2. 器械：鼻中隔器械包。

3. 特殊用物：导光束一根及0°鼻内镜镜头、5-0圆针可吸收带针缝线、膨胀海绵、15#刀片。

4. 仪器设备：鼻内镜系统。

【护理评估】

1. 患者情况

（1）一般情况：年龄、身高、体重、皮肤完整性。

（2）既往史，有无高血压、心脏病、过敏史、手术史、植入物、特殊感染及其他疾病。

（3）营养状况，有无贫血、脱水及电解质紊乱。

（4）外周静脉血管情况、尿道情况。

（5）术前准备及禁食水情况。

（6）焦虑、恐惧：多数患者伴有呼吸困难，对陌生环境，手术创伤、疼痛、手术意外的不确定性；经济承受能力和对手术治疗过程及预后的担忧。

（7）评估患者鼻腔通气情况。

2. 手术方式：确定手术部位、手术方式，根据手术方式准备用物。

3. 手术体位：颈椎活动度及肢体功能情况，术中易受压部位。

4. 术中体温保护：术中身体暴露、覆盖不严及麻醉药物作用易产生术中低体温。

5. 核查手术部位及标识。

6. 检查负压吸引装置。

7. 认真核实患者有无义齿，牙齿有无松动。

【手术步骤与配合】（表 2 - 9 - 4）

表 2 - 9 - 4 鼻中隔切除术手术步骤与配合

手术步骤	手术配合
1. 常规消毒铺单	消毒鼻面部，上及发际，下至颈上部，左右至耳前方
2. 切开鼻黏膜	0°鼻内镜下 15# 刀片纵弧形切开鼻中隔左侧皮肤黏膜交界处，棉片压迫止血

续表

手术步骤	手术配合
3. 分离鼻中隔黏膜组织，暴露软骨	带吸引器的剥离子分离鼻中隔黏膜，显露软骨和弯曲部分，15#刀切开软骨，剥离子分离对侧黏膜组织
4. 切除部分软骨，筛骨垂直板	递鼻中隔咬骨钳咬除筛骨垂直板及梨骨的偏曲部分
5. 复位黏膜，缝合部分黏膜	观察有无出血，清理术区，剥离子复位黏膜。必要时可用5-0圆针可吸收缝线缝合
6. 鼻腔填塞，清理用物	膨胀海绵填塞鼻腔

【护理评价】

1. 皮肤完好，无压疮。
2. 手术用物清点准确无误。
3. 手术进展顺利，无不良事件。
4. 护理文书记录清楚，工整、详细。
5. 术后物品补充、归位、处理妥善。
6. 术后观察患者是否清醒，安全送回病房。

【注意事项】

1. 术前一日访视患者，了解患者病情及基本身体状况。
2. 严格核查患者信息。
3. 仪器及时准备及检查，如中心负压等。
4. 输液部位选择上肢充盈静脉，保证穿刺顺利。
5. 术前准备：仪器设备确保性能良好，根据手术需要正确放置特殊仪器。
6. 体位准备：注意患者角膜的保护，闭合患者双眼后，使用胶布粘上下眼睑，避免眼角膜擦伤。
7. 保障患者安全，应合理约束固定。
8. 术中配合：严格执行无菌操作，腔镜无菌保护套注意无菌操作。

9. 手术过程中密切观察患者气管导管有无脱落。

10. 护理记录文书完整，无遗漏。

11. 术中病理标本应妥善保管，名称标记清楚。

12. 密切观察患者生命体征，如遇到术中大出血，应反应迅速，巡回护士应及时取血做好配合抢救工作。

（陈丹丹　王亚）

四、扁桃体腺样体摘除术

小儿慢性扁桃体炎常合并有腺样体肥大。腺样体又称咽扁桃体，是鼻咽顶部的淋巴组织，出生后其逐渐增大，在 6～8 岁为肿大高峰期，10 岁开始退化。腺样体肥大为腺样体的病理性增生，一般腺样体肥大较重者，可行手术切除。

【适应证】

1. 慢性扁桃体炎反复急性发作或曾经并发扁桃体周围脓肿者。

2. 扁桃体过度肥大，影响呼吸，吞咽者。

3. 慢性扁桃体炎导致其他脏器病变，如风湿关节炎、肾炎，风湿病等。

4. 扁桃体的其他疾病，如扁桃体角化症、息肉、囊肿。

5. 扁桃体良性肿瘤或恶性肿瘤早期，肿瘤局限于扁桃体内。

6. 腺样体肥大引起经鼻呼吸障碍、张口呼吸或发育障碍出现腺样体面容。

7. 腺样体肥大压迫咽鼓管口，导致分泌性中耳炎反复发作。

8. 腺样体慢性炎症引起鼻窦、咽喉急性炎症反复发作。

【麻醉方式】

气管插管全身麻醉。

【手术切口】

沿咽腭部前后柱黏膜做弧形切口。

【手术体位】

仰卧位，肩部垫高，头向后仰。

【手术用物】

1. 辅料包：敷料包、中单一包。

2. 器械：扁桃体器械包、开口器、碘伏盐水约30ml。

3. 特殊用物：7#丝线、腔镜套3个、盐酸肾上腺素盐水（遵医嘱按比例配制）、10ml注射器1个、输液器。

4. 仪器设备：离子刀头、双极射频等离子消融系统、内窥镜吸割系统、美敦力动力系统等。

【护理评估】

1. 患者情况

（1）一般情况：年龄、身高、体重、皮肤完整性。

（2）既往史：有无高血压、心脏病、过敏史、手术史、植入物、特殊感染及其他疾病。

（3）营养状况，有无贫血、脱水及电解质紊乱。

（4）外周静脉血管情况、尿道情况。

（5）术前准备及禁食水情况。

（6）焦虑、恐惧：多数患者伴有呼吸困难，对陌生环境，手术创伤、疼痛、手术意外的不确定性；经济承受能力和对手术治疗过程及预后的担忧。

2. 手术方式：确定手术部位、手术方式，根据手术方式准备用物。

3. 手术体位：颈椎活动度及肢体功能情况，术中易受压部位。

4. 术中体温保护：术中身体暴露、覆盖不严及麻醉药物作用易产生术中低体温。

5. 核查手术部位及标识。

6. 检查负压吸引装置。

7. 认真核实患者有无义齿，牙齿有无松动。

【手术步骤与配合】（表 2 – 9 – 5）

表 2 – 9 – 5 扁桃体腺样体摘除术手术步骤与配合

手术步骤	手术配合
1. 常规消毒铺单	消毒面唇，上至眼睑下，下至颈上部，左右至耳前方
2. 暴露口腔	术者使用全麻开口器使患者充分暴露术野
3. 注射盐酸肾上腺素盐水溶液或生理盐水	用 10ml 注射器抽取盐酸肾上腺素盐水溶液或生理盐水向患者扁桃体注射，使扁桃体内移，易于操作
4. 游离扁桃体	递扁桃体钳，术者用扁桃体钳夹住扁桃体，使用低温等离子刀、扁桃体剥离子分离扁桃体
5. 摘除扁桃体	递扁桃体圈套器圈出扁桃体，扁桃体钳夹 7# 丝线扎好的大棉球压迫止血
6. 刮出腺样体	递腺样体刮勺刮出腺样体，吸割残余腺样体，低温等离子刀创面止血，碘伏盐水冲洗术区。
7. 吸尽分泌物及积血退出开口器	递吸引器吸出口分泌物、积血，观察无出血，撤出开口器
8. 清理用物	清点纱布，缝针等

【护理评价】

1. 皮肤完好，无压疮。
2. 手术用物清点准确无误。
3. 手术进展顺利，手术配合默契。
4. 术中标本保管妥善，名称标记清楚。
5. 专科仪器设备功能良好，可以正常使用。
6. 转运过程安全、顺利。

【注意事项】

1. 术前一日访视患者，了解患者病情及基本身体状况。
2. 严格核查患者信息。

3. 仪器及时准备及检查，如中心负压等。

4. 输液部位选择上肢充盈静脉，保证穿刺顺利。

5. 术前准备：药物的正确配比和使用，仪器设备确保性能良好，根据手术需要正确放置特殊仪器。

6. 体位准备：注意患者角膜的保护，闭合患者双眼后，使用胶布粘上下眼睑，避免眼角膜擦伤。

7. 保护患者安全，合理约束固定。

8. 术中配合：严格执行无菌操作。

9. 手术过程中密切观察患者气管插管有无脱落。

10. 护理记录文书完整，无遗漏。

11. 术中病理标本应妥善保管，名称标记清楚。

12. 密切观察患者生命体征，如遇到术中大出血，应反应迅速，巡回护士及时取血做好配合抢救工作。

（陈丹丹　王亚）

五、上颌窦根治术

上颌窦是上颌骨体内的锥形空腔，窦壁为骨质大部分为薄的密质骨板，内稍有松质骨，最薄的地方只有密质骨。上颌窦是人体四对鼻窦中的一对，以脸部中线为轴对称分布，并且有鼻窦口与鼻腔相通。上颌窦具有共鸣发音的作用，同时由于上颌窦壁直接被覆黏膜，具有支配牙齿和牙周组织的血管、神经的作用。上颌窦根治术是经唇龈切口凿开上颌窦前壁，去除病变黏膜，在上颌窦与鼻腔开窗，已达治愈目的。

【适应证】

1. 慢性上颌窦炎。

2. 上颌窦良性肿瘤。

3. 牙根感染引起的牙源性上颌窦炎。

4. 上颌窦异物。

【麻醉方式】

气管插管全身麻醉。

【手术切口】

唇龈沟切口。

【手术体位】

仰卧位，头偏向术者。

【手术用物】

1. 敷料：敷料包。

2. 器械：上颌窦根治器械包。

3. 特殊用物：碘仿纱条、高频电刀、双极电凝。

4. 仪器设备：鼻内镜系统。

【护理评估】

1. 患者情况

（1）一般情况：年龄、身高、体重、皮肤完整性。

（2）既往史，有无高血压、心脏病、过敏史、手术史、植入物、特殊感染及其他疾病。

（3）营养状况，有无贫血、脱水及电解质紊乱。

（4）外周静脉血管情况、尿道情况。

（5）术前准备及禁食水情况。

（6）焦虑、恐惧：多数患者伴有呼吸困难，对陌生环境，手术创伤、疼痛、手术意外的不确定性；经济承受能力和对手术治疗过程及预后的担忧。

2. 手术方式：确定手术部位、手术方式，根据手术方式准备用物。

3. 手术体位：颈椎活动度及肢体功能情况，术中易受压部位。

4. 术中体温保护：术中身体暴露、覆盖不严及麻醉药物作用易产生术中低体温。

5. 核查手术部位及标识。

6. 检查负压吸引装置。

7. 认真核实患者有无义齿，牙齿有无松动。

【**手术步骤与配合**】（表2-9-6）

表2-9-6 上颌窦根治术手术步骤与配合

手术步骤	手术配合
1. 面部口腔鼻腔常规消毒	面部75%乙醇消毒，口腔、鼻腔0.5%碘伏稀释液消毒
2. 在唇龈沟突隆处切开黏膜骨膜直达骨面	递甲状腺拉钩牵开上唇，10#刀片切开，电凝止血
3. 剥离骨膜，暴露上颌窦前壁	递剥离子剥离组织，切开骨膜充分暴露术野
4. 凿开上颌窦前壁	小骨锤圆凿凿开上颌窦前壁
5. 清除上颌窦内病变黏膜	上颌窦咬钳扩大凿开口约1.5cm。上颌窦钳骨蜡止血
6. 凿开耳道外骨壁，修整创面	剥离子分离病变黏膜，吸引器清除积血，盐水冲洗窦腔
7. 下鼻道开窗	圆凿去除凸向鼻腔的下鼻道，剥离子将开窗处的黏膜推向上颌窦腔，逐渐切开黏膜皮瓣，翻转填于窦腔下壁
8. 填塞窦腔止血	吸引器清理腔内积血，骨蜡及碘仿纱条填塞上颌窦腔
9. 缝合伤口	4-0的圆针可吸收缝线缝合伤口

【**护理评价**】

1. 皮肤完好，无压疮。
2. 管道顺畅。
3. 手术用物清点准确无误。
4. 手术进展顺利，配合默契。
5. 物品准备充分，三方核查严格执行。
6. 护理文书清晰、完整、无差错。
7. 转运患者交接清楚。

【**注意事项**】

1. 术前一日访视患者，了解患者病情及基本身体状况。
2. 严格核查患者信息。

3. 仪器及时准备及检查，如负压吸引器等。

4. 输液部位选择上肢充盈静脉，保证穿刺顺利。

5. 术前准备：根据手术需要正确放置特殊仪器。

6. 体位准备：注意患者角膜的保护，闭合患者双眼后，使用胶布粘上下眼睑，避免眼角膜擦伤。

7. 保护患者安全，合理约束固定。

8. 术中配合：严格执行无菌操作。

9. 手术过程中密切观察患者气管导管有无脱落。

10. 护理记录文书完整，无遗漏。

11. 术中病理标本应妥善保管，名称标记清楚。

12. 密切观察患者生命体征，如遇到术中大出血，应反应迅速，巡回护士应及时取血做好配合抢救工作。

（周贺华　王亚）

六、腮腺肿瘤切除术

腮腺前界在下颌支、嚼肌面上，后界为乳突上为上耳道，下为下颌角下方。由于面神经各分支穿行于腮腺组织之间，两者关系十分密切。腮腺肿瘤特别是腮腺良性肿瘤，术中应解剖、保留面神经。如恶性肿瘤或肿瘤已破坏面神经功能时，必须将受累的面神经一并切除，但对低度恶性肿瘤，可酌情保留部分未受侵犯的神经分支。根据肿瘤的位置、性质和肿瘤与周围组织的关系，选择腮腺浅叶切除术、深叶切除术、全叶切除术，甚至腮腺及周围组织扩大切除术。本节主要介绍保留面神经的腮腺肿瘤切除术。

【适应证】

1. 有被膜的腮腺区肿瘤：主要适用于良性肿瘤，亦适用于被膜浸润的早期恶性肿瘤。

2. 腮腺血管瘤、淋巴管瘤：多数下行腮腺次全切或全切，此时解剖面神经时应特别注意。

3. 腮腺内囊肿或慢性炎性病变：病灶切除后有助于明确

诊断。

4. 腮腺深部病变作为这些病灶切除的入路之一。

5. 腮腺区外伤、异物：为明确损伤程度及取出异物。

【麻醉方式】

气管插管全身麻醉。

【手术切口】

颌面"S"切口。

【手术体位】

仰卧位，头后仰，头偏向健侧。

【手术用物】

1. 敷料包：敷料包。

2. 器械：腮腺基础器械包。

3. 特殊用物：23#、10#刀片、双极电凝、4-0圆针可吸收缝合线、负压引流球、盐酸肾上腺素注射液1ml。

4. 仪器设备：高频电刀、负压吸引装置、双极电凝主机。

【护理评估】

1. 患者情况

（1）一般情况：年龄、身高、体重、皮肤完整性。

（2）既往史，有无高血压、心脏病、过敏史、手术史、植入物、特殊感染及其他疾病史。

（3）营养状况，有无贫血、脱水及电解质紊乱。

（4）外周静脉血管情况、尿道情况。

（5）术前准备及禁食水情况。

（6）焦虑、恐惧：多数患者伴有呼吸困难，对陌生环境，手术创伤、疼痛、手术意外的不确定性；经济承受能力和对手术治疗过程及预后的担忧。

2. 手术方式：确定手术部位、手术方式，根据手术方式准备用物。

3. 手术体位：颈椎活动度及肢体功能情况，术中易受压部位。

4. 术中体温保护：术中身体暴露、覆盖不严及麻醉药物作用易产生术中低体温。

5. 核查手术部位及标识。

6. 检查负压吸引装置。

7. 认真核实患者有无义齿，牙齿有无松动。

【手术步骤与配合】（表2-9-7）

表2-9-7 腮腺肿瘤切除术手术步骤与配合

手术步骤	手术配合
1. 手术野常规消毒铺单	递海绵钳2%碘酊和75%乙醇纱球消毒皮肤，颈部常规手术铺单
2. 皮下注射盐酸肾上腺素盐水	递10ml注射器盐酸肾上腺素盐水（遵医嘱按比例配制）
3. 沿耳屏前做纵行切开，向下绕过耳垂达下颌支后凹的上部，继而向下延伸，在下颌角下2cm处转向前方，平行下颌骨下缘向前延伸2～3cm，呈"S"形切开皮肤、皮下、颈阔肌及腮腺筋膜	递23#刀，组织镊切开皮肤，电刀笔切开皮下组织及阔筋膜，递皮肤拉钩牵拉切缘，电凝止血
4. 游离腮腺前缘，显露腮腺组织	递组织钳提夹皮缘，10#刀钝性分离，电刀分离皮瓣与咬肌筋膜表面，9×28角针、4#丝线吊皮
5. 解剖面神经	递神经剥离子分离、蚊式钳、无齿镊解剖面神经
6. 结扎切断腮腺管	递直角钳钳夹腮腺管，7#丝线结扎，组织剪剪断
7. 剥离、切除腮腺浅支	递神经剥离子分离
8. 将面神经诸支拉开，切开腮腺组织深叶	递血管钳钳夹皮筋末端牵引，组织剪逐步将腮腺浅叶完全分离，连同肿瘤一并整块摘除，随后循翼内肌和胸锁乳突肌，二腹肌后腹，茎突舌骨肌之间的间隙，摘除腮腺深叶组织和肿瘤

续表

手术步骤	手术配合
9. 冲洗切口，放置引流，缝合伤口	递生理盐水冲洗伤口，电凝止血，放置引流，4-0 圆针可吸收带针线分别缝合皮下组织及皮肤。递纱布绷带加压包扎伤口

【护理评价】

1. 皮肤完好，无压疮。

2. 管道顺畅，固定牢固。

3. 护理文书记录清楚，详细，工整。

4. 手术进展顺利，配合默契。

5. 术中体位摆放合理，未造成神经损伤，肢体过度牵拉。

6. 术中各种标本标记明确，保管妥善。

7. 手术用物清点准确无误。

8. 转运过程安全，交接清楚。

【注意事项】

1. 术前一日访视患者，了解患者病情及基本身体状况。

2. 严格核查患者信息。

3. 输液部位选择上肢充盈静脉，保证穿刺顺利。

4. 术前准备：药物的正确配比和使用，仪器设备确保性能良好。根据手术需要正确放置特殊仪器。

5. 体位准备：注意患者角膜的保护，闭合患者双眼后，使用胶布粘上下眼睑，避免眼角膜擦伤。

6. 保障患者安全，合理约束固定。

7. 注意保护好患者耳部，避免压迫，避免消毒液误入耳道。

8. 术中配合：严格执行无菌操作。

9. 手术过程中密切观察患者气管插管有无脱落。

10. 护理记录文书完整，无遗漏。

11. 术中病理标本应妥善保管，名称标记清楚。

12. 密切观察患者生命体征，如遇到术中大出血，应反应迅速，巡回护士应及时取血做好配合抢救。

（王亚 郝雪梅）

参考文献

[1]钟玲,陈吉,刘世喜.图解耳鼻咽喉－头颈外科手术配合[M].北京:科学出版社,2015,6.

[2]魏革,刘苏君.手术室护理学[M].第3版.北京:人民军医出版社,2014.

[3]曲华,宋振兰.手术室护士手册[M].北京:人民卫生出版社,2012.

[4]宋烽,王建荣.手术室护理管理学[M].北京:人民军医出版社,2004.

[5]刘恒兴,任同明.全彩人体解剖图谱[M].北京:军事医学科学出版社2007,8.

[6]李胜云,手术室优质护理实践指南[M].郑州:郑州大学出版社,2012,10.

[7]孙育红,手术室护理操作指南[M].北京:人民军医出版社,2013,10.

第十节 烧伤整形手术配合

一、烧伤创面削痂术

削痂术是1970年由Janzekovic首先提出，被广泛应用于深二度、混合度、浅三度创面的手术。削痂彻底去除坏死组织，最大限度地保留深二度创面有活力的上皮组织，对浅三度创面也能保留未烧伤的脂肪组织。创面修复后外形饱满，具有弹性，功能良好。近年来抢救大面积烧伤患者成功的经验主要是早期切（削）痂植皮术，因为坏死组织是细菌的良好培养基，切痂就是祛除病灶和感染源，患者的免疫功能随之改善，侵袭性感染得以控制。

【适应证】

烧伤深二度、混合度、浅三度创面。

【**麻醉方式**】

气管插管全身麻醉。

【**手术切口**】

烧伤创面去痂区。

【**手术体位**】

平卧位（根据手术部位不同变换体位）。

【**手术用物**】

1. 敷料：敷料包、大量中单、大量治疗巾。

2. 器械：基础器械。

3. 特殊用物：足量消毒液，庆大霉素，肾上腺素和足量等渗盐水，2~3 把滚轴刀，两条止血带，足够的无菌布叠纱，无菌棉垫及绷带，医用胶布。

4. 仪器设备：高频电刀。

【**护理评估**】

1. 年龄、体重、营养状况。

2. 外周静脉血管情况。

3. 了解患者心理状态，减轻患者焦虑恐惧心理。

4. 术中体温保护防止出现低体温。

5. 皮肤完整性及肢体功能的评估，确定烧伤部位。

6. 保证呼吸道通畅。

7. 了解烧伤时间、原因。

8. 了解烧伤面积、程度。

【**手术步骤与配合**】（表 2 - 10 - 1）

表 2 - 10 - 1　烧伤创面削痂术手术步骤与配合

手术步骤	手术配合
1. 消毒手术区域皮肤	海绵钳夹持 0.5% 碘伏纱球消毒手术区域
2. 铺无菌手术巾	常规铺单
3. 削痂	

手术步骤	手术配合
肢体部分：近端缠包裹纱布，抬高患肢数分钟后绑止血带	递纱布及止血带止血
用滚轴刀削去坏死组织，削痂深度以创面出现鲜黄色脂肪颗粒为度，尽可能保留未坏死组织	递滚轴刀削去坏死组织
较大血管结扎止血，小血管电凝止血，用肾上腺素湿纱布、布叠纱卷绷带包扎。松止血带 5~10 分钟后解开绷带进一步止血	递结扎线及电刀笔止血
非肢体部位：边削痂边止血	递滚轴刀及电刀笔削痂止血。
4. 冲洗	用过氧化氢、等渗盐水、碘伏冲洗
5. 包扎	递布叠纱卷、棉垫、绷带加压包扎，用医用胶布粘牢绷带尾端，避免松散
6. 术毕	患者离开手术室后，按规定清理消毒手术间，以待备用

【护理评价】

1. 手术进行顺利，物品准备充分，三方核查按要求严格执行。

2. 术中未发生低体温。

3. 护理文书记录清晰完整。

4. 观察被包扎患肢远端血运情况。

5. 转运顺利安全。

6. 患者情绪稳定。

7. 尿管在位通畅。

【注意事项】

1. 术前一日访视患者基本情况。

2. 避开烧伤创面选择良好输液部位，防止感染。

3. 明确患者去痂区，手术方式和医生沟通有无特殊要求。

4. 严重烧伤患者表现焦虑、沮丧、压抑甚至自卑等心理反应，此时护士应使患者有被尊重关怀感，注意观察其情绪变化。护士应耐心解答患者对手术室所担心的问题，最大限度解除其心理压力。

（张淞华　王筱君）

二、取皮植皮术

切削痂手术仅是清除坏死组织，植皮后才能使创面愈合。烧伤后 1 个月内进行皮移植是最佳时期。Ⅲ度烧伤面积 < 10% 的颜面、关节部位用大张皮片移植具有一定张力，皮片与创缘用丝线缝合固定，能改善容貌和关节功能；面积 11% ~ 30% 采用小皮片移植成活率高；面积 30% ~ 50% 采用自体皮与异体皮混合移植术，自体皮互相融合，异体皮不断脱屑，创面最终随自体皮扩展而被永久覆盖；面积 > 50% 采用微粒皮移植术，此法自体皮的扩展率高，愈合后的创面比较平整，瘢痕较轻。

【适应证】

各种原因引起的皮肤缺损。

【麻醉方式】

气管插管全身麻醉。

【手术切口】

供皮区（头部）和受皮区（小腿）。

【手术体位】

平卧位（根据手术部位不同变换体位）。

【手术用物】

1. 敷料：敷料包、大量中单、大量小手巾。

2. 器械：基础器械。

3. 特殊用物：大盆、10ml 注射器 2 个、肾上腺素、滚轴刀、丝线、电刀笔、大量无菌棉垫、无菌绷带、布叠纱、过氧化氢、等渗盐水、医用胶布。

4. 仪器设备：气动取皮刀及动力主机，高频电刀。

【护理评估】

1. 年龄，体重，营养状况。

2. 外周静脉充盈度，血管情况。

3. 观察患者心理状态，耐心向患者解释有关手术问题，缓解患者紧张焦虑心情。

4. 术中体温保护防止出现低体温。

5. 头部是否备皮完好。

【手术步骤与配合】（表2-10-2）

表2-10-2　取皮植皮术手术步骤与配合

手术步骤	手术配合
1. 消毒头部及受皮区	海绵钳夹持0.5%碘伏纱球消毒头部及受皮区
2. 铺无菌手术巾	常规铺单
3. 准备气动取皮刀	按流程安装并连接气动取皮刀，使其在备用状态
4. 取头皮	
①术者将配好的膨胀液打入头皮下，助手用手绷紧头皮，术者用已备好的气动取皮刀按取皮的厚度宽度取皮	递给术者10ml注射器打膨胀液，递给术者已备好的气动取皮刀
②接皮并洗皮	用止血钳夹取头皮放入生理盐水里，清洗头皮去掉头发茬以待备用
5. 包扎头部	用棉垫及生物敷料绷带包扎头部
6. 受皮区植皮前准备	
植皮前，对创面进行扩创，修整肉芽使其平整。必要时，用滚轴刀切除坏死组织	递大刀修整肉芽，必要时递滚轴刀
冲洗	反复用3%过氧化氢溶液及生理盐水，碘伏溶液冲洗
对植皮区创面必须止血	大出血点用丝线结扎止血，渗血处用肾上腺素湿敷止血

手术步骤	手术配合
7. 皮片移植	
若皮片过大需用 11# 尖刀片间隔打洞，根据创面情况，皮片在适宜紧张度下覆盖创面并固定皮片	递 11# 尖刀片，并用丝线间断缝合皮片缘和创面缘或用钉皮器间断固定
冲洗皮下创面	递注射器吸入抗生素溶液冲洗皮片下创面，清除残余异物或小凝血块
8. 植皮区的包扎	
①以无菌油纱覆盖受区皮片，油纱上再覆盖多层网眼纱布，用绷带加压包扎	递油纱、网眼纱、绷带包扎
②或在缝合创缘与皮缘时，保留长线，缝合完毕后，皮片表面盖一层无菌油纱，油纱上再放适当量的网眼纱布，将预留的长线分为数组，然后相对打包结扎	递持针器角针 7# 丝线缝打包线
③包扎	布叠纱无菌棉垫绷带加压包扎，医用胶布粘牢绷带末端以防松散
9. 术毕	患者离开手术室后，按规定清理消毒手术间，以待备用

【护理评价】

1. 手术进行顺利，物品准备充分，三方核查按要求严格执行。

2. 术中未发生低体温。

3. 护理文书记录清晰完整。

4. 观察被包扎患肢远端血运情况。

5. 患者安全转运。

6. 术后物品归位，处理妥善。

7. 尿管在位通畅。

【注意事项】

1. 术前一日访视患者，及身体基本情况。

2. 避开烧伤创面选择良好输液部位，防止感染。

3. 明确患者去痂区，手术方式和医生沟通有无特殊要求。

4. 严重烧伤患者表现焦虑、沮丧、压抑甚至自卑等心理反应，此时护士应通过和蔼、真诚的态度使患者有被尊重关怀感，注意观察其情绪变化。护士应耐心解答患者对手术室所担心的问题，最大限度解除其心理压力。

5. 术中准确规范安装气动取皮刀确保取皮顺利进行，严格保管取下的皮片。

（张淞华　王筱君）

三、扩张器植入术

皮肤软组织扩张术，亦称软组织扩张术，即使用皮肤软组织扩张器，植入皮肤软组织下，通过逐渐增加扩张器内容量，对表面皮肤产生压力，使皮肤组织增生扩张，产生"额外"的多余皮肤组织，用以修复软组织缺损的一种方法。此方法始于1976年，1984年引进我国整形外科界，1986年后，随着我国自产皮肤扩张器的诞生，这项技术在整形外科领域里被广泛应用，使许多患者得到前所未有的良好治疗效果。皮肤软组织扩张在烧伤后患者组织缺损的修复方面，亦取得了非常好的效果。

【适应证】

1. 器官再造。

2. 瘢痕性秃发或头皮缺损。

3. 供皮区或供瓣区预扩张。

4. 躯干、四肢瘢痕修复。

5. 面颈部瘢痕修复。

【麻醉方式】

气管插管全身麻醉。

【手术切口】

一般选在扩张区和修复区的交界处。

【手术体位】

平卧位（根据手术部位不同变换体位）。

【手术用物】

1. 敷料包：敷料包、大量中单、大量小手巾。

2. 器械：基础器械、美容器械。

3. 特殊用物：15[#]刀片、3 – 0 丝线、亚甲蓝、6 × 14 角针、1ml 注射器、20ml 注射器、电刀笔、输血器。

4. 无菌扩张器。

【护理评估】

1. 年龄，体重，营养状况。

2. 外周静脉充盈度。

3. 观察患者心理状态，大多数患者会出现心理畸形，不能接受现状。

4. 术中体温保护。

5. 皮肤完整性及肢体功能的评估。

6. 了解患者埋扩张器的位置。

7. 了解埋扩张器的目的。

【手术步骤与配合】（表 2 – 10 – 3）

表 2 – 10 – 3　扩张器植入术手术步骤与配合

手术步骤	手术配合
1. 消毒皮肤	海绵钳夹持 0.5% 碘伏纱球消毒头部及受皮区
2. 铺无菌手术巾	常规铺单
3. 标记	递术者亚甲蓝根据扩张器大小在术区标记轮廓及注射壶埋置的位置
4. 分离	递 15[#]手术刀切开皮肤。

手术步骤	手术配合
切开皮肤，皮下，找到分离的层次，以钝性潜行分离，范围大于扩张器轮廓 1cm。冲洗埋置腔隙，用湿纱布填充腔隙，10 分钟后取出纱布，观察有无出血，并彻底止血	递组织剪进行分离。递电刀笔止血
5. 放置扩张器	
在扩张器内注入 0.9% 生理盐水（原扩张器容量的 10%），置入扩张器，使其平展无折叠摆放好注射壶的位置，试验注水是否通畅	递已消毒好的扩张器，注水，放置
6. 缝合，引流	
将皮下组织和基底缝合数针，摆放引流管的位置试负压良好并固定	递 6×14 角针，3-0 丝线缝合。
7. 包扎	用纱布条覆盖切口，外贴一次性无菌敷料贴

【护理评价】

1. 手术进行顺利，物品准备充分，三方核查按要求严格执行。

2. 术中未发生低体温。

3. 护理文书记录清晰完整。

4. 观察引流管出血量。

5. 患者情绪良好。

【注意事项】

1. 术前一日访视患者及其身体基本情况。

2. 输液部位选择上肢充盈静脉，保证穿刺顺利。

3. 保护扩张器完好，不被利器损坏。

4. 术中提前将以消毒好的扩张器放于无菌台上，以便医生提前做准备。

5. 备整形器械。

6. 术前不在患者面前表露惧怕、嫌弃、反感的表情，注意对其进行心理保护。

（张淞华　王筱君）

参考文献

[1]蔡少甫,郑庆亦,陈锦河,等.烧伤患者肢体削痂植皮手术中止血带的应用[J].中华烧伤杂志,2002,18:308-309.

[2]王淑杰.游离移植的扩张皮片的生物力学特性的研究[D].北京:中国协和医科大学学报,2004,18(4):276-280.

[3]岳长路,王丙龙,薛娜,等.皮肤扩张器的实用性改进[J].中国美容医学,2003,12(4):386-387.

[4]殷国前.皮肤软组织扩张术的应用及并发症防治[J].广西医学,2001,23(2):291-293.

[5]李江.皮肤扩张术临床研究进展[J].中国美容医学,2004,13(1):94-96.

第十一节　眼科手术配合

一、白内障超声乳化＋人工晶体植入术

白内障是指由于各种原因导致的晶体浑浊。白内障疾病的眼部表现为视物模糊、看物体颜色较暗或呈黄色甚至复视（双影）及看物体变形等症状。是首位致盲性眼病。白内障超声乳化技术在治疗白内障疾病方面的优点是切口小，无痛苦，手术时间短，不需住院，快速复明。

【适应证】

1. 晶体浑浊，矫正视力低于0.5者。

2. 晶体脱位及半脱位。

3. 因炎症并发的白内障。

【麻醉方式】

表面麻醉＋浸润麻醉或气管插管全身麻醉。

【手术切口】

角膜缘小切口。

【手术体位】

平卧位。

【手术用物】

1. 敷料：眼科敷料包。

2. 器械：眼科器械、白内障显微器械、超乳器械、超乳管道。

3. 特殊用物：1ml 注射器、10ml 注射器、眼科专用纱布、棉签、眼科贴膜、100ml 盐水，输液器、显微镜手柄。

4. 仪器设备：显微镜、超声乳化仪。

【护理评估】

1. 眼睛与人体其他系统关系密切、相互影响，术前评估是否有重症肌无力、甲状腺功能亢进、糖尿病或高血压等疾病。

2. 评估患眼瞳孔情况，患者术前需散瞳。

3. 患者心理状态。

4. 注意患者面部是否清洗干净，有无使用化妆品，若有，及时清洁。

5. 评估患者术前准备情况，是否剪睫毛。

6. 术前检查专科仪器设备的工作状态，并调节好相应参数。

【手术步骤与配合】（表 2 – 11 – 1）

表 2 – 11 – 1　白内障超声乳化技术手术步骤与配合

手术步骤	手术配合
1. 消毒铺单	常规眼科消毒铺单
2. 开睑	开睑器撑开上下眼睑
3. 在术眼角膜或巩膜切口	递角膜、巩膜穿刺刀
4. 注入黏弹剂	传递注有黏弹剂的注射器充起前房
5. 撕囊	递撕囊镊进行撕囊

续表

手术步骤	手术配合
6. 水分离	递冲洗针头，缓慢注入平衡灌注液，分离晶体核、皮质
7. 超声乳化	递超乳柄，使晶体核乳化并予以吸出
8. 植入人工晶体	前房注入黏弹剂，根据患者情况选择合适的人工晶体，晶体推入器植入人工晶体
9. 冲洗	注吸头冲洗前房内残余黏弹剂
10. 包扎	使用眼膏涂于术眼，覆盖纱布包扎

【护理评价】

1. 手术进行顺利，物品准备充分。

2. 患者术前准备充分，已进行面部清洁，已剪睫毛，散瞳药使用恰当。

3. 患者术中生命体征平稳，无特殊情况发生。

4. 物品清点清楚。

【注意事项】

1. 术中密切注意灌注液的情况，根据前房的情况调节灌注高度，在灌注液用完前提醒术者，并及时予以更换，注意不能有气体进入。

2. 严格核对人工晶体的类型及屈光度和有效期。

3. 术前告知患者术中不要突然移动身体、抬高手臂，如有咳嗽、打喷嚏或其他情况需征得医生同意，因该手术在显微镜下操作，突然移动身体或咳嗽、打喷嚏等会带来手术意外。

4. 术后将超乳柄及超乳头，注吸柄及注吸头，超乳管道用蒸馏水冲洗干净并排空。

5. 术毕注意搀扶患者，并护送回病房。

（靳重　史朔铜）

二、斜视矫正术

斜视是指在正常双眼注视状态下，被注视的物体会同时在双眼的视网膜黄斑中心凹上成像。在异常情况下双眼不协同，在双眼注视状态下出现的偏斜。斜视是与视觉发育、解剖发育、双眼视觉功能和眼球运动功能密切相关的一组疾病。目的在于更好地促使这种疾病的治疗，恢复双眼视觉功能和改善患者的外观。

【适应证】

先天性斜视、斜视角恒定、非调节性斜视。

【麻醉方式】

局部麻醉或气管插管全身麻醉。

【手术切口】

根据斜视方向的不同，选择不同的眼内切口。

【手术体位】

仰卧位。

【手术用物】

1. 敷料：敷料包。

2. 器械：斜视矫正包。

3. 特殊用物：6 - 0 可吸收缝合线、眼科贴膜、1ml 注射器、棉签、眼科纱布、2% 盐酸利多卡因注射液、盐酸肾上腺素、眼药膏、手电筒、酒精灯。

【护理评估】

1. 斜视患者多为儿童，术中不易安静配合。安全核查必须与患者家属共同进行。

2. 术中准确给予灯光，配合手术医生观察调节眼肌缩放距离。

3. 术前评估患者是否有重症肌无力、甲状腺功能亢进、糖尿病或高血压等疾病。有甲状腺功能亢进和糖尿病的手术患者术中要严密注意患者的心率有无变化，糖尿病的患者还要注意术中是否发生低血糖。

4. 做好心理护理，在术前应告知患者局部麻醉术中配合的重要性，切忌其因疼痛而不配合手术。告知患者双手忌拿到头上污染切口，避免感染。

5. 全麻患者在麻醉诱导期及麻醉复苏期必须保证静脉通道及吸引器的畅通，切勿离开手术间。

6. 注意患者面部是否清洗干净，有无使用化妆品，若有，及时清洁。

【手术步骤与配合】（表 2 – 11 – 2）

表 2 – 11 – 2　斜视矫正术手术步骤与配合

手术步骤	手术配合
1. 消毒铺单	常规眼科消毒铺单，暴露双眼
2. 开睑、麻醉	开睑器撑开上、下眼睑。协助医生抽取麻药
3. 切开、分离球结膜	结膜镊、剪刀剪开球结膜，分离球结膜与眼球筋膜，使结膜瓣游离
4. 显露眼肌	斜视钩钩取眼肌，分离眼肌周围组织，充分暴露眼肌
5. 预置缝线，剪断眼肌	6 – 0 的可吸收缝合线预置缝线，血管钳充分夹持肌止端，剪刀剪断眼肌
6. 测量欲缩短的距离	圆规测量需缩短的距离，且在巩膜上画一压痕作为标记
7. 缝合固定眼肌断端	持针器夹 6 – 0 预置缝线、将断端缝合固定于巩膜新附着点
8. 缝合结膜	递针线、持针器、结膜镊缝合球结膜
9. 包扎	涂眼膏，递敷料、绷带包扎

【护理评价】

1. 手术进行顺利，物品准备齐全。

2. 护理文书记录清楚、工整、详细。

3. 术后物品清点准确无误。

4. 术后患者转运顺利。

5. 术后包扎松紧度适宜。

【注意事项】

1. 术前一日访视患者，了解患者病情及基本身体状况。

2. 术前洗眼时，冲洗力量不宜过大，冲洗时不能直冲角膜。

3. 术前滴盐酸奥布卡因滴眼液表面麻醉药时注意应滴入结膜囊内，勿直接滴到眼角膜上，避免刺激眼睛和引起角膜上皮损伤。

4. 术中注意保持角膜湿润。

5. 术中勿用力牵拉眼肌，以免引起恶心、呕吐。

6. 术中严密观察患者生命体征，严格执行三查八对，术中所用局部麻醉药必须由巡回护士与手术医生一同核对后方可使用。

7. 术后注意用眼卫生，不要过度用眼，揉眼，避免眼睛过度疲劳，保证充足睡眠。

8. 饮食上注意营养摄入要均衡，忌烟酒和辛辣刺激性食物。

(史朔铜　郝雪梅)

三、玻璃体注药

玻璃体注药术是将相应药物注入玻璃体内用于治疗眼部湿性AMD引起的脉络膜新生血管、糖尿病视网膜病变及视网膜中央静脉阻塞引起的黄斑水肿的一种手术方式。该手术的优点是通过注射抗新生血管生成药物用来阻止新生血管生长、减少渗出、减轻水肿，从而稳定或提高视力。

【适应证】

用于治疗各种原因导致的眼内新生血管生长出现的出血、渗漏、水肿的症状。

【麻醉方式】

表面麻醉或气管插管全身麻醉。

【手术体位】

平卧位。

【手术用物】

1. 敷料：眼科敷料包。

2. 器械：玻璃体注药基础器械包。

3. 特殊用物：1ml 注射器、眼科专用纱布、眼科专用消毒液、眼科贴膜、100ml 盐水，输液器。

【护理评估】

1. 眼睛与人体其他系统关系密切、相互影响，术前评估是否有重症肌无力、甲状腺功能亢进、糖尿病或高血压等疾病。

2. 患者心理状态。

3. 注意患者面部是否清洗干净，有无使用化妆品。

4. 注意询问患者是否提前使用抗生素眼药水，若无，及时报告医生。

5. 需全麻的手术患者，健侧眼睛涂眼膏以保护眼角膜。

【手术步骤与配合】（表 2 – 11 – 3）

表 2 – 11 – 3　玻璃体注药技术手术步骤与配合

手术步骤	手术配合
1. 消毒铺单	常规眼科消毒铺单
2. 开睑	开睑器撑开上下眼睑
3. 注药	距眼角膜 3～5mm 处将药物注入眼球内
4. 包扎	使用眼膏涂于术眼，覆盖纱布包扎

【护理评价】

1. 手术进行顺利，物品准备充分。

2. 物品清点清楚。

3. 术中未发生体温异常。

4. 护理文书记录清楚、工整、详细。

【注意事项】

1. 术前一日访视患者，了解患者病情及其基本身体状况。

2. 输液部位选择上肢充盈静脉，保证穿刺顺利。

3. 注意患者面部是否清洗干净，有无使用化妆品，若有，及时清洁。

4. 术前告知患者术中不要突然移动身体、抬高手臂，如有咳嗽、打喷嚏或其他情况需征得医生同意，突然移动身体或咳嗽、打喷嚏等会带来手术意外。

5. 注射药物需冷藏保存。

6. 儿童患者用无菌纱布包扎后，再用绷带包扎，以防脱落。

（靳重　史朔铜）

参考文献

[1]江明性,杨澡晨,王浴生,等.药理学[M].第4版.北京:人民卫生出版社,2000.

[2]蔡银权,陈冲达.小切口非超声乳化联合人工晶体植入术治疗白内障的临床分析[J].现代实用医学,2010,1(22):78-79.

[3]梁光军,何锦贤,李国培.复杂性白内障超声乳化及折叠式人工晶体植入术[J].中国实用眼科杂志,2003,5:379-380.

[4]陈莉莉,陈子林.共同性斜视双眼视觉重建的研究进展[J].医学综述,2011,13(17):1979-1980.

[5]田蔓男,周海燕,张月梅,王冬梅.间歇性外斜视手术前后双眼单视功能的临床观察[J].中国斜视与小儿眼科杂志,2010,1(18):26-27.

[6]李绍珍.眼科手术学[M].北京:人民卫生出版社,2005.

第十二节　小儿外科手术配合

一、腹腔镜下肾盂成形术

肾积水（hydronephrosis）肾盂积水是由于尿路阻塞而引起

的肾盂肾盏扩大伴有肾组织萎缩。尿路阻塞可发生于泌尿道的任何部位，可为单侧或双侧。阻塞的程度可为完全性或不完全性，持续一定时间后都可引起肾盂积水。梗阻以上部位因尿液排出不畅而压力逐渐增高，管腔扩大，最终导致肾脏积水，扩张，肾实质变薄、肾功能减退，若双侧梗阻，则出现尿毒症后果严重。腹腔镜下离断式肾盂输尿管连接部狭窄成形术是小儿治疗肾盂输尿管连接部梗阻的一种手术方式，手术原理是：①切除肾盂输尿管的连接部；②切除过多的肾盂；③连成漏斗状肾盂输尿管连接。

【适应证】

1. 肾积水有明显的临床症状。

2. 肾积水伴结石者。

3. 肾积水伴感染者。

4. 长期反复出现消化道症状，如恶心、呕吐。

【麻醉方式】

气管插管全身麻醉。

【手术切口】

1. 观察孔：健侧脐缘。

2. 主操作孔：脐缘正下方。

3. 辅助孔：脐缘正上方。

【手术体位】

健侧侧俯卧位，腰下垫一块棉垫，将后背抬高 45°~60°。患儿背部放一沙袋固定，腹部下垫一棉垫卷，平乳头贴膜，胶布固定，会阴部垫棉垫，贴膜，胶布固定在床档上，健侧手臂用棉垫包裹固定在支臂板上，患侧手臂棉垫包裹呈抱头状，两腿之间垫棉垫，健侧下肢屈髋，屈膝约 60°，患侧下肢伸直。

【手术用物】

1. 敷料：敷料包。

2. 器械：基础器械包、腹腔镜器械。

3. 特殊用物：11#刀片、2-0 圆针丝线、4-0 圆针丝线、5-0 圆针可吸收缝合线、6cm × 7cm 医用无菌敷料贴、8F 硅胶管、20ml 一次性注射器、医用无菌保护套 14cm × 150cm、细乳胶管、小儿导尿管、无菌显影纱布，备冲洗液、灭菌注射用水、医用胶水。

4. 仪器设备：腹腔镜主机（包括摄像机、冷光源、电子气腹机）、超声刀主机。

【护理评估】

1. 患者的一般情况

（1）年龄，身高，体重，皮肤的完整性。

（2）有无过敏史，手术史，长期用药史。

（3）外周静脉血管的情况。

2. 术中的体温保护：室温、身体暴露、遮盖不严、应提前备好电温毯。

3. 患儿注意体温、脉搏、呼吸、血压。

4. 心理评估：患儿的哭闹和家属的紧张，焦虑，对手术的风险和患儿的预后。

5. 手术体位：肢体功能的评估。

【手术步骤与配合】（表 2-12-1）

表 2-12-1 腹腔镜下肾盂成形术手术步骤与配合

手术步骤	手术配合
1. 患儿侧卧位，留置导尿管，常规消毒铺单连接各种导线	递海绵钳夹持 0.5% 碘伏纱球消毒腹部皮肤，铺无菌单，连接镜头，导光束，气腹管，超声刀导线，吸引器管，打开所有设备的开关，调节光源，对白平衡和调节气腹压力 8～12mmHg
2. 于脐上缘做弧形小切口，置入 5mm Trocar 作为观察孔，在分别于左右侧各 5mm Trocar 并固定	递 11#刀切开皮肤及皮下组织，纱布试血，置入 5mm Trocar，连接气腹管，建立压力为 8～12mmHg，放进镜头观察腹腔情况，细乳胶剪成小段，劈开套在 Trocar 上，2-0 圆针丝线固定

续表

手术步骤	手术配合
3. 游离肾周组织，显露肾盂和输尿管上段，显露狭窄部位	递超声刀打开侧腹膜，充分游离肾盂周围的结缔组织暴露肾盂和输尿管上段
4. 剪开肾盂，吸尽积水，悬吊肾盂	递腔镜组织剪弧形剪开肾盂，是肾盂呈喇叭状，吸尽积水，可见肾盏扩张，用2-0圆针丝线将肾盂上角悬吊，纵行劈开输尿管上段外侧缘，直至越过狭窄段约1.5cm，剪掉的狭窄的输尿管作为病理标本
5. 肾盂和输尿管吻合	递腔镜针持夹5-0圆针可吸收缝合线将肾盂下角与输尿管外侧劈开处最低位缝合在一起，连续缝合吻合口后壁
6. 放置输尿管内支架管，吻合肾盂、输尿管的前壁，取出标本送病理	递腔镜分离钳夹双J管经吻合口顺行置入，下段插入膀胱内，上段留置与肾盂内，继续缝合吻合口的前壁，肾盂瓣，取出标本送检
7. 缝合侧腹膜，放置引流管	递腔镜针持夹5-0圆针可吸收缝合线缝合侧腹膜，置入引流管至陶氏腔，外接负压引流瓶，常规针持夹2-0圆针丝线固定引流管
8. 冲洗，止血，关闭气腹，退出腔镜	递腔镜吸引器吸尽血液和冲洗液，彻底止血，放入止血材料，关闭气腹，退出镜头，排尽腹腔余气
9. 清点敷料和缝针无误后缝合切口，无菌敷料覆盖	递持针器夹5-0圆针可吸收缝合线缝合腹壁切口，医用胶水粘合皮缘，无菌敷料覆盖各切口

【护理评价】

1. 患者体温、脉搏、呼吸、血压均在正常范围内。

2. 皮肤完整，无压疮，肢体无牵拉受损。

3. 心理状况良好，无哭闹。

4. 各种管路妥善固定，引流通畅。

5. 物品清点无误，记录准确。

6. 手术顺利进行、物品准备充分、已按要求进行三方核查。

7. 术中未发生低体温。

8. 患儿顺利安返病房，并交代注意事项。

9. 手术间物品按基数补充，各物品归位并记录签字。

【注意事项】

1. 术前一日访视患儿，了解患儿的基本情况，交代禁食、禁水的时间，告知必要性和危险性，适当解释并简要介绍手术情况，减轻家长的焦虑和担心。

2. 术前、术中、术后注意关注患儿体温变化，注意保暖，消毒和输液的液体用温液体，准备电热毯。

3. 保留好病理标本，防止遗失。

4. 注意气腹压力不能太大，容易引起皮下气肿。

5. 术毕检查患儿的皮肤情况，如有压红、水疱等给予减压护理，及时记录和汇报。

6. 检查患儿的血管充盈度，保证穿刺顺利，如有留置针告知家属如何护理，防止脱出。

7. 患儿保暖，防止低体温。

8. 患儿出室带齐衣服、影像学资料和病历。

（张静 王曙光）

二、腹腔镜下输尿管膀胱再植术

输尿管膀胱再植是指切断输尿管和膀胱本来的连接，封闭膀胱上的这个口将输尿管另选部位，连接在膀胱上。输尿管膀胱再植术治疗输尿管出口梗阻性疾病及输尿管反流性疾病。其可行性和疗效具有创伤小、恢复快、近期疗效、确切等优点，主要用于良性疾病引起的输尿管下段严重狭窄等情况。

【适应证】

1. 各种原因所致的盆腔以下的输尿管狭窄式闭锁性梗阻。

2. 输尿管异位开口，输尿管阴道瘘。

3. 输尿管囊肿和部分梗阻性巨输尿管患者。

4. Ⅳ度、Ⅴ度膀胱输尿管反流，肾盂积水严重输尿管迂曲扩张的小儿患者。

5. 有肾内反流者。

6. 经长期药物治疗感染不能控制者。

【麻醉方式】

气管插管全身麻醉。

【手术切口】

1. 观察孔：脐缘正下方。

2. 主操作孔：脐部正下方 3~5cm。

3. 辅助孔：脐部横向患侧 3~5cm 与锁骨中线纵向交界处。

【手术体位】

改良膀胱截石位，截石位尽量与身体水平，臀部垫高 10°，双上肢收于身体两侧。

【手术用物】

1. 敷料：敷料包、补充敷料包。

2. 器械：基础器械包、腔镜器械。

3. 特殊用物：11#刀片，5-0 圆针可吸收缝合线，2-0 Prolene 线，2-0 圆针丝线，一次性无菌手术膜 45cm×45cm，医用无菌保护套 14cm×150cm，医用无菌敷料贴 10cm×10cm，5% 灭菌注射用水，医用无菌胃管，输液器，一次性注射器 50ml，24FT 型引流管，30°镜头、膀胱镜+膀胱镜鞘。

4. 仪器设备：腹腔镜主机（包括摄像机、冷光源、电子气腹机）、高频电刀。

【护理评估】

1. 患者情况

（1）患儿方面：与患儿建立良好的关系，要注意观察患儿的性格特点，特别是首次接触时应热情、关心、体贴、增强其信任感。

（2）家长方面：争取家长的支持和配合，多与家长进行交流沟通，讲明此术式的优点和可靠性，介绍麻醉方式手术过程及大致时间，使其有充分的心理准备缓解手术前的焦虑心理，对家长提出的问题给予耐心解释，理解和指导。

2. 充分做好术前各项准备：对患儿进行常规及血型、血生化、凝血常规、肝肾功能、心电图、胸片等检查，已确认患者能否耐受麻醉及手术。

3. 手术方式：确定手术部位、手术方式、根据手术方式准备手术用物。

4. 手术体位：肢体功能情况。

5. 核对手术部位及标示。

6. 术中体温保护：身体暴露、覆盖不严、麻醉药物作用易产生术中低体温，术中冲洗液温度不低于 $36 \sim 37\,^{\circ}\mathrm{C}$。

【手术步骤与配合】（表 2 - 12 - 2）

表 2 - 12 - 2　腹腔镜下输尿管再植术手术步骤与配合

手术步骤	手术配合
1. 消毒腹部皮肤、会阴部	递海绵钳夹持 0.5% 碘伏纱球消毒腹部皮肤和会阴部
2. 铺无菌手术巾	按常规截石位铺单
3. 连接腹腔镜导线，超声刀导线或单极线和双极电凝	检查、调节腹腔镜摄像系统，二氧化碳气腹系统，超声刀主机和双极电凝主机，并连接镜头，导光束，气腹管，超声刀导线，吸引器管，打开所有设备的开关，调节光源，对白平衡和调节气腹压力 $8 \sim 12\mathrm{mmHg}$

手术步骤	手术配合
4. 膀胱镜入口及固定 Trocar，通道以膀胱为中心做三角形为进 Trocar 通道点	递线剪将 2 - 0 Prolene 的针剪掉，线分成 1/2，单股和双股分别穿进 18# 套管针内。递 11# 刀片切开皮肤，干纱布 1 块拭血 将 5mm Trocar 穿刺入膀胱内，拔出锥心同时递两把蚊式钳（其中一把蚊式钳带有 1cm 长的 T 管 + 2 - 0 Prolene 线固定 Trocar）同上分别进入 2 个 3mm Trocar
5. 置入目镜，分离钳提起输尿管开口处，并缝合做牵引，以点钩烧灼环形切膀胱黏膜。游离输尿管 3.5cm 并植入膀胱，探查可见输尿管远端扩张	递持针器夹持 5 - 0 圆针可吸收缝合线牵引输尿管开口处，递左弯钳和电钩分离壁间段至膀胱全层
6. 剥离输尿管粘连，于对侧输尿管后上方约 1.0cm 处切开膀胱黏膜，剪刀斜形潜行分离，形成长约 3.5cm 膀胱逼尿肌隧道，开口于原左侧输尿管开口，左弯钳钳夹输尿管，输尿管开口与周围膀胱黏膜以线缝合，输尿管开口全层缝合	递组织剪，适当裁剪输尿管扩张处。递两把左弯钳夹住残端输尿管经隧道拖出。持针器夹持 5 - 0 圆针可吸收缝合线吻合输尿管开口与膀胱
7. 并置入输尿管内支架管	递 2 把左弯钳夹住输尿管内支架管，置入膀胱至输尿管
8. 反复冲洗膀胱，探查无明显活动性出血后，取出病理标本。留置导尿管接尿袋	递吸引器吸出冲洗液。递左弯钳取出标本
9. 放置引流管	递左弯钳夹持 12# 一次性使用体外引流容器。递持针器夹持 2 - 0 圆针丝线固定

续表

手术步骤	手术配合
10. 关闭气腹，Trocar 放气后撤出腹腔镜器械，缝合 Trocar 口	关闭气腹，退出镜头，排尽腹腔余气。递持针器夹持 5-0 圆针可吸收缝合线缝合皮下及皮肤，递一次性使用无菌敷料贴 10cm×10cm 覆盖切口

【护理评价】

1. 术中输液、输血、给药方法、途径正确。
2. 术中注意观察患儿体温及骨隆突处的皮肤完整性。
3. 注意观察各种引流管是否通畅及引流液的颜色。
4. 有皮肤完整性受损的危险。
5. 物体清点清楚完整，无遗留，记录准确。
6. 手术进行顺利，物品准备充分，三方核对按要求执行。
7. 转运过程安全顺利。

【注意事项】

1. 术前一日访视患者，了解患儿病情及其基本身体状况。
2. 注意掌握三方核对的时机。
3. 患儿进手术室之前再次向家长确认患儿的姓名，禁食水，手术名称及部位等信息。
4. 术中注意观察穿刺部位是否通畅，有无红肿，有无渗液。
5. 在特殊情况下需移动体位时，动作要轻柔，并且密切观察体位变换后的呼吸变化。
6. 摆放截石体位时，注意床单位平整无皱褶，防止局部组织的压伤。

(赵洁　王曙光)

三、腹腔镜下睾丸引降术

腹腔镜下睾丸引降术是用于治疗睾丸未下降至阴囊包括睾丸下降不全和睾丸异位的一种手术治疗方法。即在探查找到隐匿的睾丸后，游离、松解同侧的精索，扩大同侧发育不良的阴囊，将睾丸固定于阴囊内。睾丸未下降至阴囊有可能导致患者不育症、恶性变、疝气、睾丸扭转等继发病变。因此，在患者出生六个月后，若睾丸仍未下降至阴囊，应及早进行手术。腹腔镜下睾丸固定术的优点是切口小、不易感染、术后伤口易愈合。

【适应证】

1. 用激素治疗无效或高位隐睾不适宜用激素治疗者。

2. 隐睾合并腹股沟斜疝或鞘膜积液。

3. 滑动睾丸与异位睾丸。

4. 医源性或外伤性隐睾。

5. 先天性隐睾手术应在 1～2 岁进行。

【麻醉方式】

气管插管全身麻醉。

【手术切口】

1. 观察孔：脐缘正上方。

2. 主操作孔：脐缘右侧。

3. 辅助孔：脐缘左侧。

【手术体位】

平卧位。

【手术用物】

1. 敷料：敷料包，补充敷料包。

2. 器械：基础器械包，补充器械包。

3. 特殊用物：医用无菌保护套 14cm×150cm，医用无菌敷料贴 6cm×7cm、11# 刀片、5-0 圆针可吸收缝合线、显影纱布、30°镜头、一次性小儿负极板、电刀。

4. 仪器设备：腹腔镜主机（包括摄像机、冷光源、电子气腹机）、高频电刀。

【护理评估】

1. 评估患者皮肤完整性。

2. 外周静脉充盈度。

3. 患儿注意体温、脉搏、呼吸、血压。

4. 3 岁以上患儿注意心理评估。

5. 注意观察患儿会阴部是否备皮,会阴部皮肤是否有红肿、红疹等。

【**手术步骤与配合**】(表 2 - 12 - 3)

表 2 - 12 - 3 腹腔镜下睾丸引降术手术步骤与配合

手术步骤	手术配合
1. 消毒、铺单	递海绵钳夹持 0.5% 碘伏纱球消毒腹部皮肤和会阴部,按常规腹部铺单
2. 准备腹腔镜器械,连接各导线	检查、调节腹腔镜摄像系统,二氧化碳气腹系统,超声刀主机和高频电刀主机,连接镜头,导光束,气腹管,单极线和吸引器管,打开所有设备的开关,调节光源,对白平衡和调节气腹压力 8~12mmHg
3. 脐孔切口,进 5mm Trocar 建立 CO_2 气腹	递 11# 刀切开皮肤及皮下组织,纱布拭血,递 5mm Trocar 内套 Trocar 芯进入腹腔,放置镜头探查腹腔情况,建立第二个 Trocar
4. 在膀胱底两侧至内环之间分离精索,探查睾丸	递 5mm 左弯钳游离精索,电钩止血
5. 剪开腹膜,显露睾丸位置	递腔镜组织剪剪开腹膜,游离周围组织显露出睾丸
6. 分离睾丸周围组织,游离睾丸及部分精索	递电钩游离睾丸周围组织,分离精索
7. 在体外将睾丸降至阴囊并固定并缝合阴囊切口	递 11# 刀在阴囊外切口,纱布试血,两把血管钳夹住睾丸降至阴囊处,5 - 0 圆针可吸收缝合线固定
8. 缝合皮肤,敷料贴覆盖伤口	递持针器夹持 5 - 0 圆针可吸收缝合线缝合脐周切口,酒精消毒,医用无菌敷料贴 6cm×7cm 覆盖伤口

【护理评价】

1. 手术顺利进行、物品准备充分、已按要求进行三方核查。

2. 体位摆放合理、皮肤完好、无压伤、无过度牵拉。

3. 术中未发生低体温。

4. 物品清点准确，护理文书记录清楚，工整详细。

5. 患儿顺利返回病房，并交代注意事项。

6. 手术间物品按基数补充，各物品归位并记录签字。

7. 患儿体温、脉搏、呼吸、血压均在正常范围内。

8. 心理状况良好，无哭闹。

【注意事项】

1. 术前监测患儿生命体征是否在正常范围内。

2. 为患者准备舒适体位，头部用凝胶垫固定，注意避免局部特别是眼角膜受压。在受压情况下用棉垫加以保护。婴儿皮肤娇嫩，还应注意防压疮，可局部涂抹或喷洒防压疮药物。同时注意防止电灼伤。

3. 术中严格观察患儿体温，做好保温措施，避免体温降低，调节室温在 $24 \sim 26{}^\circ\!C$ 之间，正确使用温毯，同时注意预防烫伤。

（李响 王曙光）

四、尿道下裂修补术

尿道异位开口于尿道腹侧，称为尿道下裂（hypospadias），尿道下裂开口可发生于由会阴部至阴茎头间的任何部位。尿道外口的远端、尿道与周围组织发育不全，形成纤维索牵扯阴茎，使阴茎弯向腹侧。先天性阴茎下弯者并不全有尿道下裂，但尿道下裂都有不同程度的阴茎下弯。尿道下裂治疗的目标是阴茎的外观基本正常，勃起伸直，尿道口正位开口，尿流量适宜，尿线方向向前，并且并发症发生率降低。

【适应证】

1. 阴茎远段型。

2. 阴茎体型。

3. 阴茎体近侧型（阴茎阴囊型、阴囊型及会阴型）。

【麻醉方式】

骶管阻滞复合基础麻醉、椎管内麻醉和气管插管全身麻醉。

【手术切口】

阴茎切口。

【手术体位】

平卧位，臀下垫一骼垫，双下肢略外展30°。

【手术用物】

1. 敷料：敷料包。

2. 器械：基础器械包、尿道下裂补充包。

3. 特殊用物：15#刀片、4-0 Prolene、6-0 圆针可吸收缝合线、7-0 PDSⅡ、小儿滴定式输液器、1ml 和 5ml 一次性注射器、2% 利多卡因注射液 1 支、1ml 盐酸肾上腺素 1 支、橡皮筋、备各种型号导尿管、Mark 记号笔和弹力绷带。

4. 仪器设备：高频电刀主机和双极电凝。

【护理评估】

1. 患儿的一般情况

（1）年龄、身高、体重和营养状况。

（2）有无手术史、过敏史、长期用药史。

（3）外周静脉的充盈度、是否有留置针。

2. 术中的体温保护：提高室温。身体暴露，及时遮盖，麻醉药物作用易产生低体温，提前备好加温毯。

3. 患儿恐惧陌生的环境和疼痛、家长焦虑、担心术中和预后，给予适当的安慰。

4. 检查患儿的皮肤情况：有无红、肿、破损，留置针有无脱落、渗液、漏液等。

5. 术中各肢体处于功能体位。

6. 与医生沟通是否准备特殊用物、是否取口腔黏膜等。

【**手术步骤与配合**】（表 2 - 12 - 4）

表 2 - 12 - 4 尿道下裂修补术手术步骤与配合

手术步骤	手术配合
1. 消毒腹部皮肤、会阴部	递海绵钳夹持 0.5% 碘伏纱球消毒腹部皮肤和会阴部
2. 铺无菌手术单，连接各种导线	按腹部常规铺无菌单，连接双极电凝线
3. 悬吊龟头牵引固定，标记开口处	递 4 - 0 Prolene 缝合龟头，蚊式钳夹线固定牵引龟头，递 Mark 记号笔标记，用 10ml 利多卡因加 3 滴盐酸肾上腺素盐水打到皮下组织，充盈皮肤
4. 劈开膜性尿道，沿尿道板 U 型切开，沿背侧冠状沟环形切开包皮内板，分离阴茎肉膜，暴露阴茎白膜，并游离黏附于白膜的结缔组织，置入尿管	递 15# 刀片，切开皮肤，双极止血，眼科剪刀分离各层组织，递导尿管支撑尿道
5. 矫直阴茎，劈开龟头处尿道板成形尿道沟	递 15# 刀片，眼科剪刀横行切断尿道板，矫直阴茎，递钢尺测量尿道缺损
6. 包绕导尿管，缝合黏膜	递 7 - 0 PDS Ⅱ 严密缝合黏膜
7. 分离阴茎背侧带蒂包皮内板，翻转带蒂包皮内板皮瓣，覆盖于尿道缺损处，严密缝合，包皮肉膜再次覆盖于吻合口处	递蚊式钳牵引，15# 刀片切除多余包皮，6 - 0 可吸收缝合线缝合肌肉筋膜组织
8. 缝合阴茎皮肤	递 6 - 0 可吸收缝合线缝合阴茎皮肤
9. 包扎伤口	递弹力绷带加压固定阴茎，用胶布将尿管固定在腹壁上

【**护理评价**】

1. 手术顺利进行、物品准备充分、已按要求进行三方核查。
2. 体位摆放合理、皮肤完好、无压伤、无过度牵拉。
3. 术中未发生低体温。
4. 各种管路引流通畅，妥善固定。
5. 物品清点准确，护理文书记录清楚，工整详细。
6. 患儿顺利安返病房，并交代注意事项。

7. 手术间物品按基数补充，各物品归位并记录签字。

【注意事项】

1. 术前一日访视患儿的基本情况，交代禁食、禁水的时间，告知必要性和危险性，适当解释并简要介绍手术情况，减轻家长的焦虑和担心。

2. 患儿入室前与家属仔细核查患儿的姓名、年龄、科室和手术名称，检查腕带和病历的信息是否一致。

3. 检查患儿的血管充盈度，保证穿刺顺利，如有留置针告知家属如何护理，防止脱出。

4. 备齐术中需要的各种用物及确保各仪器处于功能良好。

5. 患儿保暖，防止低体温。

6. 注意观察患儿伤口包扎的血运，防止缺血坏死。

7. 患儿出室带齐衣服、病历等资料。

8. 手术患儿的冲洗液和消毒液均备温液体。

（王曙光 徐欣）

五、小儿腹腔镜下疝囊高位结扎

腹股沟斜疝是小儿外科最常见的疾病，可分为腹股沟斜疝和直疝。临床上所见几乎为斜疝，直疝少见。小儿斜疝皆为鞘状突未闭、腹压增高使腹内脏器疝入鞘突形成疝。小儿腹腔镜下疝囊高位结扎术利用腹腔镜以带线的疝气针直接缝合疝内口之腹膜，无须解剖腹股沟管，手术操作简便。腹腔镜下放大的经索血管及输尿管清晰可见，缝合时可有效避开防止损伤。手术切口小，术后无明显瘢痕。

【适应证】

1. 婴儿疝。

2. 复发疝。

3. 经腹外途径难以找到的小疝囊。

4. 1~15岁小儿，无腹股沟管壁缺损与薄弱者，反复嵌顿的患儿可提前至 1 岁以内手术。

【麻醉方式】

气管插管全身麻醉。

【手术切口】

1. 观察孔：脐缘右侧。

2. 主操作孔：脐缘左侧。

【手术体位】

平卧位。

【手术用物】

1. 敷料：大包。

2. 器械：基础器械包、腔镜器械。

3. 特殊用物：30°镜头、医用无菌保护套、医用无菌敷料贴 6cm×7cm、显影纱布、11#刀片、4#丝线、5 - 0 圆针可吸收缝合线、皮肤胶、疝气针。

4. 仪器设备：腹腔镜主机（包括摄像机，冷光源，电子气腹机）、镜头、导光束。

【护理评估】

1. 患儿的一般情况

（1）年龄、身高、体重和营养状况。

（2）有无手术史、过敏史。

（3）外周静脉的充盈度、是否有留置针和导尿管。

2. 术中的体温保护：提高室温、身体暴露，及时遮盖、麻醉药物作用易产生低体温，提前备好加温毯。

3. 患儿恐惧陌生的环境和疼痛、家长焦虑、担心术中和预后，给予适当的解释与安慰。

4. 根据患儿的情况备好温液体和温碘伏。

5. 检查患儿的皮肤情况：有无红、肿、破损、留置针有无脱落、渗液、漏液等。

6. 术中各肢体处于功能体位。

7. 各项检查及化验单未见异常。

8. 患儿心理，精神状态良好，与患儿家属交流沟通，消除其焦虑。

【手术步骤与配合】（表 2 - 12 - 5）

表 2 - 12 - 5 腹腔镜下疝囊高位结扎手术步骤与配合

手术步骤	手术配合
1. 消毒腹部皮肤、铺单	递海绵钳夹持 0.5% 碘伏纱球消毒腹部皮肤（上至乳头延线下至大腿上三分之一，两侧至腋中线）。同常规腹部铺单
2. 准备腔镜用物	检查、调节腹腔镜摄像系统，CO_2 气腹系统，超声刀主机和高频电刀主机，连接镜头，导光束，气腹管，打开所有设备的开关，调节光源，对白平衡和调节气腹压力 8 ~ 12mmHg
3. 于脐窝左、右侧缘做切口，分别建立 3mm Trocar 和 5mm Trocar 通道，建立气腹，压力维持在 10mmHg	消毒脐部皮肤。递11#刀于脐窝左、右侧缘做切口，依次放置 3mm Trocar 和 5mm Trocar，连接气腹管，打开气腹，注入 CO_2 气体
4. 放置腹腔镜镜头、3mm 分离钳，检查双侧疝环口的情况，左（右）侧可见内环口未闭，确认疝囊内环口穿刺点	递11#刀在腹腔镜监视下于患侧内环口腹壁投影处做一个 0.2cm 微小切口
5. 在腹腔镜监视下行疝囊高位结扎操作	经小切口刺入疝气针（疝气针上带有一根4#丝线，两头对齐），于患侧内环口内侧腹膜外潜行分离，直至内环口的一半时，穿刺进入腹腔，用分离钳将线从疝气针上取下置于腹腔内然后经同一切口退出。同法再次将带有一根4#丝线的疝气针刺入，于患侧内环口外侧腹膜外潜行分离，直至与第一针汇合时出针，以分离钳配合松开第二针钩上的线少许，使之成套圈状，分离钳将第一次留于腹腔内的线提起，然后退出疝气针。提拉第二缝线至腹腔外可将第一缝线完整环

续表

手术步骤	手术配合
	绕内环口一周将线头和线尾打结，线结埋于皮下，用线剪剪断线头（缝合时注意避开血管，精索及输尿管）。若双侧，同方法进行操作
6. 彻底检查手术野	递3mm左弯钳探查已结扎的内环口，有无出血及损伤
7. 清点物品，撤出腔镜器械，缝合皮肤	清点物品，放出腹腔内 CO_2 气体，关闭气腹、冷光源。5－0圆针可吸收缝合线，缝合皮下，滴胶水粘合皮肤，敷料贴覆盖切口

【护理评价】

1. 配合患儿麻醉诱导顺利，患儿麻醉状况良好。

2. 患儿皮肤完好，体温正常。

3. 调节腔镜系统，气腹流量，压力正常。

4. 手术配合良好，手术顺利完成。

5. 物品清点清楚，护理记录填写正确完整。

【注意事项】

1. 术前一日访视患儿的基本情况，交代禁食、禁水的时间，告知必要性和危险性，适当解释并简要介绍手术情况，减轻家长的焦虑和担心。

2. 患儿入室前与家属仔细核查患儿的姓名、年龄、科室和手术名称，检查腕带和病历的信息是否一致。

3. 检查患儿的血管充盈度，保证穿刺顺利，如有留置针告知家属如何护理，防止脱出。

4. 备齐各种用物，确保各仪器处于功能良好。

5. 患儿保暖，防止低体温。

6. 患儿出室带齐衣服、病历等资料。

7. 患儿的冲洗液和消毒液均备温液体。

（张艳春　王曙光）

六、胸腔镜下气管食管瘘修补术

气管食管瘘是一种临床少见疾病，为新生儿期严重的消化道畸形。气管和食管之间的瘘管可为先天性或后天性，并可分为气管食管瘘和支气管食管瘘。近年来发病率呈上升趋势，占所有气管疾病的 10% 以上。大部分病例有长期喂奶呛咳史或咳嗽史，常咳出食物颗粒，偶尔合并支气管扩张。气管食管瘘病因复杂，治疗困难，死亡率高，是外科治疗难点。随着手术、内镜、腔镜技术的提高，在气管食管瘘的治疗方面取得了一些新的进展。

【适应证】

1. 食管闭锁合并气管食管瘘。

2. 气管食管瘘Ⅲ型，上段食管为盲端，下段食管有瘘管与气管相通。

【麻醉方式】

气管插管全身麻醉。

【手术切口】

1. 观察孔：右侧腋后线第 6 肋间 5mm Trocar 孔。

2. 主操作孔：右侧腋后线第 7 肋间 3mm Trocar 孔。

3. 辅助孔：右侧肩胛线第 7 肋间 3mm Trocar 孔。

【手术体位】

1. 左侧俯卧位，右侧垫高 20°～30°。

2. 患儿的右臂用柔软的棉垫稍垫高置于头右侧，与床水平面约 15°，便于术者腔镜器械的操作。

【手术用物】

1. 敷料：敷料包。

2. 器械：新生儿胸科器械包、儿科腔镜器械包。

3. 特殊用物：30°镜头、1#丝线、11#刀片、5 –0PDS Ⅱ 缝合线、5 – 0 圆针可吸收缝合线。

4. 仪器设备：腹腔镜主机（包括摄像机、冷光源、电子气腹机）、高频电刀、温毯、液体加温仪。

【护理评估】

1. 患儿情况

（1）一般情况：年龄、身高、体重、体温。

（2）既往史：有无先心病、其他畸形等因素影响手术。

（3）营养状况：有无贫血、脱水或电解质紊乱。

（4）皮肤状况：是否有压疮。

（5）心理状况：是否啼哭不止。

（6）建立静脉通道情况。

（7）根据患儿体重选择尿管合适型号情况。

（8）术前准备及禁食水情况。

2. 患儿核查：腕带、手术标识与手术通知单一致。

3. 手术方式：确定手术部位、手术方式、根据手术方式准备手术用物、胸腔镜显示屏位置。

4. 手术体位：肢体功能情况。

【手术步骤及配合】（表 2 – 12 –6）

表 2 – 12 –6 胸腔镜下气管食管瘘修补术手术步骤与配合

手术步骤	手术配合
1. 常规消毒、铺单	递海绵钳夹持 0.5% 碘伏纱球消毒皮肤。协助铺单
2. 准备胸腔镜用物	连接、检查、调节胸腔镜摄像系统、CO_2 气腹系统及电切割系统。用治疗巾制作腔镜用器械袋，放在术者方便拿取的一侧
3. 做第 1 切口：在腋后线第 6 肋间做一个 0.5cm 的长切口，置入 5mm Trocar	递乙醇棉球再次消毒切口，递11#刀切开皮肤，蚊式钳分离，递 5mm Trocar

续表

手术步骤	手术配合
4. 于 Trocar 内放入 30°胸腔镜，环顾胸腔一周，观察胸腔内有无粘连，可否施行手术	递 30°胸腔镜于 Trocar 内置入观察胸腔，确定进入胸腔后打开 CO_2，调节气胸压力为 6mmHg
5. 在内镜监视下于腋后线第 7 肋间做第二切口，置入 3mm 戳卡，经该 Trocar 置入腔镜用器械	递 11# 刀切开皮肤，递蚊式钳分离，递 3mm Trocar，递胸腔镜用 3mm 分离钳
6. 于肩胛线第 7 肋间做第三切口，置入 3mm Trocar	递 11# 刀片切开皮肤，递蚊式钳分离，递 3mm Trocar
7. 暴露后纵隔，分离暴露近端食管盲端。如有需要，分离结扎奇静脉	递腔镜用 3mm 电钩分离。将 1# 丝线剪成 6cm 一段结扎备用
8. 于气管隆突处分离远端食管及食管气管瘘	递 3mm 左弯钳、3mm 分离勾分离
9. 切开近端食管盲端，将近、远两端食管后壁吻合	将 5 - 0 PDS Ⅱ 可吸收缝合线对半剪开，递 3mm 腔镜用持针器缝合瘘口
10. 间断吻合食管前壁	由麻醉医生配合术者将术前下的胃管调整位置，先拔出再放进，胶布固定。5 - 0 PDS Ⅱ 可吸收缝合线继续缝合
11. 冲洗胸腔清点用物	递温盐水冲洗
12. 放置引流、关闭切口	根据患儿大小放入合适的胸腔引流管，5 - 0 圆针可吸收缝合线缝合胸膜、皮肤
13. 覆盖切口无菌敷料贴覆盖	递无菌敷料贴覆盖

【护理评价】

1. 物品准备充分，性能良好，正常使用，手术进展顺利。
2. 术后皮肤完整。
3. 各种管路连接妥善固定。
4. 术中体位摆放正确未造成神经损伤、肢体过度牵拉。
5. 术中未发现低体温。
6. 物品清点正确。
7. 转运过程安全顺利。

【注意事项】

1. 准备用物，检查性能，确保正常使用。

2. 认真、仔细执行三方核查。

3. 术中用药双方核查后使用，严格无菌操作。

4. 术中严密观察患儿体温，及时保温，避免体温过低或过高，室温在24~26℃，正确使用温毯，防烫伤。

5. 为患儿准备舒适体位，头部用凝胶垫固定，注意避免局部受压。特别是眼角膜受压。在有曲肢或受压处均用棉垫加以保护。婴儿皮肤娇嫩，防压疮，防电灼伤。

6. 认真清点手术用物。

7. 隐私保护

（1）婴幼儿脱去衣物，注意遮盖保护。

（2）心理保护：婴幼儿脱掉衣物后会缺乏安全感，及时遮盖被子。

（龙晓宇 徐欣）

七、肛门成形术

肛门闭锁又称低位肛门直肠闭锁，由于原始肛发育异常，未形成肛管，致使直肠与外界不通。肛门成形术适用于直肠盲端距离肛门皮肤在2cm左右的低位肛门闭锁。若位置过高，勉强进行此种手术，则常致括约肌或尿道损伤，或吻合后往往因为张力过大而又裂开，造成直肠回缩、术后感染及瘢痕性狭窄，效果不佳。

【适应证】

先天性低位无肛门，闭锁段小于2cm。

【麻醉方式】

气管插管全身麻醉。

【手术切口】

肛门倒"V"字切口。

【手术体位】

截石位，臀部垫高。

【手术用物】

1. 敷料：敷料包。

2. 器械：小儿基础器械。

3. 特殊用物：15#刀片、5 - 0 PDS Ⅱ缝合线、2 - 0 圆针丝线、显影纱布、无菌绷带、油纱、肛管、温毯、电刀。

【护理评估】

1. 患者情况

（1）一般状况：年龄、身高、体重、皮肤完整性。

（2）既往史：手术史，有无发烧、其他畸形等因素影响手术。

（3）营养状况：有无贫血、脱水或电解质紊乱。

（4）皮肤状况：外周血管情况、是否有压疮。

（5）心理状况：是否恐惧、啼哭不止。

（6）传染情况：乙肝、梅毒、艾滋、正常。

（7）患儿核查：腕带、手术标示与手术通知单一致。

2. 手术方式：确定手术部位、方式。

3. 手术体位：肢体功能情况。

4. 隐私保护：婴幼儿退去衣物，注意遮盖保护。

5. 术中体温保护：婴幼儿在入室后即应注意保温。

【手术步骤与配合】（表 2 - 12 - 7）

表 2 - 12 - 7 肛门成形术手术步骤与配合

手术步骤	手术配合
1. 常规消毒、铺单	递海绵钳夹持 0.5% 碘伏纱球消毒皮肤，常规消毒铺单 将患儿双腿用无菌绷带包裹交由巡回护士固定于支架上。插入合适规格的无菌导尿管，并连接尿袋

续表

手术步骤	手术配合
2. 选择肛门括约肌收缩中心点	递笔式无菌刺激仪刺激肛门部位，选择括约肌收缩中心点
3. 于肛门括约肌收缩中心点倒"V"字切开皮肤长约1.5～2cm达括约肌层，翻开皮瓣，皮肤做牵引	递有齿镊、15#刀片，电刀逐层切开皮下及肌层，并止血。角针1#线将皮瓣与无菌单缝合做牵引6～8针
4. 于括约肌处分离，游离直肠盲端约3cm，使直肠能松弛地拉至肛门口，并牵引	递无齿镊，弯蚊式钳分离，电刀止血并游离直肠盲端，组织钳牵开显露，2－0圆针丝线在盲肠中心位置上缝2针牵引线，蚊式钳钳夹线尾
5. 于牵引线中心全层十字切开直肠盲端	递无齿镊夹湿纱垫围绕直肠周围充分游离直肠保护切口，防止胎便污染。递电刀切开，腹部加压排出胎便，加铺无菌巾，术者更换污染手套
6. 若合并盲端外瘘时，可将瘘管与直肠盲端一并切除	递弯盘接切下来的肠管，并用无菌单覆盖，与基础器械隔开
7. 肛门缝合成形	递无齿镊，5－0 PDSⅡ可吸收缝合线将直肠切口肌于皮肤切口皮瓣对合间断缝合1周，注意肠壁与皮肤瓣应交叉对合，使愈合后瘢痕不在一个平面上。选择适当粗细的肛管，包以凡士林纱布，插入直肠内4～5cm

【护理评价】

1. 物品准备充分，性能良好，正常使用，手术进展顺利。
2. 术后皮肤完整。
3. 各种管路连接妥善固定。
4. 术中体位摆放正确未造成神经损伤、肢体过度牵拉。
5. 术中未发生低体温。
6. 物品清点正确。

7. 转运过程安全顺利。

【注意事项】

1. 齐备用物，检查器械性能，确保正常使用。

2. 认真执行三方核查。

3. 术中用药双方核查后使用，严格无菌操作。

4. 术中严格观察患者体温，及时保温，避免体温降低，室温在 24～26℃，正确使用温毯，防烫伤。

5. 术后保留好标本。仔细清点手术用物。

（龙晓宇　徐欣）

八、腹腔镜膈疝修补术

小儿先天性膈疝（CDH）是由于胚胎发育异常，导致膈肌缺损，腹腔脏器经由膈肌的薄弱孔隙、缺损或创伤裂口进入胸腔所致。临床分为食管裂孔疝、先天性膈疝和创伤性膈疝三大类。膈疝可对心肺功能、全身情况均造成不同程度的影响，是新生儿急危重症之一。先天性膈疝一旦明确诊断，应尽早施行手术治疗，以免日久形成粘连或并发肠梗阻及肠绞窄。

【适应证】

小儿先天性膈疝患儿。

【麻醉方式】

气管插管全身麻醉。

【手术切口】

1. 3 孔法

①观察孔：脐部 5mm Trocar 孔；

②主操作孔：左中腹 3mm Trocar 孔；

③辅助孔：右上腹 3mm Trocar 孔。

2. 4 孔法

①观察孔：脐部 5mm Trocar 孔；

②主操作孔：左中腹 3mm Trocar 孔；

③辅助孔：左上腹3mm Trocar孔，右上腹3mm Trocar孔。

【手术体位】

头高足底仰卧位。

【手术用物】

1. 敷料：敷料包。

2. 器械：基础器械、腔镜器械。

3. 特殊用物：30°镜头、2-0圆针丝线、5-0圆针可吸收缝合线、11#刀片。

4. 仪器设备：腹腔镜主机（包括摄像机、冷光源、电子气腹机）、高频电刀。

【护理评估】

1. 患儿情况

（1）一般情况：生命体征、年龄、身高、体重、皮肤完整性。

（2）既往史：有无手术史、有无畸形等因素影响手术。

（3）营养状况：有无贫血、脱水或电解质紊乱。

（4）外周静脉：外周静脉充盈程度、外周静脉通路畅通程度。

（5）皮肤状况：皮肤完整性、术前皮肤准备情况（脐部清洁状况）。

（6）心理状况：患儿对护理操作的配合程度、家属心理状态。

（7）传染状况：正常、乙肝、丙肝、梅毒、艾滋等。

2. 手术方式：确定手术部位、方式。

3. 手术体位：肢体功能情况。

4. 身份标识

（1）患儿腕带信息是否正确、完整。

（2）患儿手术部位标识是否清晰、准确。

【手术步骤与配合】（表2-12-8）

表 2 - 12 - 8　小儿腹腔镜下膈疝修补术手术步骤与配合

手术步骤	手术配合
1. 消毒、铺单	递海绵钳夹持 2 个 0.5% 碘伏纱球消毒腹部皮肤。递无菌手术巾常规铺单
2. 准备腹腔镜物品	连接、检查、调节腹腔镜摄像系统、CO_2 气腹系统、高频电刀系统
3. 再次消毒皮肤	递有齿镊、75% 乙醇棉球消毒切口处皮肤
4. 做第 1 切口 （1）脐孔下缘切开皮肤一小口 （2）提起脐孔周围腹壁组织，于脐孔切口 置入 Trocar，开放式建立 CO_2 气腹，压力 8 ~ 10mmHg	递 11# 刀切开，干纱布 1 块拭血，电刀止血 递 5mmTrocar，连接 CO_2 气腹管；取头高足低位
5. 经 Trocar 插入腹腔镜头，观察腹腔情况，内镜探视下同法依次做剩余切口并置入 Trocar	递 5mm 腹腔镜头、11# 刀、3mm Trocar
6. 探查腹腔内情况，将疝入胸腔的脏器还纳回腹腔，分离粘连内脏组织	递左弯钳探查腹腔，无损伤抓钳还纳疝入胸腔的脏器，电凝钩分离粘连组织
7. 经膈下缝合膈肌，修补缺损	将 2 - 0 圆针丝线截取 15cm，腔镜用 3mm 持针器钳夹线尾递予术者间断缝合膈肌。如膈肌缺如较大，可在膈肌附着于胸壁处游离后按上述方法修复膈肌缺如，必要时可覆盖合成纤维织片加固缝合
8. 彻底检查术野，清除血液	递吸引器吸引腹腔内血液，温盐水冲洗。彻底清点物品数目
9. 放出腹腔内 CO_2 气体，拔除 Trocar 如有需要，胸腔放置引流	关闭气腹，撤回腹腔镜头及器械，挤压腹腔放出 CO_2 气体
10. 消毒皮肤，缝合切口	递有齿镊、75% 乙醇棉球消毒切口周围皮肤，递持针器、5 - 0 圆针可吸收缝合线缝合切口皮下各层，皮肤胶粘合皮肤，敷料贴覆盖

【护理评价】

1. 手术进行顺利，物品准备充分，三方核查按要求已严格执行。

2. 术中体位摆放合理，未造成神经损伤、肢体过度牵拉。

3. 术中未发生体温异常。

4. 各个管路在位、通畅。

5. 物品数目清点清楚，无遗漏。

6. 护理文书记录清楚、工整、详细。

7. 专科仪器设备良好，未发生异常。

8. 术后物品补充、归位、处理妥善。

【注意事项】

1. 术前一日访视患儿及其家属，了解患儿病情、基本身体状况及操作配合程度。

2. 术中注意观察患儿体温，注意保暖。

3. 手术时间预计 2~3 小时，可用棉垫保护患儿骨隆突处，必要时涂抹液体敷料或粘贴压疮贴。

4. 术后胃肠减压及肛管排气非常重要。

（孙阳　龙晓宇）

九、巨结肠根治术（经肛门）

先天性巨结肠又称希尔施普龙病。由于结肠缺乏神经节细胞导致肠管持续痉挛，粪便淤滞与近端结肠，近端结肠肥厚、扩张是小儿常见的先天肠道畸形。手术方式虽有多种，治疗的关键除切除扩张的肠段外，尚需切除无神经节远端狭窄部分的肠段，再重建肠道的连续性。

【适应证】

1. 婴幼儿先天性巨结肠。

2. 特发性巨结肠。

3. 假性肠梗阻。

【麻醉方式】

气管插管全身麻醉。

【手术切口】

经肛门环形切口。

【手术体位】

截石位，臀部垫高。

【手术用物】

1. 敷料：敷料包。

2. 器械：儿科基础器械包、儿科补充器械包。

3. 特殊用物：7×17 圆针、$1^{\#}$ 丝线、$15^{\#}$ 刀片、电刀、导尿管、凡士林纱布、$3-0$ 圆针丝线。

【护理评估】

1. 患儿情况

（1）一般情况：年龄、身高、体重、皮肤完整性。

（2）既往史：有无手术史、有无先心病、其他畸形等因素影响手术。

（3）营养状况：有无贫血、脱水或电解质紊乱。

（4）皮肤状况：外周血管情况、是否有压疮。

（5）心理状况：是否恐惧、啼哭不止。

（6）传染情况：乙肝、梅毒、艾滋、正常。

（7）术前准备及禁食水情况。

2. 手术方式：确定手术部位、方式，根据手术方式准备手术用物。

3. 手术体位：肢体功能情况。

4. 隐私保护

（1）婴幼儿退去衣物，注意遮盖保护。

（2）心理保护：婴幼儿去掉衣物后会缺乏安全感，及时遮盖被子。

5. 术中体温保护：婴幼儿在入室后即应注意保温，术中极易体温过低。

6. 患者核查：腕带、手术标识与手术通知单一致。

【手术步骤与配合】（表 2 – 12 – 9）

表 2 – 12 – 9 巨结肠根治术手术步骤与配合

手术步骤	手术配合
1. 常规会阴部消毒皮肤留置尿管	将患儿双脚用绷带棉垫牵引成截石位固定于麻醉护架前，臀部垫高。递海绵钳夹持 0.5% 碘伏棉球依次消毒皮肤，插入合适型号的气囊导尿管，并连接一次性引流袋，固定在头架旁。加盖中单，建立肛门无菌操作台
2. 0.5% 碘伏再次消毒肛周及肛门内，牵引暴露肛门	递碘伏纱球消毒；递 3 – 0 圆针丝线在距肛门旁开 2cm 处缝牵引线 8 针，将肛门充分暴露
3. 距齿状线 0.5cm 处环形切开直肠黏膜	调节电刀大小，递无损伤镊、电刀逐层切开直肠黏膜，并止血
4. 行直肠端全层牵引	递有齿镊、纱布试血。递 7 × 17 圆针 1# 丝线在齿状线上距肛门 3 ~ 5cm 处行直肠壁全层牵引缝合，用蚊式钳钳夹牵引线端
5. 游离并切开直肠黏膜及止血	递湿开腹垫、镊子、血管钳逐渐向上游离直肠黏膜，递电刀环形切开直肠黏膜并止血
6. 向近端游离达盆地腹膜反折处，进入腹腔	递电刀切开直肠肌鞘；递直角钳，分离腹膜反折处，打开腹膜进入腹腔；递小拉钩拉开肛周组织充分暴露术野
7. 沿直肠黏膜下锐性游离肠管，结扎直肠动脉裸化肠管至乙状结肠达正常结肠后，将直肠与远端结肠一并从肛门移出体外后环形切断	递两把血管钳分离肠系膜，递剪刀或电切开肠系膜，1# 丝线结扎直肠上动脉及乙状结肠系膜血管直至结肠扩张段近端，递线剪剪线，由肛门拖出肠管，包括痉挛段，移行的直肠近端和乙状结肠

手术步骤	手术配合
8. 如有需要，取部分肠管组织做快速冰冻切片	在结肠扩张段近端切取少许组织，递盐水纱布包裹送快速冰冻活检，检查有无神经节细胞，以确认。正常肠管部位递湿开腹垫保护肠管及切口，等待结果
9. 拖出正常结肠与肛门吻合成形	冰冻结果确认正常肠管部位后，递肠钳固定肠管，15#刀片切下病变组织组织钳夹取碘伏棉球消毒肠管残端，电刀止血，递无齿镊与 7×17 圆针 1# 丝线将结肠与肛门切缘皮肤对齐固定，拆除肛门牵引线
10. 包扎伤口	伤口用凡士林纱布及纱布覆盖并固定

【护理评价】

1. 物品准备充分，性能良好，正常使用，手术进展顺利。

2. 术后皮肤完整。

3. 各种管路连接妥善固定。

4. 术中体位摆放正确未造成神经损伤、肢体过度牵拉。

5. 术中未发现低体温。

6. 物品清点正确。

7. 转运过程安全顺利。

【注意事项】

1. 术前一日访视患者，了解患者病情及基本身体状况。

2. 注意掌握三方核查的时机。

3. 输液部位选择上肢充盈静脉，保证穿刺顺利。

4. 摆放截石位时，用棉垫包裹患儿的双下肢，一方面保暖，另一方面防止悬吊牵拉下肢损伤，下肢略弯曲，避免神经损伤。

5. 术中注意无菌操作，接触肠腔后及时更换污染器械及手套。

6. 术中严密观察患儿体温，及时保温，避免体温降低，室温在 24~26℃, 正确使用温毯, 防烫伤。

7. 术后保留好标本, 仔细清点手术用物。

(葛盼静 龙晓宇)

十、体外循环动、静脉插管术

【手术步骤与配合】(表 2 – 12 – 10)

表 2 – 12 – 10 体外循环动、静脉插管术手术步骤与配合

手术步骤	手术配合
1. 显露心脏	递血管镊和电刀切开心包, 递 4 – 0 涤纶编织线(体重 > 8kg)或 3 – 0 涤纶编织线(体重 > 10kg)悬吊心包, 递胸腔牵开器显露术野
2. 游离主动脉	递血管镊和电刀游离升主动脉与肺总动脉之间的结缔组织
3. 缝主动脉荷包	递"正针"、"反针" 5 – 0 Prolene 各 1 针缝主动脉双层荷包, 递细线引子加细阻断管(简称套圈), 弯蚊式待固定
4. 缝上腔静脉荷包	递"正针" 5 – 0 Prolene 缝荷包, 在右心耳做荷包, 递套圈、蚊式钳待固定
5. 主动脉插管	递蚊式钳夹住升主动脉根部外膜固定主动脉, 递血管镊和组织剪刀在升主动脉荷包线中央剪开主动脉外膜, 递纱布拭血, 递主动脉插管待检查后, 顺势递尖刀在血管壁上切一小口, 插入主动脉插管, 收紧双荷包线固定插管, 递 10# 丝线固定阻断管与主动脉插管, 避免滑脱
6. 做上腔静脉插管	递组织剪刀剪开心耳处, 递血管镊提起心房, 递上腔静脉导管经切口插入, 收紧荷包线, 10# 丝线固定
7. 缝下腔静脉荷包	递"正针" 5 – 0 Prolene 缝合包, 在右心房外侧壁下放置荷包线, 递套圈、蚊式钳待固定

续表

手术步骤	手术配合
8. 做下腔静脉插管	递血管镊固定该荷包线心房壁，递11#刀切开下腔静脉，递口扁钳扩开切口，随即递下腔静脉插管经切口插入，收紧荷包，10#丝线固定
9. 做下腔静脉阻断带	在心包膜反折处游离上腔静脉，并上阻断带，递肾蒂钳游离，递10#线当阻断带并拉出下腔静脉后壁游离下腔静脉并递血管钳，待固定阻断带
10. 做上腔静脉阻断带	递直角钳游离并绕过上腔静脉后壁，递10#丝线阻断带，血管钳钳夹待固定
11. 上腔静脉插管从右心房进入上腔静脉	递精细镊和组织剪刀，剪开上腔静脉插管固定线，将上腔静脉插管从右心房送入上腔静脉，10#线重新固定
12. 缝冷灌荷包	递 5－0 Prolene 缝合包，在主动脉根部放置冷灌荷包针荷包线，递套圈、蚊式钳待固定，递冷灌针，收紧荷包
13. 上下腔静脉、主动脉阻断	分别收紧上腔、下腔的阻断带，做上下腔阻断，递主动脉阻断钳，阻断主动脉
14. 冷灌开始	从冷灌针处注入冷灌液 50ml/kg
15. 拔管	依次拔出冷灌管、下腔静脉管、上腔静脉管、主动脉管，拔管后荷包线打结，5－0 Prolene 缝扎一次

十一、室间隔缺损修补术

室间隔缺损是指室间隔在胚胎时期发育不全，形成异常交通，在心室水平产生左向右分流。室间隔缺损为最常见的先天性心脏病，约占先心病的 20%，可单独存在，也可与其他畸形并存。缺损常在 0.1~3cm，位于膜部者则较大，肌部者则较小。缺损若 <0.5cm 则分流量较小，多无临床症状。若缺损小者心脏大小可正常，缺损大者左心室较右心室增大明显。

【适应证】

各型室间隔缺损。

【麻醉方式】

气管插管全身麻醉 + 体外循环。

【手术切口】

胸部正中切口。

【手术体位】

仰卧位。

【手术用物】

1. 敷料：敷料包。

2. 器械：心脏基础器械包。

3. 特殊用物：5 - 0 Prolene、6 - 0 Prolene、0$^#$ PDS Ⅱ、胸骨锯、摆锯（二次开胸）。

4. 仪器设备：除颤器主机、胸骨锯、头灯、高频电刀。

【护理评估】

1. 一般情况：年龄、身高、体重。

2. 营养状况：有无贫血、脱水及电解质紊乱、外周静脉充盈度。

3. 术前准备及患儿禁食水情况。

4. 术中体温保护。

5. 患儿皮肤完整性及肢体功能的评估。

6. 手术切口周围皮肤的清洁。

【手术步骤与配合】（表 2 - 12 - 11）

表 2 - 12 - 11　室间隔缺损修补术手术步骤与配合

手术步骤	手术配合
1. 消毒皮肤	常规消毒，协助医生铺单
2. 开胸，建立体外循环	常规开胸。见体外循环动、静脉插管术 （表 2 - 12 - 10）
3. 经右房室间隔缺损修补术	

续表

手术步骤	手术配合
（1）右心房横行或斜形切开右心房	递 11# 刀切开，组织剪扩大切口
（2）心房切口缝牵引线，显露膜部型、房室通道型或肌部型室间隔缺损	递 5－0 Prolene 单针 2 针缝牵引线，递心房拉钩牵拉三尖瓣前瓣叶，显露缺损部位
（3）修补室缺	递牛心包补片及组织剪修剪补片，递蚊式钳固定于治疗巾上，打水待用；递 5－0 Prolene 间断褥式缝或连续缝合缺损部位
（4）缝合右心房切口	递 5－0 Prolene 双针缝合
4. 经肺动脉室间隔缺损修补术	
（1）纵行或横行切开肺动脉	递 11# 刀切开，组织剪扩大切口
（2）显露嵴上型或干下型室缺	递 5－0 Prolene 单针 2 针缝牵引线，递心内拉钩显露室缺的周界与肺动脉瓣的关系
（3）修补室缺	递带垫片 5－0 Prolene 双针间隔或连续缝合，闭合缺损
（4）闭合肺动脉切口	递 6－0 Prolene 双针连续缝合
5. 关闭右心房切口	递 5－0 Prolene 双针连续缝合
6. 复温，停机	见体外循环动、静脉插管术（表 2－12－10）
7. 关闭胸部切口	清点用物，安置胸腔引流管，患儿体重在 15kg 以下 0# PDS Ⅱ关闭胸骨，患儿体重 >15kg 用钢丝关闭胸骨，逐层关闭，3－0 圆针可吸收缝合线皮内缝合，5－0 Prolene 缝合皮肤。

【护理评价】

1. 严格执行三方核查制度。

2. 体位摆放正确，充分暴露术野，保持肢体功能位。

3. 骨隆突处加棉垫保护，无压红、压疮发生。

4. 密切观察患儿血压、脉搏、中心静脉压、血氧饱和度、尿量及颜色等。

5. 患儿体温保护得当，未发生术中低体温及局部组织烫伤。

6. 患儿各项管路妥善固定，无液路外渗。

7. 手术物品清点正确。

8. 术后转运安全、平稳交接。

【注意事项】

1. 术前一日访视患儿，了解患儿病情及基本身体状况。

2. 选择合适的小儿负极板，选择肌肉丰富处粘贴。

3. 婴幼儿手术术前 30 分钟将室温适当调高，复温时根据手术需要及时调整室温，心脏复跳后准备 38～47℃温盐水。

4. 患儿术前不要剧烈运动，适当休息避免疲劳过度。

5. 注意输液速度，以防加重心脏负荷，导致心力衰竭。

6. 尽量避免患儿哭闹，减少刺激。

7. 注意患儿皮肤保护，防止压疮。

8. 注意检查各种管路是否通畅。

9. 密切观察患儿生命体征。

10. 转运过程中注意患儿保暖。

（王霜　徐欣）

十二、法洛四联症矫治术

法洛四联症，是右心室漏斗部或圆锥发育不全所致的一种具有特征性肺动脉狭窄和室间隔缺损的心脏畸形，包括肺动脉狭窄、室间隔缺损、主动脉骑跨和右心室肥厚。法洛四联症患儿的预后主要取决于肺动脉狭窄程度及侧支循环情况，重症四联症有 25%～35% 在 1 岁内死亡，50% 患儿死于 3 岁内，70%～75% 死于 10 岁内，90% 患儿会夭折，主要是由于慢性缺氧引起，红细胞增多症，导致继发性心肌肥大和心力衰竭而死亡。因此确诊后不受年龄限制均应手术治疗。

【适应证】

法洛四联症。

【麻醉方式】

气管插管全身麻醉。

【手术切口】

胸部正中切口。

【手术体位】

仰卧位。

【手术用物】

1. 敷料：敷料包、中单。

2. 器械：心脏基础器械。

3. 特殊用物：11#刀片、15#刀片、4#丝线、10#丝线、4-0涤纶编织线、5-0 Prolene、0#PDS Ⅱ、3-0圆针可吸收缝合线、2-0角针丝线、骨蜡、流出道探子。

4. 仪器设备：除颤器主机、胸骨锯、头灯、高频电刀。

【护理评估】

1. 一般情况：年龄、身高、体重。

2. 营养状况，有无贫血、脱水及电解质紊乱、外周静脉充盈度。

3. 术前准备及患儿禁食水情况。

4. 术中体温保护。

5. 患儿皮肤完整性及肢体功能的评估。

6. 手术切口周围皮肤的清洁。

【手术步骤与配合】（表2-12-12）

表2-12-12　法洛四联症矫治术手术步骤与配合

手术步骤	手术配合
1. 消毒皮肤	常规消毒铺单
2. 开胸，取自体心包	常规开胸，递心内血管镊，组织剪，留取自体心包，浸入0.6戊二醛内15~20分钟，冲洗后备用或牛心包自备待用

续表

手术步骤	手术配合
3. 建立体外循环	见体外循环动、静脉插管术（表 2 - 12 - 10）
4. 疏通右心室流出道及肺动脉	流出道探子测试，5 - 0 Prolene 牵引，蚊式钳固定，11# 刀片切开右心室流出道，心内剪刀扩大缺口，切除肥厚肌束，流出道探子探查肺动脉直径大小
5. 室缺修补	递心内拉钩，暴露室缺大小，用自体心包或牛心包裁剪适当大小的心包补片修补，5 - 0 Prolene 缝合
6. 右心室流出道加宽	递组织剪修剪合适心包片加宽右心室流出道，递 5 - 0 Prolene 缝合补片，若肺动脉主干及肺动脉瓣环细小（小于正常值 2/3）则补片跨过肺动脉瓣环加宽肺动脉
7. 复温，停机	见体外循环动、静脉插管术（表 2 - 12 - 10）
8. 关闭心房切口	递 5 - 0 Prolene 缝合心房
9. 关闭胸部切口	清点用物，安置胸腔引流管，患儿体重在 15kg 以下 0# PDS Ⅱ 关闭胸骨，患儿体重 > 15kg 用钢丝关闭胸骨，逐层关闭，3 - 0 圆针可吸收缝合线皮内缝合

【护理评价】

1. 严格执行三方核查制度。

2. 体位摆放正确，充分暴露术野，保持肢体功能位。

3. 骨隆突处加棉垫保护，无压疮发生。

4. 密切观察患儿血压、脉搏、中心静脉压、血氧饱和度、尿量及颜色等。

5. 患儿体温保护得当，未发生术中低体温及局部组织烫伤。

6. 患儿各项管路妥善固定，无液体外渗。

7. 手术物品清点正确。

8. 术后转运安全、平稳交接。

【注意事项】

1. 术前一日访视患儿，了解患儿病情及基本身体状况。

2. 选择合适的小儿负极板，选择肌肉丰富处粘贴。

3. 术前 30 分钟将手术间温度适当调高。术中根据手术需要调节室温。

4. 注意输液速度，以防加重心脏负荷，导致心力衰竭。

5. 尽量避免患儿哭闹，加重发绀和缺氧发作。

6. 注意患儿皮肤保护，防止压疮。

7. 密切观察患儿生命体征。

8. 转运过程中注意患儿保暖。

（柴新　徐欣）

十三、完全型大动脉转位矫治术

大动脉转位是指主动脉下圆锥适度吸收与肺动脉下圆锥未吸收造成血管位置在解剖上错位，形成体循环与肺循环血流异常的一种先天性畸形。几乎所有患者都有心房内交通，2/3 病例有动脉导管开放，约 1/3 病例合并室间隔缺损。完全性大动脉错位根据其解剖条件、患者年龄、伴发的其他心内畸形来决定手术方法，最经典的就是 Switch（适用于肺动脉瓣无狭窄及双心室结构的 TGA）。为了避免因肺动脉较短而使用导管连接新的肺动脉干断端，即充分分离肺动脉干及其分支，并将其转移到主动脉前方，使肺动脉干远心端有足够长度可以和主动脉根部吻合。

【适应证】

完全性大动脉转位（TGA）。

【麻醉方式】

气管插管全身麻醉。

【手术体位】

仰卧位，肩下垫高，充分暴露胸骨上窝。

【手术切口】

胸骨正中切口。

【手术用物】

1. 敷料：敷料包、中单。

2. 器械：心脏基础器械。

3. 特殊用物准备：$11^{\#}$刀片、$15^{\#}$刀片、$4^{\#}$*丝线*、$10^{\#}$*丝线*、4 - 0 涤纶编织线、5 - 0 Prolene、6 - 0 Prolene、7 - 0 Prolene、$0^{\#}$ PDS Ⅱ、3 - 0 圆针可吸收缝合线、2 - 0 角针丝线、起搏导线、冠脉探子、冠脉剪刀、前向剪刀、回头剪刀、无损伤镊子、阻壁钳、心耳钳、哈巴狗夹、骨蜡。

4. 仪器设备：除颤器、胸骨锯、头灯、高频电刀。

【护理评估】

1. 一般情况：年龄、身高、体重。

2. 营养状况，有无贫血、脱水及电解质紊乱、外周静脉充盈度。

3. 评估患儿的生理状况：手术史、过敏史、家族史。

4. 术前准备及患儿禁食水情况。

5. 术中体温保护。

6. 患儿皮肤完整性及肢体功能的评估。

7. 手术切口周围皮肤的清洁。

【手术步骤与配合】（表 2 - 12 - 13）

表 2 - 12 - 13　完全型大动脉转位矫治术手术步骤与配合

手术步骤	手术配合
1. 常规开胸，去除胸腺，取自体心包，0.6% 戊二醛固定备用	开胸配合见胸骨正中切口，0.6% 戊二醛固定心包 15~20 分钟，盐水冲洗 10 遍
2. 建立体外循环，灌注，取冰水保护心肌	见体外循环动、静脉插管术（表 2 - 12 - 10）
3. 解剖游离主肺动脉，左右肺动脉彻底游离至肺门处	递术者左手心内血管镊（本节简称镊子），右手小直角，剪刀游离主肺动脉，助手镊子协助
4. 缝扎动脉导管	递术者左手镊子，右手直角游离，5 - 0 Prolene 双"反针"缝合主动脉瓣肺动脉端，组织剪剪断动脉导管

续表

手术步骤	手术配合
5. 经右房修补房室缺	递助手心内拉钩暴露术野，术者左手镊子，1/2 5 – 0 Prolene 2 针做心内牵引，5 – 0 Prolene 双针修补室缺，房缺可直接修补，必要时补片修补
6. 断主动脉：距离冠状动脉开口上方1cm 处横断升主动脉，探查左右冠状动脉开口，将左右冠状动脉开口呈"纽扣状"剪下并游离其近心端	递术者冠脉探条探查左右冠开口有否小侧支，左手持镊子，右手分别递静脉剪刀、前向剪刀、回头剪刀，修剪左右冠状动脉壁形态
7. 断肺动脉	递术者左手镊子，右手11#刀，于左右肺动脉分叉近心端1cm 处横断，检查肺动脉瓣
8. 升主动脉与肺动脉远端换位：肺动脉分叉跨在主动脉上，主动脉从肺动脉分叉下方穿出，将主动脉阻断钳换至肺动脉前方再阻断主动脉	递术者左手镊子夹住远端主动脉开口，右手递主动脉阻断钳，进行升主动脉与肺动脉远端换位
9. 建立新的主动脉：将"纽扣状"左右冠状动脉开口分别于原肺动脉根部进行连续缝合，形成新的主动脉根部，再与升主动脉端端吻合，完成主动脉重建	递术者左手镊子，右手7 – 0 Prolene 吻合左右冠脉，进行连续缝合（双针双针持），锁针固定（7 – 0 Prolene 单针夹橡皮蚊式钳），递7 – 0 Prolene 吻合升主动脉与原肺动脉根部连续缝合
10. 冠脉吻合后，镊子暂夹闭冠脉近端，开放主动脉，观察心肌颜色、冠脉及心室张力，检查冠脉是否扭曲，阻塞	递术者镊子，干纱布拭血检查
11. 建立新的肺动脉：取适当牛心包补片修补原主动脉根部血管壁，与肺动脉主干吻合形成新的肺动脉干。体外循环转流复温	递术者左手镊子，右手6 – 0 Prolene 连续缝合肺动脉
12. 缝合右房房壁	递术者左手镊子，右手5 – 0 Prolene 关房壁

手术步骤	手术配合
13. 停机，拔管：减流量，升温至36℃，拔下腔静脉插管，观察无异常后拔上腔及主动脉插管；完全停止体外循环	递术者左手镊子，右手剪刀剪断固定线，医生打结时，打湿其指端及缝线
14. 止血：检查有无出血点，温盐水冲洗，速即纱一片切成四片分别滴入生物蛋白胶并置予各个吻合口处止血	递术者左手镊子夹持干纱布检查有无出血点，温盐水冲洗，止血耗材覆盖止血
15. 关胸：生命体征平稳后方可关胸；也可延迟关胸	常规关胸，安置胸腔引流管，患儿体重在 15kg 以下 0# PDS Ⅱ 关闭胸骨，患儿体重 > 15kg 用钢丝关闭胸骨，逐层关闭，3 - 0 角针可吸收缝合线皮内缝合，5 - 0 Prolene 缝合皮肤 延迟关胸只缝合皮肤，取无菌橡胶手套剪成椭圆型，用 5 - 0 Prolene 与皮缘连续缝合

【护理评价】

1. 严格执行三方核查制度。

2. 体位摆放正确，充分暴露术野，保持肢体功能位。

3. 骨隆突处加棉垫保护，无压疮发生。

4. 尿管放置顺利，尿道无损伤。

5. 密切观察患儿血压、脉搏、中心静脉压、血氧饱和度及尿量颜色等。

6. 患儿体温保护得当，术中未发生低体温及局部组织烫伤。

7. 患儿各项管路妥善固定，无液体外渗。

8. 手术物品清点正确。

9. 术后转运安全、平稳交接。

【注意事项】

1. 对婴幼儿腕带标识严格核对。

2. 根据手术需要调节手术间温度，术中及时调节变温毯的温度，不高于 38℃。

3. 处理心包要完全展开铺平后再用戊二醛固定，且戊二醛带有毒性，固定后的心包需冲洗 10 遍，方可使用，固定心包的器械不再使用，器械护士手套需要更换。

4. 保护心肌必须用冰融或冰水，不可出现冰碴，以免造成损伤。

5. 密切观察患儿生命体征。

6. 检查术中受压部位皮肤完整性。

7. 转运过程中注意患儿保暖。

（侯艳君　徐欣）

十四、中央分流术

中央分流手术是体 – 肺动脉分流中的一种，指升主动脉与主肺动脉吻合，针对于肺血减少型复杂先心病、肺动脉及左右肺动脉发育不良患儿。手术目的是增加肺血流量、改善低氧血症，促进肺血管发育。在复杂的先天性心脏病手术治疗中，常常由于患儿术前病情严重，肺动脉重度发育不良，不能耐受 I 期根治手术而进行的姑息性手术，可以减轻症状，改善生活质量，为根治手术创造条件。在增加肺血流量手术当中，中央分流手术是最简单、实用和有效的手术方式。

【适应证】

肺血少、严重缺氧、双侧肺动脉发育不良的患儿。

【麻醉方式】

气管插管全身麻醉。

【手术切口】

胸部正中切口。

【手术体位】

仰卧位，肩部垫高 30°。

【手术用物】

1. 敷料：敷料包、中单。

2. 器械：心脏基础器械。

3. 特殊用物：11#刀片、15#刀片、心包悬吊线（根据千克体重选择 2 - 0 至 4 - 0 涤纶编织线）、5 - 0 Prolene、7 - 0 Prolene、C 型血管钳、打孔器、电刀。

4. 仪器设备：胸骨锯、除颤器、高频电刀。

【护理评估】

1. 年龄，体重，身高、营养状况。

2. 外周静脉充盈度。

3. 患儿禁食禁饮情况。

4. 术中体温保护。

5. 患儿皮肤完整性及肢体功能的评估。

6. 手术切口周围皮肤的清洁。

【手术步骤及配合】（表 2 - 12 - 14）

表 2 - 12 - 14 中央分流术手术步骤与配合

手术步骤	手术配合
1. 消毒、铺单	递海绵钳钳夹 0.2% 的复合碘消毒液纱球消毒皮肤。协助医生常规铺单
2. 开胸，悬吊心包、暴露心脏	递15#刀片切皮，电凝止血，分离皮下组织暴露胸骨及剑突。递胸骨锯自剑突向上锯开胸骨，骨蜡止血，胸骨牵开器撑开胸骨暴露心包。递心内血管镊、电刀切开心包暴露心脏。悬吊心包常规 3 ~ 4 针
3. 游离肺动脉和升主动脉	递组织镊、剪刀、直角钳分离
4. 做人工血管吻合（先吻合远心端后吻合近心端）	递 C 型血管钳夹闭肺动脉主干，递11#刀纵行切开肺动脉做吻合口。备 2 针 5 - 0 Prolene 线牵引肺血管，橡皮蚊式钳固定。递人工血管、7 - 0 Prolene，尾部 1/3 处夹橡皮蚊式钳。做人工血管的远心端吻合，吻合完毕取出 C 型血管钳排气，

手术步骤	手术配合
4. 做人工血管吻合（先吻合远心端后吻合近心端）	递哈巴狗夹闭人工血管肺动脉端。递 11 # 刀在人工血管侧壁切开圆形豁口，递 C 型钳夹闭 1/2 升主动脉。递 11 # 刀剖开主动脉血管壁，递打孔器打孔。重复 2 次上述操作，递 2 针 5 - 0 Prolene 线牵引，尾端 1/3 处夹橡皮蚊式钳。递 7 - 0 Prolene 线做升主动脉与人工血管主动脉端侧壁吻合，7 - 0 Prolene 缝闭人工血管远端。打开哈巴狗夹排气，递注射器盐水测试吻合口有无渗血
5. 止血关胸	放置引流管，清点物品后关闭心包。常规逐层关闭胸腔

【护理评价】

1. 严格执行三方核查制度。

2. 体位摆放正确，充分暴露术野，保持肢体功能位。

3. 骨隆突处加棉垫保护，无压疮发生。

4. 密切观察患儿血压、脉搏、中心静脉压、血氧饱和度及尿量颜色等。

5. 患儿体温保护得当，术中未发生低体温及局部组织烫伤。

6. 患儿各项管路妥善固定，无液体外渗。

7. 手术物品清点正确。

8. 术后转运安全、平稳交接。

【注意事项】

1. 对婴幼儿腕带标识严格核对。

2. 协助麻醉师实施麻醉和各项穿刺操作。

3. 术前 30 分钟调节手术间温度，术中及时调节变温毯的温度，不能高于 38℃。

4. 密切观察患儿生命体征。

5. 检查术中受压部位皮肤完整性。

6. 转运过程中注意患儿保暖。

(罗冀刚　郝雪梅)

十五、早产超、极低出生体重儿床旁动脉导管未闭结扎术

足月新生儿的动脉导管通常在生后 3 天内功能性闭合，但早产儿这个闭合过程却延迟了，尤其是对于胎龄小于 28 周的新生儿，PDA 的发生率可高达 68%。由于 PDA 在大动脉水平存在左向右分流，故可导致新生儿呼吸窘迫、心力衰竭、低血压及体循环低血容量组织灌注，同时还增加了脑室内出血、坏死性小肠结肠炎、慢性肺脏疾病相关性疾病的发生率。但通过外科手术闭合经内科治疗无效的 PDA 已被认为是一种有效的治疗手段。PDA 手术常规安排在手术室进行，但鉴于 PDA 早产儿在转运至手术室的过程中极易发生低体温、生命体征波动等情况，有人主张在重症监护室内进行手术，减少患儿转运风险的同时，提高手术的成功率。

【适应证】

动脉导管未闭的诊断一经确定，而无禁忌者，均可手术。

【麻醉方式】

气管插管全身麻醉。

【手术切口】

左胸后外侧切口，经第 3 或第 4 肋间进胸。

【手术体位】

左侧卧位。

【手术用物】

1. 环境准备：NICU 正负压病室、恒温辐射台。

2. 敷料：敷料包。

3. 器械：PDA 器械包。

4. 特殊物品：10# 刀片、10# 丝线、电刀、新生儿负极板、5cm×6cm 敷料贴、5-0 Prolene、显影纱布。

5. 仪器设备：高频电刀。

【护理评估】

1. 一般情况：年龄、身高、体重。

2. 营养状况，有无贫血、脱水及电解质紊乱、外周静脉充盈度。

3. 评估患儿的生理状况：手术史、过敏史、家族史。

4. 术前准备及患儿禁食水情况。

5. 术中体温保护。

6. 患儿皮肤完整性及肢体功能的评估。

7. 手术切口周围皮肤的清洁。

8. 评估患儿的心理状态和家属对手术的认知状态。

【手术步骤与配合】（表 2-12-15）

表 2-12-15　早产超、极低出生体重儿床旁动脉导管未闭
结扎术手术步骤与配合

手术步骤	手术配合
1. 开胸	递无齿镊做标记，递小刀切开皮肤，递纱布拭血，递电烧止血，逐层游离肌群
2. 进入胸腔	电烧沿肋骨上缘切开肋间肌，递蚊式钳钝性进入胸腔，递开胸器打开胸腔，显露由降主动脉、迷走神经及喉返神经所构成的导管三角区。在此区内可扪及连续性震颤
3. 显露纵隔胸膜、显露动脉导管	递片钩推开左肺暴露纵隔，递无创血管镊电烧沿主动脉轴纵行切开后纵隔胸膜，上端到左锁骨下动脉，下端到动脉导管下方 1cm
4. 阻断试验	递导管阻断钳递，术者用手指压住或用导管钳钳夹动脉导管 5~10 秒，进行阻断试验。如出现下肢血压下降、心率增快、心律不齐、经皮血氧饱和度下降，则不应关闭导管。反之，手术可以继续

续表

手术步骤	手术配合
5. 结扎动脉导管	递心内血管镊和小直角钳，在小直角钳的引导下，递10#丝线，经导管后壁套过一根10#丝线。将血压降至50/30后，结扎导管的主动脉端。应逐步缓慢收紧结扎线，直至肺动脉端震颤消失，再稍加缩紧即可。必要时双线结扎
6. 缝合纵隔胸膜	递5－0 Prolene连续缝合
7. 关胸	递组织镊、针持钳夹持3－0圆针可吸收缝合线或4－0圆针可吸收缝合线缝合肋间肌、5－0 Prolene缝合皮下及皮肤，敷料贴覆盖切口

【护理评价】

1. 严格执行三方核查制度，术中用药或输血的核查，手术护士根据医嘱核查确认并记录签名。

2. 密切观察患儿血压、脉搏、中心静脉压、血氧饱和度及尿量颜色等。

3. 严格执行查对制度，洗手护士与巡回护士按照物品清点制度严格执行并准确记录。

4. 患儿体温保护。

5. 患儿各项管路妥善固定。

6. 对病房带来的用物进行核对：手术同意书、病情知情同意书、输血同意书、化验单。

7. 详细记录患儿麻醉开始时间、手术开始时间、手术结束时间。

【注意事项】

1. 对婴幼儿腕带标识严格核对。

2. 熟悉手术步骤配合熟练，尽量缩短手术时间。

3. 备好各种抢救设备、药品。

4. 密切观察患儿生命体征，术中5～10秒左右的阻断试验。

如出现血压下降、心率增快、心律不齐、经皮血氧饱和度下降，则不应关闭导管。反之，手术可以继续进行。

5. 体位安置安全合理，防止坠床，预防压疮。

（高润林　徐欣）

十六、食管超声引导下房间隔缺损经胸封堵术

房间隔缺损（ASD）是常见的先天性心脏病，是左右心房之间的间隔发育不全，遗留缺损造成血流可相通的先天性畸形。房间隔缺损根据胚胎发育可分为继发孔型及原发孔型缺损两大类，前者居多数。介入手术是治疗先天性心脏病的手段之一，具有创伤小、恢复快的特点。食管超声引导下房间隔缺损经胸封堵术具有手术时间短，不需要体外循环，术后患者疼痛轻，并发症少，易于护理，康复快等优势。

【适应证】

1. 房间隔缺损直径为 5～34mm。

2. 房间隔缺损边缘至冠状静脉窦、上下腔静脉及肺静脉开口距离 >5mm，至房室瓣距离 >7mm。

3. 所选用的封堵器左心房侧盘的直径应大于房间隔缺损的直径。

4. 继发型单纯房间隔缺损。

【麻醉方式】

气管插管全身麻醉。

【手术切口】

胸骨右侧切口。

【手术体位】

仰卧位，肩部垫高 30°。

【手术用物】

1. 敷料：敷料包、中单。

2. 器械：心脏基础器械。

3. 特殊用物：4 - 0 涤纶编织线、5 - 0 Prolene、4 - 0 Prolene、3 - 0 圆针可吸收缝合线。

4. 仪器设备：超声主机、除颤器。

【护理评估】

1. 一般情况：年龄、身高、体重。

2. 营养状况，有无贫血、脱水及电解质紊乱、外周静脉充盈度。

3. 术前准备及患儿禁食水情况。

4. 术中体温保护。

5. 患儿皮肤完整性及肢体功能的评估。

6. 手术切口周围皮肤的清洁。

【手术步骤与配合】（表 2 - 12 - 16）

表 2 - 12 - 16　食管超声引导下房间隔缺损经胸封堵术步骤与配合

手术步骤	手术配合
1. 常规消毒	递海绵钳夹 0.2% 的复合碘消毒液纱球消毒皮肤
2. 常规铺单	协助医生铺单
3. 超声定位	将超声探头经患者食管插至左心房后方位置
4. 胸骨旁切口，经第四肋间进胸	递 4 - 0 涤纶编织线悬吊并切开心包
5. 缝荷包	递 5 - 0 Prolene 在右心耳处缝双荷包
6. 超声探查房间隔缺损位置及大小	选择型号合适的封堵器并缝一根 4 - 0 Prolene 做牵引、固定备用，肝素盐水浸泡待用
7. 封堵器输送鞘	将封堵器输送鞘从右心耳荷包内经房缺进入左心房，固定输送鞘
8. 装载封堵器	（1）将封堵器完全置入装载器内，装载器连接输送鞘管，推送输送导丝将封堵器通过输送鞘管至左心房 （2）在超声引导下释放封堵器的左房侧，然后回拉使其靠近房间隔右房面，固定输送导丝，回撤输送鞘管，释放封堵器的右房

续表

手术步骤	手术配合
	（3）超声监测无分流、二尖瓣、三尖瓣、主动脉瓣启闭正常，释放封堵器
9. 止血关胸	3 - 0 可吸收缝合线缝合切口

【护理评价】

1. 严格执行三方核查制度。

2. 体位摆放正确，充分暴露术野，保持肢体功能位。

3. 骨隆突处加棉垫保护，无压疮发生。

4. 密切观察患儿血压、脉搏、中心静脉压、血氧饱和度、尿量及颜色等。

5. 患儿体温保护得当，未发生术中低体温及局部组织烫伤。

6. 患儿各项管路妥善固定，无液路外渗。

7. 物品清点正确。

8. 术后转运安全、平稳交接。

【注意事项】

1. 对婴幼儿腕带标识严格核对。

2. 熟悉手术步骤和封堵器的正确使用。

3. 备好各种抢救设备、药品及体外循环所需物品，封堵不成功立即进行体外循环。

4. 协助麻醉师实施麻醉和各项穿刺操作。

5. 术前 30 分钟调节手术间温度，术中及时调节变温水毯的温度，使之不高于 38℃。

6. 密切观察患儿生命体征。

7. 检查术中受压部位皮肤完整性。

8. 转运过程中注意患儿保暖。

（徐欣　郝雪梅）

参考文献

[1]孙育红. 手术室护理操作指南［M］. 北京：人民军医出版

社,2013.

[2]杨泳茹.小儿手术室工作手册[M].武汉:武汉大学出版社,2011.

[3]李胜云.手术室护理技术操作规范[M].郑州:郑州大学出版社,2013.

[4]龚仁蓉,黄智慧,陈芳.图解心血管外科[M].北京:科学出版社,2015.

[5]Daniet JD,Andrew EA,William KV,et al. Current expecta – tions for newborns undergoing the arterial switch operation[J]. Ann Surg,2004,239(5):588 – 598.

[6]Raisky O,Bergoend E,Agnoletti G,et al. Late coronary artery lesions after neonatal arterial switch operation:results of surgical coronary revascu – larization[J]. Eur J Cardiothorac Surg,2007,31:894 – 898.

[7]吴清玉,沈向东,杨秀滨,等.大动脉调转手术的临床应用[J].中华医学杂志,2003,83(6):478.

[8]徐志伟,丁文祥,苏肇伉,等.大动脉转换术在复杂先天性心脏病治疗中的应用[J].中华外科杂志,2004,42(8):451 – 454.

[9]刘新民,万小平,邹淑花.妇产科手术难点与技巧图解[M].北京:人民卫生出版社,2010.

[10]魏革,刘苏君.手术室护理学[M].第3版.北京:人民军医出版社,2014.

[11]常德辉,王养民,景德善.腹腔镜输尿管膀胱再植术[J].中国微创外科杂志,2010,10(10):868 – 869.

[12]李星智,黄健,张彩霞.腹腔镜下输尿管乳头法输尿管膀胱再植术的临床应用[J].中华腔镜泌尿外科杂志,2011,2(5):66 – 68.

[13]宋振兰.手术室护理手册[M].北京:人民卫生出版社,2012.

[14]刘贵麟.小儿外科手术学[M].北京:人民军医出版社,2005.6.

[15]洪文澜.实用儿科手册[M].杭州:浙江科学技术出版社,2004:29.

[16]高明太,霍军强.经肛门soave治疗先天性巨结肠症[J].卫生

职业教育,2006,24(15):122-123.

[17]贾钧,余志奇,刘钢,等.经肛门结肠拖出术治疗新生儿及婴儿先天性巨结肠[J].北京大学学报,2003,35(2):200-201.

[18]杨军.前矢状入路直肠肛门成行术在肛门闭锁中的应用效果研究[J].中国现代药物应用.2012,6(13):30-31.

[19]张永东,吴玉刚,陈隆盛.手术治疗先天性肛门闭锁32例[J].基层医学论坛,2011,15(10):902-903.

[20]曲文超,王宁,吴学东,等.经会阴离断直肠末端一期手术治疗先天性肛门闭锁并肛前瘘[J].中国现代手术学杂志,2010,14(3):186-187.

[21]刘刚,李龙,黄柳明.腹腔镜治疗小儿先天性膈疝6例报告[J].解放军医学杂志,2006,31(3):258.

[22]胡登奎,彭春林,王志遥.先天性膈疝1例报告[J].新医学.2000,(10)(31):584.

[23]于法盛,宋同勋.婴幼儿先天性膈疝的诊断和外壳治疗[J].中华胸心血管外科杂志,2004,3(15):177-178.

[24]李凌燕,张颖.先天性膈疝3例[J].中国生育健康杂志,2004,3(15):177-178.

[25]李小飞,闫小龙,汪健,等.气管食管瘘的外科治疗[A].中华医学会第十一次全国胸心血管外科学术会议暨国际微创心胸外科学会2011冬季学术研讨会日程及论文摘要[C].2011.

[26]张鸿,曹辛,洪伟,等.手术治愈新生儿先天性气管食管瘘一例[J].云南医药,2014,35(3):406-407.

[27]王萍,周伟,黄龙光,等.先天性食管闭锁围手术期监护及管理[J].中国新生儿杂志,2015,20(2):85-89.

[28]余红.胸腔镜下食道重建术的手术配合[J].实用临床医学,2014,6(14):127-128.

第十三节 血管外科手术配合

一、大隐静脉高位结扎术

大隐静脉曲张是由于大隐静脉瓣膜处瘤样扩张,使下肢浅静脉与深静脉汇合处的瓣膜失去"单向阀门"的作用，下肢血液回流障碍，静脉血液倒流，大隐静脉淤血，使静脉迂曲、扩张。大隐静脉高位结扎术就是针对该症状，将整条大隐静脉及曲张的静脉抽出，切除瓣膜功能不全的交通支的方法治疗大隐静脉曲张的手术方法，是治疗该疾病最有效的方法。

【适应证】

1. 下肢浅静脉曲张明显，伴有小腿肿胀和胀痛、色素沉着、慢性复发性溃疡。

2. 大隐静脉及交通瓣膜功能不全者。

3. 既往无深静脉血栓形成病史且深静脉瓣膜功能良好者。

【麻醉方式】

椎管内麻醉。

【手术切口】

在股动脉内侧，自腹股沟韧带向下做弯向内侧的纵行或斜行切口，长约6cm。在小腿侧摸到剥脱器圆柱状金属头处另做一小切口，长约1~3cm。

【手术体位】

仰卧位。

【手术用物】

1. 敷料：敷料包。

2. 器械：基础器械包。

3. 特殊用物：11#刀片、23#刀片、3-0角针可吸收缝合线、4-0圆针可吸收缝合线、7×17圆针、1#丝线、4#丝线、7#丝线、电刀、敷料贴、20ml注射器、静脉留置针、导尿包、硬消毒用支腿架。

4. 仪器设备：电动止血带，高频电刀。

【护理评估】

1. 大隐静脉曲张的患者血管壁薄弱，且凸出于皮肤，易导致血管破裂出血，因此应注意评估患者的下肢皮肤情况，做好护理记录。

2. 因手术及创伤范围较广泛，故应做好患者的术中保暖工作，避免出现体温过低的情况。

3. 患者情绪紧张容易导致出血，故应注意评估患者的心理状态，是否有紧张、焦虑、恐惧、抑郁等情绪。

4. 隐私保护。

【手术步骤与配合】（表 2 - 13 - 1）

表 2 - 13 - 1　大隐静脉高位结扎术手术步骤与配合

手术步骤	手术配合
1. 消毒腹部皮肤、会阴部	海绵钳夹持 2% 碘酒、75% 乙醇纱球消毒患肢皮肤，后递海绵钳夹持 0.5% 碘伏纱球消毒会阴部
2. 铺无菌手术巾	协助医生铺单
3. 股动脉内侧切口，显露大隐静脉	递乳突牵开器、甲状腺拉钩显露术野。递血管钳，直角钳分离大隐静脉主干及分支。递 7# 丝线结扎，血管剪剪断。在结扎线远端夹 2 把血管钳，组织剪剪断，7 × 17 圆针 4# 丝线缝扎，湿纱巾覆盖切口
4. 切断、结扎大隐静脉分支	递 11# 刀切开小腿处皮肤及皮下组织，递蚊式钳分离，组织剪剪断，4# 丝线结扎
5. 插入、推进大隐静脉剥脱器	递 11# 刀，有齿镊于内踝静脉处切开，递蚊式钳钳夹大隐静脉，血管剪剪断。钳带 7# 丝线结扎远端血管，递剥脱器自近端静脉口插入 7# 丝线结扎、向上推进自腹股沟处切口缓缓抽出大隐静脉，压迫止血
6. 切除瓣膜功能不全的交通支	递 11# 刀切开皮肤，递血管钳、血管镊分离钳夹，血管剪剪断，4# 丝线结扎
7. 冲洗	20ml 注射器抽生理盐水冲洗
8. 缝合	2 - 0 圆针可吸收缝合线缝皮下，3 - 0 角针可吸收缝合线缝皮肤
9. 包扎	敷料贴覆盖，弹力绷带加压包扎

【护理评价】

1. 患者皮肤无破溃，皮肤完整。
2. 患者生命体征平稳。
3. 手术所用物品清点无误，进展顺利。
4. 患者转运安全顺利。

【注意事项】

1. 术前一日访视患者，了解患者病情及基本身体状况。
2. 输液部位选择上肢充盈静脉，保证穿刺顺利。
3. 下肢铺单时，注意保证无菌敷料下垂长度超过30cm。
4. 术中所用器械注意及时擦拭保证清洁无血渍。
5. 术中冲洗时注意用弯盘盛接，持续吸引器吸引，以免沾湿敷料，污染切口。
6. 加压包扎松紧适宜，末梢循环良好。

（靳重 李玮）

二、股动脉切开取栓术

下肢动脉栓塞是由于心脏或近侧动脉壁脱落的血栓或斑块随着血液流动造成动脉管腔阻塞，导致肢体组织缺血的急性病变，栓塞可发生在动脉的任何部位，但好发于动脉分叉处，此处也是血栓形成的好发部位。动脉栓塞后，受累肢体可出现疼痛、苍白、感觉异常、动脉搏动消失、运动障碍继而麻痹下垂、虚脱、坏疽甚至坏死。而股动脉切开取栓术可重建肢体血运，改善症状，防止病情发展。

【适应证】

1. 确诊动脉分支以上的动脉栓塞，需手术取出栓子，防止栓子的近远端血栓形成或延伸，使患肢发生不可逆性缺血。
2. 在动脉栓塞发病后的6~8小时手术最佳。

【麻醉方式】

硬膜外麻醉或气管插管全身麻醉。

【手术切口】

股三角切口、膝关节内侧切口、双腹股沟切口。

【手术体位】

仰卧位。

【手术用物】

1. 敷料：敷料包。

2. 器械：基础器械。

3. 特殊用物：11#刀片、23#刀片、2-0圆针可吸收缝合线、3-0角针可吸收缝合线、5-0 Prolene、显影纱布、20ml注射器、纱巾、绷带、棉垫。

【护理评估】

1. 下肢静脉血栓的患者易出现下肢皮肤溃疡甚至坏疽的情况，故应注意观察患者皮肤完整情况，做好护理记录。

2. 患者由于疼痛，心理状态会表现出紧张、焦虑，故应注意对患者加以心理护理与指导。

【手术步骤与配合】（表2-13-2）

表2-13-2　股动脉切开取栓术手术步骤与配合

手术步骤	手术配合
1. 手术野皮肤消毒、铺无菌单	递海绵钳夹持2%碘酒、75%乙醇纱球消毒患肢皮肤，协助医生铺单
2. 切开皮肤及皮下组织	递23#刀及有齿镊切开患肢皮肤及皮下组织，递纱布拭血
3. 显露股总动脉、股浅动脉、股深动脉	递血管镊及血管钳游离股动脉5~7cm，依次显露股总动脉、股浅动脉、股深动脉，递小直角钳带阻断带阻断动脉血流
4. 取栓	递11#刀及血管镊纵行切开股总动脉前壁，递4F的Fogarty导管插入股浅动脉或股深动脉远端，递1ml注射器抽吸肝素盐水充盈导管球囊，缓慢拉出，取出血栓。递血管钳夹取远端血栓，递5F的Fogarty导管插入，同法取出近端血栓

续表

手术步骤	手术配合
5. 冲洗远端血管	递冲洗导管，20ml 注射器抽吸肝素盐水插入远端血管冲洗，经此导管向远端注射尿激酶 10 单位
6. 缝合包扎	递 5 - 0 Prolene 吻合动脉血管，2 - 0 圆针可吸收缝合线及有齿镊缝合皮下组织，递线剪剪线，3 - 0 角针可吸收缝合线及有齿镊缝合股动脉切口，敷料贴覆盖，弹力绷带加压包扎

【护理评价】

1. 手术进行顺利，物品清点准确无误。

2. 患者未出现皮肤破溃或坏疽的情况，术后皮肤完整性良好。

3. 患者生命体征均在正常范围内，无异常情况发生。

【注意事项】

1. 术中密切观察患者生命体征变化。

2. 术中肝素盐水的配制方法通常为 250ml 生理盐水溶一支肝素钠（12500U），但配制前应注意与医生再次确认配制方法。

3. 加压包扎松紧适宜，末梢循环良好。

4. 严格执行无菌操作，避免感染发生。

（靳重　李玮）

参考文献

[1]李秀敏,李美容,徐晓美.股动脉切开球囊导管取栓术护理配合[J].临床合理用药杂志,2012.2(10):152 - 153.

[2]魏革,刘苏君.手术室护理学[M].第 3 版.北京:人民军医出版社,2014.

第三章

手术室医疗设备护理操作规范

第一节　电动手术床操作

电动手术床以电动液压为动力，由控制开关、调速阀和电磁阀组成主体的控制结构，通过电动液压齿轮泵提供液压动力源，控制各个方向液压油缸的往复运动，并通过遥控器按键控制手术床进行各种位置的变换，如升降、左右倾、前后倾、腰背部升降、移动固定等功能，摆放各种手术体位，满足不同手术要求。手术床面一般可分为头板、背板、坐板和腿板等；一般配备有遥控器、电源线、头架、支臂板、麻醉杆、前后挡板、腿架、夹头等，以协助体位调整；其板、架等都配有专门的海绵垫，以保证患者的舒适，满足手术需求；配备不同的约束带，以保护患者术中避免从手术床上坠落（图 3-1-1）。

【操作目的及应用范围】

手术床的基本作用是调整手术体位，暴露手术野，使手术顺利进行。手术室常用的体位有 5 大类，依次为仰卧位、俯卧位、侧卧位、截石位和坐位。电动手术床适用于头颈部、胸腹部、四肢、泌尿和五官等各部位手术，符合人体解剖学特点及医疗护理的需要。

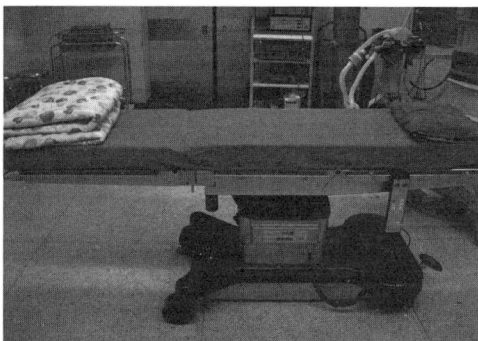

图 3 - 1 - 1 电动手术床

【操作步骤】

1. 操作准备

(1) 着装整洁、规范，符合手术室要求，洗手，戴口罩。

(2) 用物准备：电动手术床及其相关配件。

2. 操作方法

(1) 评估手术床的完好性、安全性，电源、遥控器是否处于正常备用状态，按下遥控器面板上的电源开关，以进入操作准备阶段。

(2) 正确启动与释放底座刹车，固定手术床。

(3) 手术床使用前一般在最低位置，可以行走的患者扶其躺在手术床上告知手术床较窄、勿乱动以防坠床；平车推行患者，应与平车平行。

(4) 根据手术和麻醉要求摆放体位，观察患者体位是否符合要求，并妥善固定。

【注意事项】

1. 防止意外伤害。

2. 遥控器应挂在手术床侧面导轨上，其线路应避免夹伤、压伤，防止线路损坏。

3. 勿放重物于电源线上或让推车压过电源线。

4. 勿让患者坐于手术床的头板、支臂板或腿板上，过重压力可造成配件弯曲、损坏。

5. 勿将物品、配件或重物放于手术床底座的外盖上。

6. 勿使用清洁剂和清水喷洒或冲洗底座，防止内部的电气控制系统短路损坏、零部件生锈或故障。

7. 合理摆放手术体位，提前做好应对工作，如体位垫的使用、重要关节的保护，不可过分牵引。

【设备维护与保养】

1. 购买手术床时尽量统一品牌，以减少使用和管理的混乱。同时配件也可通用，避免重复配置，浪费资源。

2. 做好配件管理，不使用时应有序地放置在专用架上，定期检查，以防遗失和损坏。

3. 掌握电动手术床的正确使用方法及不同零部件的用途及安装方法。

4. 定期检查电动手术床的功能。由专业人员做好保养工作，确保手术需要。电动手术床需每周充电一次，每次 12 小时，以方便术中使用。

5. 每半年进行一次手术床的彻底维护与保养。

（吕晓娟　沈正礼）

第二节　手术无影灯操作

手术无影灯是手术室重要的医疗设备之一，手术无影灯一般由单个或多个灯头组成，系定在悬臂上，能做垂直或旋转移动。悬臂通常连接在固定的结合器上，并可围绕其旋转。手术无影灯采用可以消毒灭菌的手柄作灵活定位，并具有自动刹车和停止功能以操纵其定位，使手术无影灯能在手术部位的上方和周围，保持适合的空间。灯头提供了非常大的照明表面积，遮挡物所造成的阴影可以轻而易举地从周边照明得到补偿，从而达到最好、最理想的阴影控制，帮助医生清晰地分辨病灶组织，顺利地完成手术（图 3 - 2 - 1）。

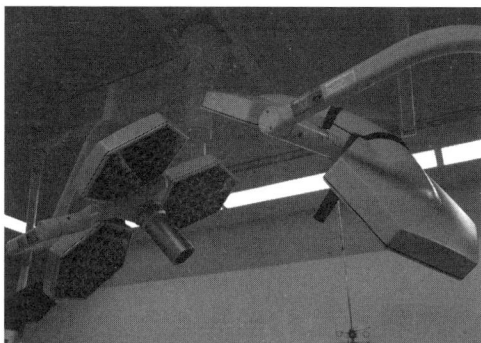

图 3 - 2 - 1 手术无影灯

【操作目的及应用范围】

手术无影灯用来照明手术部位，以最佳地观察处于切口和体腔中不同深度的小的、对比度低的物体。由于实施手术者的头、手和器械均可能对手术部位造成干扰阴影，因而手术无影灯就应设计得能够尽量消除阴影，并能将色彩失真降到最低程度。此外，手术无影灯还需能长时间地持续工作而不散发出过量的热，因为过热不仅会使手术者不适，也会使处于外科手术区域中的组织干燥。

【操作步骤】

1. 操作准备

（1）着装整洁规范，符合手术室要求，洗手戴口罩。

（2）用物准备：手术无影灯。

2. 操作方法：现代手术无影灯操作简便，术中对准手术部位，根据手术要求调整亮度。

【注意事项】

1. 手术无影灯应固定在功能位，保持平衡，禁止倒置。

2. 经常检查手术无影灯螺丝是否松动，防止发生坠落。

3. 调节手术无影灯亮度时应由弱到强，禁止一次性开到最大位，容易损伤灯泡；关闭时则相反。

4. 手术结束应将手术无影灯亮度调到最弱，再关闭电源开关。

5. 手术无影灯必须保持清洁，防止移动时积尘掉入手术部位，移动时避免与其他仪器碰撞。

6. 使用后的调节灯柄根据材质消毒灭菌待用。

【设备维护与保养】

1. 由专业人员维修手术无影灯。如有灯泡不亮及时请专业人员更换。非专业人员勿随意拆卸手术无影灯或控制电路。

2. 手术无影灯应保持清洁，经常擦拭，避免使用含氯溶液或乙醇、汽油等有机溶剂。

3. 每月检查备用电源系统（电池）是否正常。

4. 灯泡寿命平均 1000 小时。

5. 每半年进行一次手术无影灯的彻底维护与保养。

（吕晓娟　沈正礼）

第三节　高频电刀操作

高频电刀（高频手术器）是一种取代机械手术刀进行组织切割的电外科器械设备。利用 300 ~ 500Hz 高频电流释放的热能和放电对组织进行切割、止血。利用刀笔尖端部位对所接触的组织产生瞬间烧灼现象，以达到电切或电凝的效果。电流在电刀的刀尖形成高温、热能和放电，使接触的组织快速脱水、分解、蒸发、血液凝固，实现分解组织和凝血作用，达到切割、止血的目的。高频电刀主要有两种工作模式：单极和双极（图 3 - 3 - 1）。

一、单极电刀

【操作目的及应用范围】

适用于所有外科和皮肤科以及牙科等各方面手术。

【操作步骤】

1. 操作准备

（1）着装整洁、规范，符合手术室要求，洗手，戴口罩。

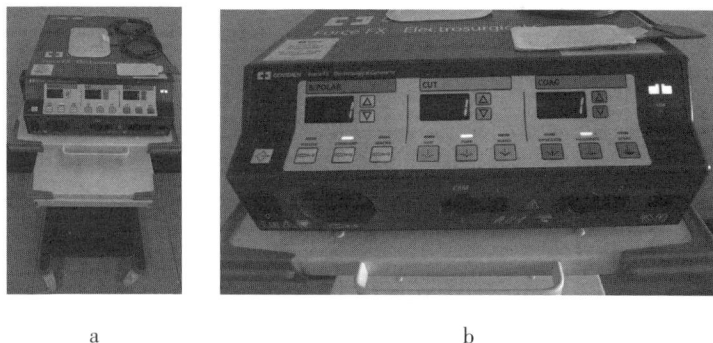

a   b

图 3 – 3 – 1　高频电刀

（2）用物准备：高频电刀主机、负极板、单极电刀笔。

2. 操作方法

（1）连接电源线、负极板线路。

（2）接通电源，开机自检，根据说明书和手术选择合适的输出功率。

（3）电刀负极板黏性端贴于患者肌肉丰富的合适部位，另一端插头插在电刀上负极板插孔中。

（4）连接电刀笔及机器，开机自检，显示负极板安装正确无报警指示后，调节输出功率。

（5）使用完毕，应先关闭主机开关，再拔下电刀线，揭除负极板，检查负极板下皮肤，将线路盘好备用，做好记录。

【注意事项】

1. 选择合适的负极板。为避免在电流离开患者返回高频电刀时继续对组织加热以致灼伤患者，负极板必须具有相对大的和患者相接触的面积，以提供低阻抗和低电流密度的通道。

2. 负极板安放位置正确，易于观察的部位、平坦肌肉区、血管丰富区、剔除毛发的清洁干燥皮肤；负极板距 ECG 电极 15cm 以上；尽量接近手术切口部位（但不小于 15cm），以减小电流环路。还应避免电流环路中通过金属植入物、起搏器、心电图电极等。负极板安放位置见图 3 – 3 – 2。

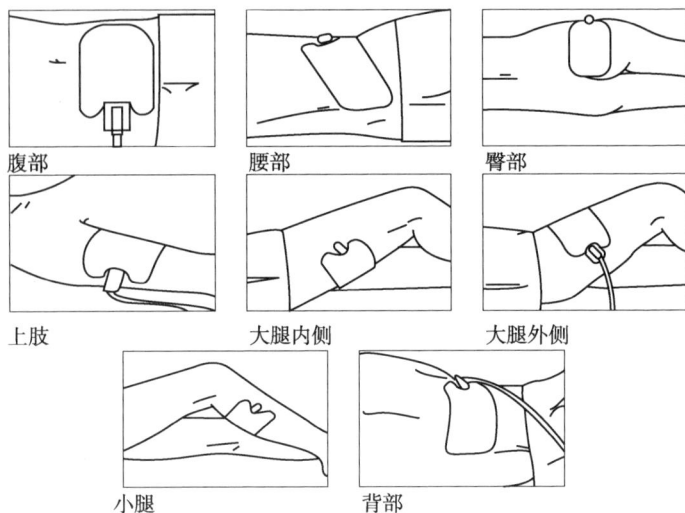

图 3-3-2 负极板安放位置

3. 一次性负极板需保持平整，禁止切割和折叠，防止局部电流过高或漏电。负极板要一次性使用，防止交叉感染和影响性能。

4. 手术室中不得有易燃易爆的气体、液体或其他物质，因为高频电刀手术中会产生火花、弧光，易燃易爆物遇火花、弧光会发生燃烧或爆炸。

5. 安装心脏起搏器的患者禁止使用高频单极电刀。

二、双极电刀

【操作目的及应用范围】

双极电刀是一种电子式射频电流发生器，双极镊与组织接触良好，电流在双极镊的两极之间经过，其深部凝结呈放射状传播。相关组织变成浅棕色小焦痂，不会形成明显的电弧。在干燥或潮湿的术野中均能取得良好的电凝效果。双极电刀基本无切割功能，主要是凝血功能，对周围组织影响较小。主要应用于神经外科、颌面外科、整形外科、骨科的脊椎或脊髓手术、耳鼻喉等精细组织和部位的手术，也适用于安装心脏起搏器的患者。

【操作步骤】

1. 操作准备

(1) 着装整洁规范，符合手术室要求，洗手戴口罩。

(2) 用物准备：高频电刀主机、双极电凝、脚踏控制板。

2. 操作方法

(1) 接通电源线，连接脚踏控制板，放于术者脚下。

(2) 开机自检，按手术和术者需求设置输出功率。

(3) 连接双极电凝插头。

(4) 双极镊夹住组织或出血点后，使用脚踏控制板电凝止血，然后松开脚踏控制板。

(5) 使用完毕，应先关闭主机电源开关，再拔电源插头。使用后将线路盘好备用，做好记录。

【注意事项】

1. 由于电极的两极之间已经形成回路，所以无须使用负极板。

2. 使用双极镊时不断用生理盐水冲洗，目的是保持组织潮润、无张力；保持手术野洁净，避免高温影响周围的重要组织和结构；减少组织结痂与电凝镊的黏附。

3. 每次电凝时间为 0.5 秒，可重复多次，直到达到电凝效果，间断电凝比连续电凝更能有效地防止镊子与组织或焦痂的连接，避免损伤。

4. 及时清除双极镊上的结痂，用湿纱布或专用无损伤布擦除双极镊上的焦痂，不可用锐器刮除，否则会损伤镊尖的银铜合金。

5. 镊子的两尖端应保持一定距离，不可相互接触而形成电流短路，失去电凝作用。

6. 在重要组织结构（如脑干、下丘脑等）附近电凝时，电凝输出功率要尽量小。

7. 脚踏控制板在使用前应套上防水保护套，防止术中的血液及冲洗液弄湿脚踏控制板而难以清洁，或导致电路故障和短路。

8. 双极镊尖精细,在使用、清洁、放置时要注意保护镊尖,勿与其他重物一同存放。

【设备维护与保养】

1. 做好日常维护与保养,出现问题及时请专业人员处理。

2. 切忌盲目增大电刀的输出功率,以刚好保证手术效果为限。

3. 手控开关和脚踏控制板最好为密封型,防止液体进入开关使电刀误动作灼伤有关人员。

4. 机器内部应进行防潮处理,保证仪器的绝缘性和隔离性。

5. 每半年进行一次高频电刀的彻底维护与保养。

(吕晓娟 沈正礼)

第四节 自体血液回收机操作

自体血液回收机是专门设计制造的用于解决血液资源紧张和避免因输入异体血而对患者身体健康产生危害的新型医疗仪器。该机器主要是把手术中的失血收集处理后,进行自体血液回输(图 3 - 4 - 1)。

【操作目的及应用范围】

自体血液回收机的工作原理是将手术中的失血通过机械回收经离心杯分离、清洗、处理后进行自体血液回输的过程。适用于大出血患者的抢救、手术中无污染的引流液中的血液回收等。对手术中出血多、血小板和凝血因子消耗破坏严重的手术,可在麻醉后手术前分离提取血小板,术后再回输给患者,以减少血小板损耗,防止术后渗血。

【操作步骤】

1. 操作准备

(1) 着装整洁规范,符合手术室要求,洗手戴口罩。

(2) 用物准备:自体血液回收机、一次性血液耗材、生理盐

水、肝素钠注射液，10ml 注射器，
配好抗凝液（肝素盐水：500ml 生
理盐水加入 12500 单位/支的肝素 2
支）。

2. 操作方法

（1）操作前检查自体血液回
收机，保持性能良好。

（2）接通电源，检查仪器。

（3）安装一次性耗材。

（4）连接台上的吸引管接通
抗凝液和储血罐，接好清洗用生理
盐水，检查负压是否正常，设定仪
器数据即可按照进血、清洗、排空
的步骤进行工作。打开回输袋上小
盖，插入输血器，即可为患者回输
清洗过的红细胞。

图 3 - 4 - 1　自体血液回收机

（5）手术结束后拆除耗材。

（6）清洁仪器后关机待用。

【注意事项】

1. 在回收、清洗和回输时，注意报警装置及冲洗生理盐水是
否充足。

2. 在术中回输时，按照静脉输血的操作程序，注意安全。

3. 操作者必须保证管路的通畅，防止扭曲和打折，并注意调
整肝素盐水的速度。

4. 离心时禁止打开离心机盖，离心机过热需进行维护。

5. 禁止加压回输，避免输入空气。

6. 洗涤红细胞去除了凝血因子，必要时可补充冰冻血浆或血
小板。

7. 若离心杯出现问题，保存原物并和厂方联系。

8. 若回输过程中患者出现反应，保存所有物品并停止输血。

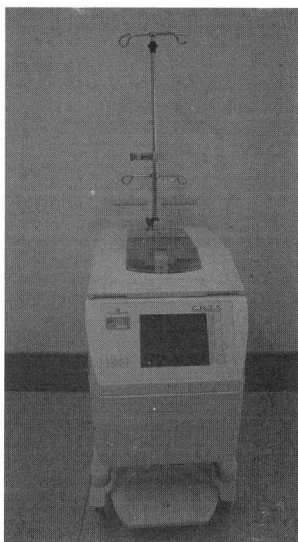

【设备维护与保养】

1. 专人负责检查仪器的使用情况，定期保养，及时检修。

2. 仪器在使用过程中，日常保养、定期测试、检修最为重要，以保证仪器随时处于最佳工作状态。

3. 每次使用后用纱布和清水进行血液去污和日常清洁。需清洁的部位包括外壳、离心杯、血泵、光电感应器和空气滤过器。

4. 任何漏出的血液应立即清洁，避免交叉感染。

5. 使用后及时登记，以便及时了解仪器的使用情况和使用寿命，及时更换。

6. 每半年进行一次自体血液回收机的彻底维护与保养。

（刘娜　沈正礼）

第五节　负压吸引装置操作

负压吸引装置（吸引器）由一次性使用的收集软袋和可重复使用的硬罐以及不锈钢的支架组成，一次性使用的软袋容积为2800ml，由导管、密封盖、倾倒口、滤清器、自动止流阀和抗泡沫剂组成（图3-5-1）。

【操作目的及应用范围】

吸引器是临床各科常用必备的抢救仪器，在手术室使用更加频繁，吸引器吸力的大小直接关系到手术的进程。吸引器用于吸引手术视野中血液、渗出物、脓液、冲洗液、空腔脏器中的内容物，使手术视野清楚，减少污染机会；还可用于吸出全麻患者痰液。

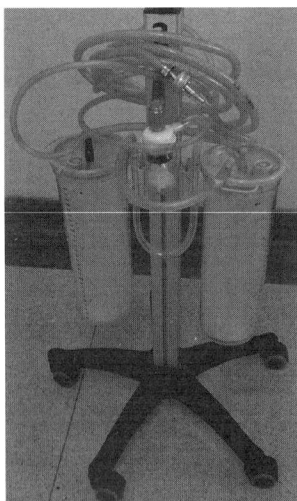

图3-5-1　负压吸引装置

【操作步骤】

1. 操作准备

（1）着装整洁规范，符合手术室要求，洗手戴口罩。

（2）用物准备：负压吸引装置、一次性收集软袋。

2. 操作方法

（1）将吸引器金属接头插入墙壁上吸引孔内，用力插入听到"咔哒"声即可。

（2）连接台上吸引管即可用。

（3）手术结束后，去除吸引管、连接管，弃去吸引瓶内收集软袋，消毒液擦拭内壁后更换收集软袋待用。

【注意事项】

1. 使用前认真检查负压性能是否良好，各连接管道连接是否正确，保持各管腔清洁通畅，及时清除阻塞。

2. 使用过程中随时观察收集软袋内血液及液体情况，靠近瓶身容积的 3/4 时应及时倒出并记录。

3. 使用结束后，保证吸引瓶清洁干燥，做好吸引器瓶盖孔终末消毒。

4. 吸引器瓶与墙壁上吸引孔之间应有一缓冲瓶，以防术中吸引器收集软袋集满后，液体吸入中心泵内造成中心泵堵塞。

【设备维护与保养】

1. 出现无吸引现象。

（1）手术中经常用通条疏通吸头。

（2）酌情吸引清水以冲洗吸头和吸引管。

（3）大块组织黏附于吸引管时可用手挤捏吸引管使其脱落。

（4）检查各连接处有无脱落或连接松动，给予妥善连接。

2. 出现倒吸现象。

（1）检查吸引瓶有无裂缝，侧孔有无松动漏气，瓶口密闭情况。

（2）检查墙上中心吸引管道是否堵塞。

（3）更换吸引瓶保证其密闭性，请专业人员疏通墙上中心吸引管道。

3. 机器外表面用消毒液微湿抹布擦拭。

4. 设备不使用时放置于干燥、清洁处。

5. 每半年进行一次负压吸引装置的彻底维护与保养。

（孔坤坤　沈正礼）

第六节　温毯机操作

温毯机可用于手术和非手术患者的升温和保温。通过热电与患者身体进行热量交换，最大限度地达到升温和保温的作用（图3-6-1、3-6-2）。

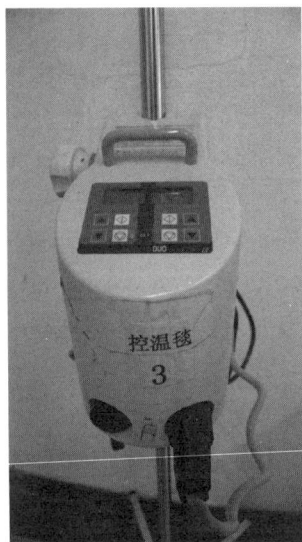

图3-6-1　温毯机主机

【操作目的及应用范围】

手术患者因麻醉时间过长、手术创伤大、液体出入量大、体腔暴露面积大和体重过低等原因，易出现术中体温变化。体温异常变化可影响患者生命体征、心脏功能和基础代谢率等。温毯机可用于手术室、恢复室、麻醉室、妇产科、儿科、烧伤科、ICU等为患者提供安全可靠的升温，维持患者的正常体温。

【操作步骤】

1. 操作准备

（1）着装整洁规范，符合手术室要求，洗手戴口罩。

（2）用物准备：温毯机、电温毯、医用手术单。

2. 操作方法

（1）温毯机处于备用状态，电温毯平铺于手术床上，电温毯上铺医用手术单。

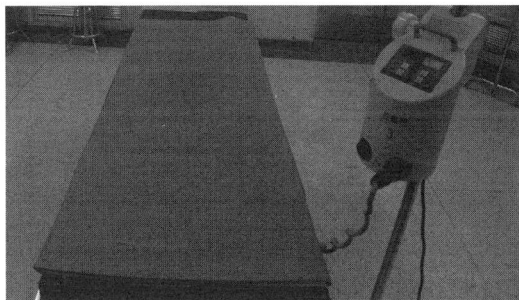

图 3 - 6 - 2　温毯机设备

（2）接通电源，按下电源开关，机器自检后正常显示，调节所需温度。

（3）使用时注意观察电温毯表面是否干燥。

（4）手术结束后关闭开关，断开电源，整理温毯。

【注意事项】

1. 每次使用时须确保主机和电温毯处于正常工作状态。

2. 运行中需经常检查电温毯是否干燥和连接处是否连接好。

3. 温毯温度的调节须根据患者的自身情况而定，温度不宜太高以防烫伤患者。

4. 可用"▽、△"键设定温度，设定范围 15～39℃。

5. 电温毯不宜直接接触患者皮肤，以免时间过长对患者造成伤害。

【设备维护与保养】

1. 放置于干燥处避免潮湿。

2. 每半年请专业人员对温毯机进行安全和质量检测，以确保使用安全。

3. 定期进行紫外线消毒保持设备清洁无损伤。

4. 电温毯应贮存于无腐蚀性气体和通风良好的室内，环境温度 5～40℃，相对湿度不大于 80%。

5. 每半年进行一次温毯机的彻底维护与保养。

（刘丽　沈正礼）

第七节　电动止血带操作

骨科四肢手术应用电动止血带，最大限度地减少了创面出血，达到了止血、暴露术野的目的，缩短了手术时间。根据手术部位的需要设定压力、时间等各项参数。电动止血带通过高效气压泵快速泵气，从而压迫肢体、暂时阻断血流流向肢体、阻断局部血液循环，提供一个无血的手术视野，同时减少手术出血量，有助于手术操作（图3-7-1）。

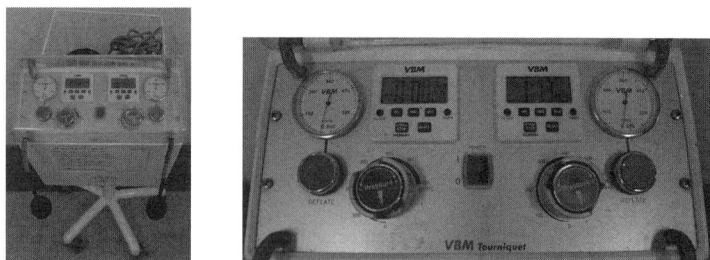

图3-7-1　电动止血带

【操作目的及应用范围】

电动止血带有自动加压、自动计时、瞬间放气等功能，能最大化减少手术出血量，提供无血手术视野，使肌腱、神经等微细结构清晰可见，提高手术效率和手术质量。适用于骨科、烧伤整形、显微外科等各类四肢手术。

【操作步骤】

1. 操作准备

（1）着装整洁规范，符合手术室要求，洗手戴口罩。

（2）用物准备：电动止血带、止血带袖带。

2. 操作方法

（1）据患者的年龄，上、下肢体选用合适的止血带袖带。

（2）接通电源，连接止血带与主机。

（3）检查机器性能，是否漏气。

（4）调节充气压力，驱血或抬高患肢后旋转按钮充气，一般充气压力为在患者收缩压的基础上增加100~150mmHg。

（5）设定计时时间，充气完毕按下"Start"键开始工作，进入倒计时状态，通常为1小时，倒计时结束后机器自动报警。

（6）手术结束后，按"Stop"键停止，松止血带，应先将调节气量的按钮归零，然后按下"放气"钮，关闭电动止血带总开关，卸下止血带，拔掉电源插头，收好止血带备用。

【注意事项】

1. 掌握电动止血带应用的适应证及禁忌证，如：血栓性静脉炎、肺栓塞、明显的周围血管病、严重的高血压、糖尿病、镰状细胞性贫血、化脓性感染坏死患者禁用，严重挤压伤或远端严重缺血者忌用或慎用。

2. 熟练掌握使用方法及性能，应根据上、下肢选择合适的止血带，选择肌肉丰富的部位，避开皮下脂肪、肌肉少的部位以免损伤神经。止血带绷得不要过紧或过松，以能放进一手指为宜。严格掌握其缚扎部位、工作时间与工作压力。

3. 止血带缚扎前患肢局部皮肤保持干燥，防止毛发和杂物卷入，充气后不能旋转止血带以免因剪切力使局部皮肤受损。

4. 消毒术野皮肤时巡回护士应做好防护措施及监督工作，将干纱布衬于切口端的止血带一周，防止消毒液浸入缚扎部位皮肤引起灼伤。

5. 严密观察血压变化。电动止血带降压时可出现血压的变化，甚至发生止血带休克。

【设备维护与保养】

1. 止血带缚扎在肢体上方能充气，止血带扎紧后需另行绷带固定，防止在充气过程中因压力过大而挣脱。

2. 禁止按键压力过大、过快，以免失灵。

3. 发生断电或无电源时，可用手动充气球手动充气。

4. 电动止血带应每半年检修一次，使用前必须检查阀门连接是否良好。

（胡士宁　沈正礼）

第八节　C 型臂操作

C 型臂为一种可移动的 X 线机，因机身为英文字母"C"型而得名。它的结构简单，移动方便，主要是通过影像增强器在显示屏幕上直接显示被检查部位的 X 线图像，可以自动保存图片，供术者观看，大大缩短了手术时间（图 3 - 8 - 1）。

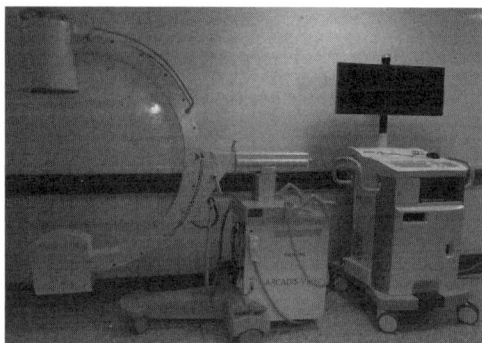

图 3 - 8 - 1　C 型臂

【操作目的及应用范围】

C 型臂适用于骨科骨折定位、固定、椎间盘造影和消融、经皮穿刺以及术中取金属异物等。

【操作步骤】

1. 操作准备

（1）着装整洁规范，符合手术室要求，洗手戴口罩。

（2）用物准备：C 型臂。

2. 操作方法

（1）松开脚刹，将操作机推至手术床并调节手术床的位置。调节高度完毕，锁紧脚刹及各制动开关。显示器放于术者便于观看的位置。

（2）连接操作机与显示屏的高压电缆，接通电源。

（3）打开操作机控制面板上电源开关自检。

（4）松开 C 型臂上制动开关，调节 C 型臂使球管和接收器对准拍摄部位，然后锁定制动开关。

（5）在操作控制面板上选择透视或拍片功能，选择手动和自动程序调节能量大小。根据手术需要调节图像大小、清晰程度、自动保存功能等。

（6）工作人员穿戴防护用具，做好防护准备，选择手控或脚控开关进行放电拍片。

（7）操作完毕，关闭控制面板电源开关，拔下电源插头，整理线路。推至指定位置，锁紧脚刹及各制动开关。

（8）专人在登记本签名，并记录使用时间。

【注意事项】

1. 手术室应选择可透过 X 线的手术床，手术间墙壁、天花板、门等要有加铅防护层保护。手术间外的辐射量应低于 3pGy。

2. 手术中需使用防护设备，如可移动的铅挡板、铅衣、铅围裙、铅围颈等。

3. 放电时，室内人员尽量远离球管 2m 以上，距离球管 0.91m 的工作人员必须穿戴防护用具，避免原发射线的照射。

4. 操作时手术门外悬挂警示标示，避免危害他人健康。

5. 注意手术中使用时的无菌操作，球管进入手术区域时要套无菌机套或加盖无菌单，防止污染手术切口。

6. 移动设备时注意控制方向，防止撞击损伤仪器。保护高压电缆，避免受损，禁止过度弯曲和折损电缆。

【设备维护与保养】

1. 操作人员需经培训后方可使用。

2. C 型臂 X 线机要保持清洁，防止灰尘过多引起 X 线管面放电致使球管破裂。由专人对荧光屏每周清洁一次，屏幕禁止用手指触摸，须用优质镜头纸擦拭，或用一块干净纱布，定期对机器进行擦拭、消毒。

3. 操作台面每月清洁一次，禁止使用清洁剂或任何溶剂，禁止使用含有任何溶剂的蜡状物。

4. 运动装置每月清洁一次，转轴在轨迹上运动时会留下污物，应定期擦净。

5. 每半年进行一次 C 型臂的彻底维护与保养。

（胡士宁　沈正礼）

第九节　超声刀操作

超声刀是近年来逐渐被广泛使用的一种新型手术仪器设备，其对组织的操作是一种机械能的原理。超声刀是通过超声频率发生器作用于金属刀头，以 55.5kHz 的超声频率进行机械振荡（100pm），使组织内的水分子汽化、蛋白质氢键断裂、细胞崩解、组织被切开或者凝固，血管闭合，以达到切开、凝血的效果。全过程不仅没有电流通过人体，其精确的切割作用，使它可安全地在重要的脏器和大血管旁边进行分离切割，并且少烟少焦痂使手术视野更清晰，缩短手术时间，使得手术更安全（图 3 - 9 - 1）。

【操作目的及应用范围】

超声刀可用于各种软组织的处理，切割凝血同时完成，并能确保最小的组织侧向热损伤，可以配合或取代高频电刀、激光刀及传统手术刀进行各类手术操作。超声刀可凝闭直径为 0.5 ~ 3mm 的血管。适用于腹腔镜、胸腔镜、小切口辅助及传统开放手术。

【操作步骤】

1. 操作准备

（1）着装整洁规范，符合手术室要求，洗手戴口罩。

（2）用物准备：超声刀主机、脚踏开关、超声刀头、手柄连线。

2. 操作方法

（1）连接电源和脚踏开关。

（2）连接各个部件：①主机手柄连接：手柄的白点，对准主机手柄连接口处的白点，接入即可；②手柄刀头连接：左手竖直向上抓持手柄，右手持刀头自上而下套入，拇指与示指抓住杆身顺时针旋转至紧；关闭钳口，竖直插入扭力扳手，顺时针旋转直至听到两声"咔嗒"声；关闭钳口，取出扭力扳手，刀头手柄连接完毕。

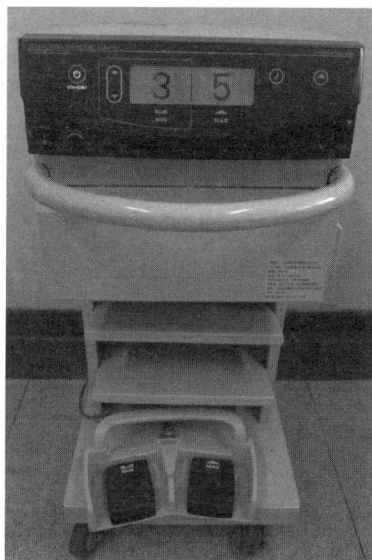

（3）开机自检。

（4）刀头测试，按下"Standby"待机键，使其灯熄

图 3 - 9 - 1　超声刀主机

灭，此时"Ready"键亮起；手持刀头，点亮手控键，张开钳口，长按"激发"钮（Min 或 Max 挡均可）不松手，听到主机发出特别的测试音调，同时屏幕显示漏斗状，下方显示 Test In Progress 字样（持续 3~5 秒），声调变成击发时的"滴滴滴"声，屏幕重回 3 和 5 字样，此时松开"激发"钮，刀头检测通过，可正常使用。

（5）选择输出功率，默认值为 Level 3 和 Level 5。

（6）使用完毕，关闭电源，拆卸主机手柄，拆卸手柄刀头（竖直向上，扭力扳手，逆时针）。

【注意事项】

1. 刀头精细、贵重，应轻拿轻放。使用中不可用暴力，尤其在清洗时避免撞击或用力抛掷，以防刀头损坏。安装刀头与手柄保持垂直状态，刀头在上，手柄在下。操作手柄注意不要碰撞或落地，以免改变其震荡频率。

2. 超声刀主机放置于离电刀主机至少 1m 远处，尽可能使用独立的电源插座，避免干扰。

3. 超声刀刀头自检时，严禁闭合，勿对人操作；超声刀工作时，手不可触及刀头，避免损伤。

4. 切忌空踩脚踏开关。测试和清洗刀头时刀鞘两嘴需打开，工作时刀头端不可闭合使用，避免绝缘面损坏缩短使用寿命。不得用于夹持器械、金属、硬物及骨头，不适用于输卵管的闭合（因为是永久性闭合）。

5. 使用时最好把组织夹在刀头前 2/3 的部位，过多易使手柄握力太大而断裂，过少易损伤刀头。

6. 刀头持续工作不宜超过 10 秒，时间过长易损坏刀头上的白色垫片，使其功率降低；不可在血液中使用，易造成刀头损伤。

7. 不可同时踩到两个脚踏开关，会引发报警。

【设备维护与保养】

1. 刀头用完后宜立即清洗，避免血块凝固，影响清洗效果。

2. 清洗时，把刀头浸泡在全效多酶清洗剂中（1∶270 配比，大约 1000ml 水中加 4ml 全效多酶清洗剂，浸泡 5 分钟以上），可以分解血液和蛋白质，刀头用软布轻擦，用针头将残留的组织清理干净，以延长刀头的使用寿命。

3. 手柄用棉签仔细清理内环圈与外环圈，连线用软布轻擦后，应顺其弧度盘绕，不宜过度扭曲、打折，以延长使用寿命。主机外壳、脚踏开关擦拭后备用。

4. 使用较长一段时间后，刀锋会变热。当停止使用时，刀锋不可触及患者、易燃物，以免灼伤或致燃。

5. 超声刀使用过程中，应利用手术操作间隙，清洁刀头，去除组织及血液积聚物，延长使用寿命，并保证超声刀能有效地切割止血。可将刀头放入温灭菌蒸馏水或生理盐水中进行振荡清洗，注意勿碰到容器的金属壁。

6. 建议用环氧乙烷、低温等离子消毒，注意不可使用过氧乙酸消毒。

7. 建立使用登记本，以便及时了解仪器的使用情况和使用寿命，及时更换。

8. 每半年进行一次超声刀主机的彻底维护与保养。

（沈正礼　王筱君）

第十节　氩气刀操作

氩气刀是一种新一代高频能量的电刀系统。氩气是一种惰性气体，不易燃烧、爆炸、性能稳定、对人体无害，在高频高压电流的作用下，易被电离成氩气离子。氩气离子具有极好的导电性能，能够连续传递电流，最终在出血创面上形成一层氩气弧，从而产生很好的止血效果。氩气弧为常温，对不导电的物品（纱布、乳胶手套）不产生作用，较为安全（图 3 - 10 - 1）。

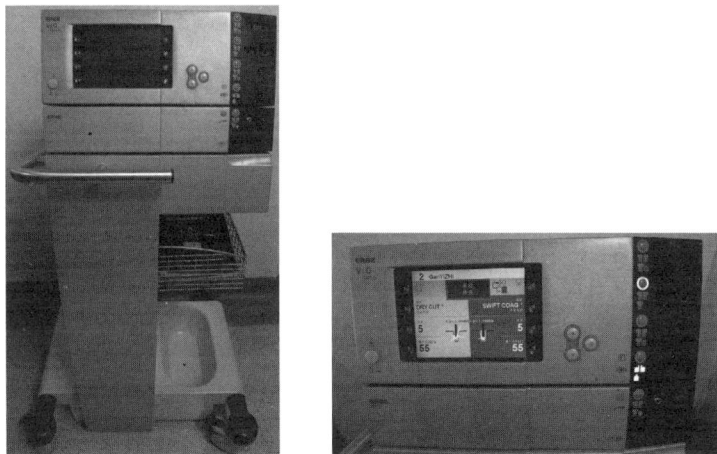

图 3 - 10 - 1　氩气刀主机

【操作目的及应用范围】

氩气刀在切割时产烟少，组织烫伤坏死层浅，对脂肪、肌腱等组织的切割速度快，无论对点状出血或大面积出血，都具有非常好的止血效果。适用于所有需用高频电刀的手术，对高阻抗组织，如骨、韧带有良好的止血效果。

【操作步骤】

1. 操作准备

（1）着装整洁规范，符合手术室要求，洗手戴口罩。

（2）用物准备：氩气刀主机、氩气刀、手柄连线、氩气瓶。

2. 操作方法

（1）打开氩气瓶开关，检查有无漏气，氩气瓶的压力是否足够。

（2）连接氩气刀电源插头。

（3）将负极板插头接到氩气刀上。

（4）氩气刀手柄连线接到主机上，检查接口是否紧密。

（5）打开电源，机器自检，选择输出模式、功率，调节各项参数。

（6）根据工作环境，适当调节工作指示音量。

（7）使用完毕，电刀、电凝功率均调至"0"。

（8）顺时针方向关闭氩气瓶阀门，将手柄卸下，排掉余气。

（9）关闭电源，擦拭整理仪器，归于原位，填写使用登记。

【注意事项】

1. 当氩气流量表压力降至"0"时，及时更换氩气瓶，以免影响手术。

2. 使用前，可对准湿纱布测试有无氩气输出。

3. 保持合适的距离，勿将氩气刀喷头直接接触组织，最佳工作距离为 1～1.5cm。

4. 使用后请勿浸泡，安装之前注意用纱布擦干器械上的水分。

5. 手术台上，氩气刀最好装在器械袋里，管线远离锐利器械，防止划伤。

6. 刀头手柄及管线用压力蒸汽或低温等离子灭菌。

【设备维护与保养】

1. 使用前必须先开氩气再开机，结束后先关氩气再关机。

2. 在使用过程中，如出现突然断电（停电、插头松落等），接好电源后重新启动开机程序（自检、复位、调至正常流量状态）。

3. 放余气时应注意氩气必须是"氩气开"和"正常流量"的状态，否则不能排出余气。

4. 机器调试完毕后再接刀笔，因刀笔接上后影响机器调试。

5. 安排专人进行管理、检修，每半年请专业人员进行彻底维护与保养一次。

6. 建立使用登记本，每次使用后应有详细的使用记录，以便及时了解仪器的使用情况和使用寿命，及时维修更换。

（沈正礼　王筱君）

第十一节　超声吸引刀操作

超声吸引刀（又称"CUSA"刀）是近年来逐渐被广泛使用的一种新型手术设备，是外科超声手术器械设备的一项新进展，其凭借电陶瓷将电能转变为机械振动，通过空化作用将目标组织粉碎切除，再经冲洗液混合乳化并负压吸除，优点是不损伤血管壁、淋巴结、神经等周围重要结构。由于 CUSA 刀同时具备振动切除、冲洗和吸引三种功能，使手术操作准确、迅速，缩短手术时间，手术视野清晰，能选择性地保留大于 1mm 直径的血管和神经（图 3 - 11 - 1）。

【操作目的及应用范围】

超声吸引刀具有对周围组织损伤小、手术出血少、手术视野整洁、操作简便、能选择性地保护血管和神经等特点；超声吸引刀在手术操作中出血量少，可以迅速地切除肿瘤组织。适用于肝胆外科、神经外科、眼科、乳腺科等手术。

【操作步骤】

1. 操作准备

（1）着装整洁规范，符合手术室要求，洗手戴口罩。

（2）用物准备：超声吸引刀主机、刀头及连线、脚踏开关、500ml 0.9%生理盐水、一次性吸引及冲洗管路。

2. 操作方法

（1）连接电源线、脚踏开关，挂好吸引瓶，连接负压吸引装置。

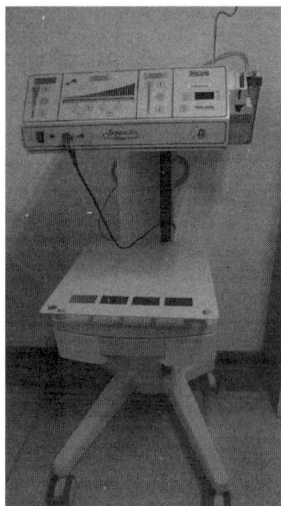

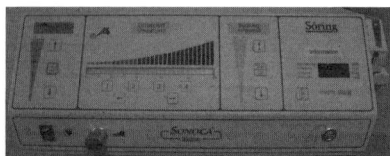

图 3-11-1　超声吸引刀

（2）在冲洗挂杆上挂 1 瓶 500ml 0.9%生理盐水。

（3）打开无菌的刀头及连线、一次性吸引及冲洗管路于手术台上。

（4）洗手护士操作：①连接刀头及连线、一次性吸引及冲洗管路；②连接好刀头端后，将管线留出足够的操作长度，并妥善固定于手术台上，将另一端交给巡回护士连接主机。

（5）冲洗管滴壶端插入生理盐水瓶中。

（6）冲洗管的硅胶段夹入蠕动泵中，按压固定夹将蠕动泵两侧黑色卡子向下卡紧，防止管路滑动。

（7）一次性吸引管路一端连接负压吸引装置，将刀头连线与主机接口红点对红点连接。

（8）开机自检完成后"OK"灯亮，表明机器正常。

（9）手术开始前，按冲洗区的"Filling Hose"快速冲洗键，将冲洗管路充满生理盐水，至刀头滴水为止。

（10）根据手术需要在控制面板上调节至适当功率及冲洗速度。

（11）使用完毕，拆卸时先关闭机器电源，再拆除刀头及连线、一次性吸引冲洗管路，清洁整理主机。

（12）按要求处理超声吸引刀刀头，气枪吹干，包装、灭菌备用。

【注意事项】

1. 连接前确保刀头及连线的各接头处于干燥状态。

2. 刀头工作时避免与其他金属器械接触。

3. 术中应经常吸引生理盐水保证管路畅通。

4. 注意刀头轻拿轻放，因内部置有易碎的电陶瓷片。

5. 刀头及连线可压力蒸汽灭菌、低温消毒灭菌，请勿浸泡。

6. 关机时，先关机再拔电源。

【设备维护与保养】

1. 仪器使用时严格按照操作规程操作。关机前将机器背后的入水管拔开，TEMP变红后，再关机。

2. 刀头在使用中，需不断吸引生理盐水，以免血液在吸引管壁上结痂。

3. 仪器背后的冷却水需用蒸馏水，量需达到标志线，如天天使用，每月更换 1 次。如果长时间未使用（超过 10 天），将冷却水倒掉，避免水变质，堵塞冷却水系统。

4. 刀头用水冲洗干净后，再用蒸馏水冲洗 1 遍，放于专用器械盒内盘好保存，注意刀头与连接线接口处不要打死折，以免折断线缆内的线路。

5. 吸引瓶要注意吸引量，以免倒吸到机器内。

6. 禁止在机器上堆放其他物品，机器控制面板无法承受较大压力。

7. 专人负责，建立使用登记本，定期检查，以便及时了解仪器的使用情况和使用寿命。

8. 每半年进行一次超声吸引刀的彻底维护与保养。

（沈正礼 王筱君）

第十二节 超声乳化治疗仪

白内障超声乳化仪——白内障诊疗设备，是目前世界较先进安全的超声乳化仪。其创建了液流反应、控制和前房稳定新标准，广泛适用于传统超声乳化、冷超声乳化、双手超声乳化技术。其高效的超乳头增强了切割和乳化效能，为超声乳化手术提供了更好的操控性和角膜内皮保护。特点：手术时间短，术后角膜更加清晰，使患者术后不仅看得见，而且看得清、看得久（图3-12-1）。

【操作目的及应用范围】

超声乳化仪可治疗各种类型白内障，具有术中超声时间缩短、能量应用减少、术后视力恢复更快、前房反应及角膜水肿轻、角膜内皮丢失量更少等多种优势。

【操作步骤】

1. 操作准备

（1）着装整洁规范，符合手术室要求，洗手戴口罩。

（2）用物准备：超声乳化仪、超乳管道、超乳手柄、超乳头、灌注液。

2. 操作方法

（1）连接电源和遥控器，打开开关，主机开始自检。

（2）自检完毕，显示各项菜单，按"Programs"键，选择术者所需要的模式，按"Enter"键确认。

（3）连接灌注液、超乳管道、超乳手柄、超乳头，进入

"Setup"程序进行测试。

（4）测试完毕，机器自动进入"Phaco1"程序，根据手术需要，选择"Mode"栏内相应的程序。

（5）手术结束，连接蒸馏水，选择"Enter Case"里的"Purge Cycle"键进行管道的冲洗和排空。

（6）选择"Shut Down"键，结束系统，关闭电源。

【注意事项】

1. 超乳手柄须轻拿轻放，不可碰撞，因其内装有换能器，容易损坏。

2. 压力蒸汽灭菌的超乳手柄要使其自然冷却，不可用凉水使其冷却，否则容易损坏。

3. 管道接头与机器必须接触紧密，否则影响其功能。

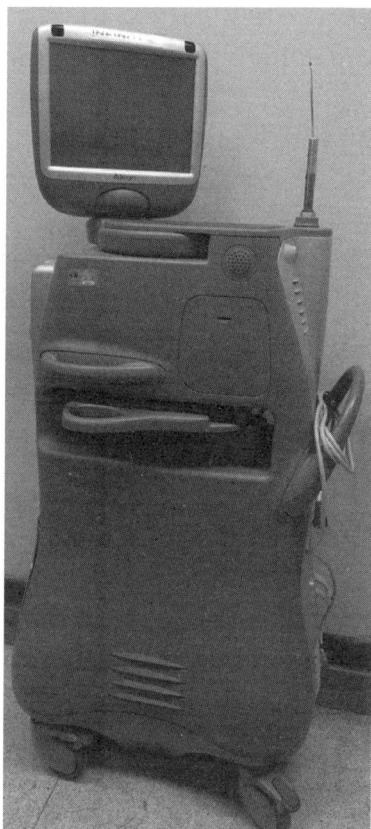

图 3 - 12 - 1 超声乳化仪

4. 手术结束后，应用蒸馏水仔细清洗管道及超乳头、注吸头，以防异物残留，影响其灭菌效果。

5. 只可使用蒸馏水冲洗管道和机器，不得使用生理盐水或者其他液体代替。

【设备维护与保养】

1. 清洗管道：从手柄上拔下灌注和抽吸的管道，将其连接在一起，灌注液改为蒸馏水，冲洗管道。

2. 清洗手柄：用一次性 50ml 注射器抽吸蒸馏水冲洗超声手

柄和注吸手柄，顺序是水—空气，反复2~3次，清洗完毕后，将超乳头用扳手旋下。冲洗过程中，注意轻拿轻放，防止碰撞，以防损伤变形。手柄管腔内严禁注抽。

3. 清洗机器：关闭电源后，用注射器将蒸馏水由机器后面的DRAIN孔推入冲洗，最后注入空气。

4. 超声乳化仪放于固定位置，专人保管维护，并建立仪器使用登记本。

5. 每半年进行一次超声乳化仪的彻底维护与保养。

（孔坤坤　沈正礼）

第十三节　玻切机操作

玻切机是世界先进的眼科手术设备，用于治疗眼疾，包括眼科灌注、抽吸、前后节玻切，双极电凝和内眼照明。产品由主机、脚踏开关、波切手柄、剪刀手柄、导光纤维、电凝电极、集液盒和管路组成，具有玻璃体切割、抽吸、电凝、气液交换、气动剪、眼内照明功能（图3-13-1）。

【操作目的及应用范围】

玻切机用于眼科灌注、抽吸、前后节玻切、双极电凝和内眼照明、眼睛玻璃体病变的治疗。

【操作步骤】

1. 操作准备

（1）着装整洁规范，符合手术室要求，洗手戴口罩。

（2）用物准备：主机、脚踏开关、波切手柄、剪刀手柄、导光纤维、电凝电极、集液盒、管路、氮气瓶。

2. 操作方法

（1）接通电源，连接氮气（压力调节至0.6kPa），打开机器开关，开始自检。

（2）自检结束，安装积液盒。

（3）按"Posterior"键进入各项程序，选择相应的手术模式，依次按"Accrues Surgery"键，使机器处于备用状态，调节灌注压力为30mmHg。

（4）术者踩脚踏开关控制，即可进行相应操作。

（5）手术结束，依次按退出键，当显示屏显示最初页面时，取下集液盒。

（6）关闭电源、总氮气阀，放尽管道内余气，关闭流量表阀门，脚踏开关、电源线、玻切机归还原位。

【注意事项】

1. 角膜接触镜要随时用蒸馏水擦拭干净，禁用生理盐水以免镜面干燥后析出盐结晶影响透明度，应用专用擦镜纸，不能用纱布，以防镜面磨损。

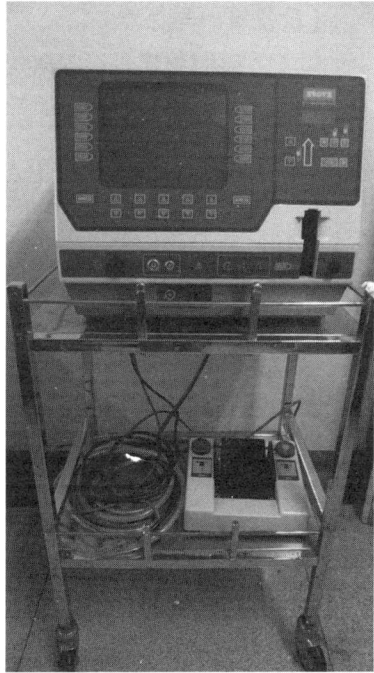

图 3 - 13 - 1　玻切机

2. 停止使用激光时应调节到备用状态，以防误踩脚踏开关。

3. 术前检查氮气是否充足，不足及时更换。

4. 术后认真仔细冲洗玻切管、玻切头等各种管道及导线，排尽玻璃体切割器与氮气连接管内残留的气体，使压力降至零。氮气瓶流量表压力不可超过0.6kPa。

5. 气管管道接口末端需与机器接口接牢，以防气压过大将其冲开。

6. 使用电凝时需调整功率大小。

7. 进行气液交换时，必须将管道接口接牢，并使其处于功能位，再与眼内接通，以防引起低眼压。

【设备维护与保养】

1. 根据耗材材质进行灭菌。

（1）环氧乙烷灭菌：玻切管道、光导纤维、气液交换管、电凝笔、集液盒。

（2）压力蒸汽灭菌：超声手柄、电凝线、穿刺刀、蝶形灌注头。

2. 工作模式是厂家推荐并设置好的工作参数，每一项参数可现场调整，术后可以保存或者不保存更改。

3. 集液盒在使用中禁止液面超过 150ml 刻度线，超声粉碎手柄温度不可骤降，超声粉碎针与手柄需用血管钳拧紧。

4. 各仪器、耗材专人保管及维护。

5. 每半年进行一次玻切机的彻底维护与保养。

（孔坤坤 沈正礼）

第十四节 腹腔镜系统操作

腹腔镜手术是当今外科领域中发展最快的手术种类之一，得到外科医生和患者的认可。腹腔镜手术是利用内视镜将腹腔内的状况显现于监测荧幕，使外科医生不必打开腹腔就可以对腹腔内的脏器进行必要的手术操作。腹腔镜系统主要由摄像主机、光源、监视器、气腹机和台车等构成（图 3 - 14 - 1）。

【操作目的及应用范围】

目前腹腔镜手术的范围已扩展到了普外科、肝胆外科、泌尿外科、妇科、胸外科等各学科领域。腹腔镜手术与传统手术相比，有创伤小、出血少、风险低、术后粘连少、美观性高等明显优势。

【操作步骤】

1. 操作准备

（1）着装整洁规范，符合手术室要求，洗手戴口罩。

（2）用物准备：摄像主机、光源、监视器、气腹机、台车、CO_2气瓶。

2. 操作方法

（1）根据手术需要放置腹腔镜主机及 CO_2 气瓶位置。

（2）将腹腔镜的总电源线插入三相电插座。

（3）打开 CO_2 气瓶总开关，开分流量表开关，调节压力 $\leq 0.4MPa$。

（4）打开气腹机电源开关，自检完成，气腹机供气压力指示 LED 灯亮绿色，如为红色表示气瓶压力不足，应及时更换 CO_2 气瓶。

（5）根据手术需要设定气腹压力，一般成人 12~15mmHg，小儿 8~12mmHg，根据手术需要设定气腹流量大小。

（6）依次连接器械护士递来的气腹管、摄像头、导光束（注意无菌原则）。

图 3-14-1　腹腔镜

（7）打开监视器、摄像主机、光源，依次调节气腹流量、光源亮度、对焦对白平衡。

（8）手术结束，光源亮度调至最暗，关闭监视器、摄像主机、光源；断开气腹管，关闭 CO_2 气瓶总开关，待 CO_2 余气放完，关闭分流量表，关闭气腹机；断开总电源。

（9）整理用物，断开摄像线、导光束，擦拭后收于指定位置，擦拭腹腔镜主机、电源线和主机台车。

（10）登记使用日期、时间、性能、使用人，归位备用。

【注意事项】

1. 摄像头导线和导光束应轻拿轻放，禁止折弯，否则容易折断，影响使用效果。

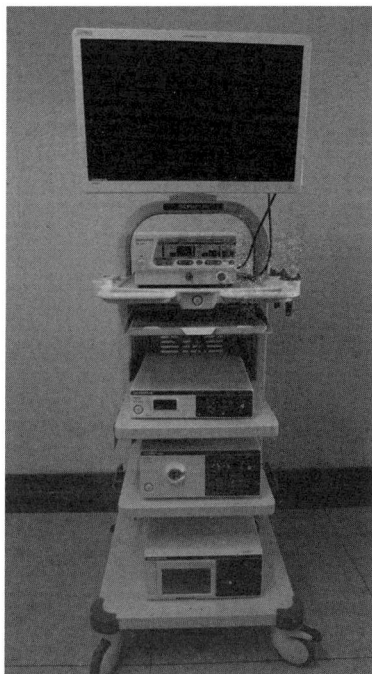

2. 镜头轻拿轻放，勿震动、撞击硬物，每次使用前后均检查镜头是否完好。

3. 术中操作时，应注意摄像头导线的角度，避免折弯，防止损坏。

4. 术后应小心谨慎撤收摄像头导线，以防坠地损坏，盖上摄像头保护帽，禁止用手直接触摸摄像头。

5. 光源主机上不放置任何物品，以免影响散热；光源的光线较强，应避免直射工作人员的眼睛。

6. 关闭光源时，应先将光源亮度调至最小，再关闭电源开关。

7. CO_2气瓶最好带有减压装置，与气腹机连接，用毕先关闭气瓶总开关，放净余气，再关闭气腹机。

8. 注意保持台车清洁，推拉使用过程中避免碰撞。

【设备维护与保养】

1. 腹腔镜设备是贵重精密仪器，需专人负责管理和保养，每月定期检查设备。

2. 保持仪器的清洁，仪器不用时应用防尘罩遮盖。

3. 每次使用完毕，逐一检查仪器性能是否完好，用柔软湿布擦净仪器表面上的灰尘。

4. 放置地点应防潮、防晒，远离有毒、有害、易燃、易爆及腐蚀性液体和气体。

5. 如果仪器发生故障，不得随意拆卸，应及时请专业人员维修调试。

6. 建立使用登记本，以便及时了解仪器的使用情况和使用寿命，及时更换。

7. 每半年进行一次腹腔镜设备的彻底维护与保养。

（沈正礼　王筱君）

第十五节　膨宫泵操作

膨宫泵采用滚动挤压泵产生大流量脉冲水流，根据需要调节设定压力，进行手术液体灌注（图3-15-1）。

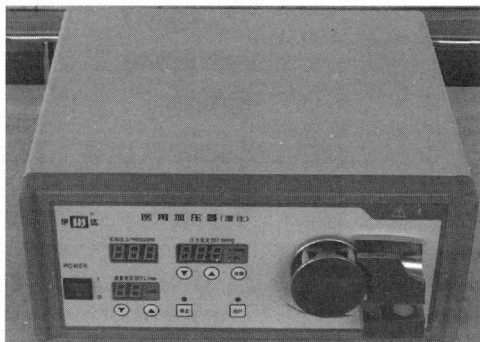

图3-15-1 膨宫泵

【操作目的及应用范围】

适用于膀胱及输尿管手术，也可用于关节镜、腹腔镜、胆道镜及宫腔镜的手术液体灌注。

【操作步骤】

1. 操作准备

（1）着装整洁规范，符合手术室要求，洗手戴口罩。

（2）用物准备：膨宫泵主机、3L生理盐水。

2. 操作方法

（1）安装固定膨宫泵并检查其性能是否良好。

（2）将3L生理盐水挂于输液架上，连接泵头，取下泵管测试室的蓝色保护套，与测试室下的插头连接。

（3）连接介质：将膨宫泵的另一头与3L盐水连接。

（4）连接内窥镜：将膨宫管的另一头接到内窥镜的流入旋塞上。

（5）根据手术需求设定压力和流速，按相应的"上、下"键即可。

（6）按"开始"键，将膨宫泵管上的夹子打开，打开内窥镜上的流入旋钮，先排完膨宫管内的空气再进入人体工作。

（7）术中严密观察病情，及时更换介质。

（8）手术结束，经医生同意按"停止"键，关机。

【注意事项】

1. 使用时，先检查膨宫泵的零部件是否齐全，并将其置于稳妥位置。

2. 手术开始前，需把膨宫管内的空气排净，以免引起静脉空气栓塞。

3. 手术中严格遵守无菌技术操作。

4. 手术中护士密切观察患者生命体征，及时告知术者灌注水量和排出水量，以防水中毒。

5. 手术结束，做好仪器设备的清洁、保养和灭菌。

【设备维护与保养】

1. 手术室内干净、整洁，温度适宜，应安装取暖、制冷设备，以确保仪器正常工作及测试结果的准确性。

2. 为保护仪器，应配置不间断电源，断电后要及时关机。

3. 应有地线连接稳定电源电压。

4. 仪器应安装在水平、坚固、无振动的地方，避免电磁干扰（如手机）。

5. 定期对设备进行安全检测，保证使用安全。

6. 每半年进行一次膨宫泵的彻底维护与保养。

（刘丽 沈正礼）

第十六节 等离子电切发生器操作

等离子电切技术具有有限的热穿透、切面炭化少、对周围组织损伤小的特点，减少了术后膀胱刺激征。由于没有热传导效应，相邻器官和组织无电流通过，因此，不损伤组织，出现闭孔神经反射的机会减少，患者尿路刺激症状也较轻微。术后冲洗时间和留置尿管时间明显较汽化电切短，缩短了患者术后恢复时间。电切发生器本身的表面可作为巨大的回流电极（每平方厘米能量密度非常低）从而提供更多的安全性。与单极相比，双极技术的漏电量减少了70%，无需负极板，同时对闭孔神经的刺激降低（见图3-16-1）。

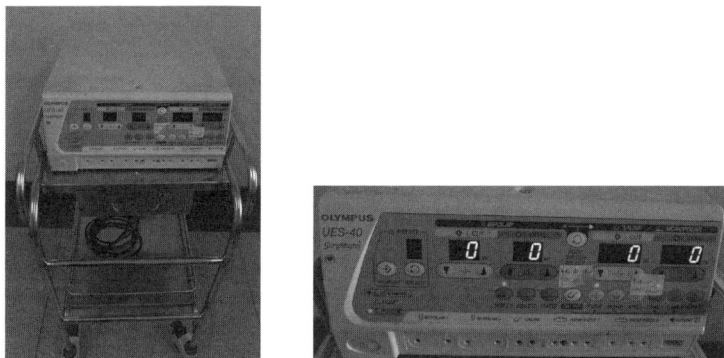

图3-16-1　等离子电切发生器

【操作目的及应用范围】

等离子电切发生器具有出血少、痛苦小、恢复快等优点，是前列腺增生症治疗的"金标准"。同时电切发生器还可以解决早期的膀胱肿瘤，电切后配合膀胱灌注，是目前优先选择的治疗方式。除此之外，电切发生器解决尿道狭窄，具有损伤小的优点，能保证切开后瘢痕不挛缩从而避免再次狭窄。电切发生器还可以治疗腺性膀胱炎，采用膀胱黏膜电切术，疗效肯定，能够预防癌变。它适用于治疗前列腺增生、膀胱肿瘤及膀胱炎、尿路狭窄等。

【操作步骤】

1. 操作准备

（1）着装整洁规范，符合手术室要求，洗手戴口罩。

（2）用物准备：等离子电切发生器、脚踏开关。

2. 操作方法

（1）接通电源。

（2）检查仪器性能并妥善连接。

（3）预设模式：①打开电源开关；②按下"模式选择"键和

"输出控制"键,在输出设置指示屏上显示所需的输出设置和输出模式;③在指示屏上显示所需的输出设置和输出模式,按下"记忆"键;④按下"选择"键,选择要使用的预设编号;⑤预设编号指示屏闪烁时(5秒)按下"记忆"键。

(4)选择生理盐水模式:①生理盐水电缆接在生理盐水输出接口上时,生理盐水输出指示灯亮起,可以进行生理盐水输出;②按下"生理盐水模式选择"键时,生理盐水输出指示灯熄灭,可以进行单极或双极输出;③再次按下"生理盐水模式选择"键时,生理盐水输出指示灯亮起,UES-40 又可以进行生理盐水输出;④使用"生理盐水模式选择"键时,检查生理盐水模式指示灯,选择输出。

(5)选择脚踏开关输出:①需要进行单极或生理盐水输出时,按下"脚踏开关选择"键,使右侧脚踏开关设置指示屏亮灯。在该模式下,手柄接口、电缆接口和生理盐水输出接口都可以进行单极输出;②需要进行双极输出时,按下"脚踏开关选择"键,使左侧脚踏开关设置指示屏亮灯。在该模式下,双极接口可以进行双极输出。

(6)选择电切模式(可选择单极治疗、双极治疗、生理盐水下治疗)。

(7)选择电凝模式(可选择单极治疗、双极治疗、生理盐水下治疗)。

(8)设定输出,按下"CUT"电切和"COAG"输出控制键,设定输出水平。如果在输出设置为"0"W时,踩下脚踏开关,机器将没有输出,而是发出报警声,报警灯亮灯并且输出设置指示屏显示"Er08"。进行输出时不能更改输出水平设置。

(9)使用后关闭电源,不需要脚踏开关时,拉出脚踏开关插头上的环,将脚踏开关从 UES-40 背面板上的脚踏开关接口上取下。

【注意事项】

1. 清洗之后,必须在完全干燥后方可再次使用。否则,可能有电击危险。

2. 电刀装置勿浸在水中，不可用消毒液浸泡，禁用气体灭菌或高温高压灭菌。否则，会导致设备损坏。

3. 不可用坚硬或研磨性的材料擦拭外表面，以免划伤设备表面。

4. 关闭电刀装置，将电源线从墙壁电源插座上拔下。

【设备维护与保养】

1. 设备上沾有患者的血液或其他感染性物质时，首先用中性洗涤剂擦去秽物，然后用蘸有表面消毒剂的无绒布擦拭设备表面。

2. 用蘸有75%乙醇或异丙醇的柔软的无绒布擦拭电刀装置和脚踏开关，去除灰尘、垃圾和其他碎屑。

3. 存放前确认电刀装置和脚踏开关已完全干燥。

4. 主机脚踏每天擦拭一次，每半年彻底维护、保养一次。

（胡士宁　沈正礼）

第十七节　钬激光碎石系统操作

钬激光的应用是目前众多外科手术用激光中最新的一种。产生的能量可使光纤末端与结石之间的水气化，形成微小的空泡。并将能量传至结石，使结石粉碎成粉末状。同时钬激光对人体组织的穿透深度很浅，仅为0.38mm。因此在碎石时可以做到对组织损伤最小，安全性极高（图3-17-1）。

【操作目的及应用范围】

通过钬激光碎石系统，将结石打碎并排出体外，使输尿管尿液通畅。钬激光对任何部位、任何成分的尿路结石，都能以其特有的高效碎石方式使之碎成粉末，是治疗尿路结石高效、安全、低耗、省时且副作用极低的"新式武器"。适用于：①输尿管中、下段结石；②体外碎石失败后的输尿管上段结石；③体外碎石后

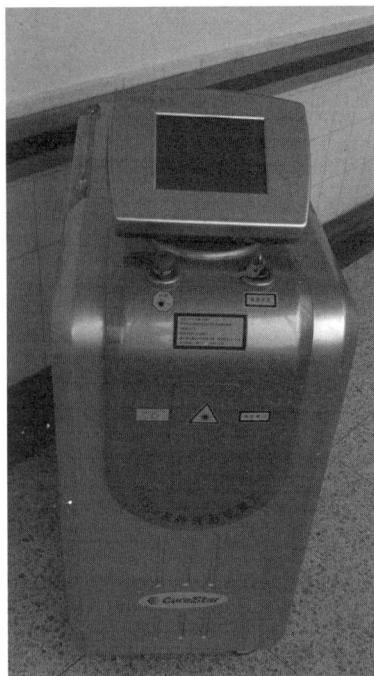

图 3 - 17 - 1　钬激光主机

的"石街";④结石并发可疑的尿路上皮肿瘤;⑤X 线阴性的输尿管结石;⑥停留时间长、体外碎石困难的嵌顿性结石;⑦合并输尿管狭窄、炎性息肉的输尿管结石。

【操作步骤】

1. 操作准备

(1) 着装整洁规范,符合手术室要求,洗手戴口罩。

(2) 用物准备:腹腔镜摄像系统主机、光导、钬激光主机、光纤、脚踏开关。

2. 操作方法

(1) 主机控制:主机面板包括急停开关(紧急激光终止按钮)、指示灯、触摸显示屏三部分。红色按钮是急停开关

(紧急激光终止按钮)。紧急情况下按下该按钮即可断开控制系统电源和激光器电源。顺时针旋转急停开关即可恢复到常态。触摸屏是治疗机主要的操作及显示装置,除了显示设备的当前工作状态、激光参数(脉宽、频率、能量和功率)、指示光开关、待机/准备切换及关机等功能,其中激光参数、指示光开启与关闭只能在待机状态下进行。脚踏开关用于在准备状态下执行出光操作。

(2) 当确认安装操作无误后,将治疗机后盖上的空气开关"7"向上扳到"ON"位置,电源指示灯亮。

(3) 将钥匙插入钥匙开关"4",顺时针旋转 90°,水泵工作,制冷压缩机启动,控制器启动,屏幕进入启动界面。控制系统控制激光电源启动,随后设备进行自检。

(4) 根据临床手术方法及适用证选择适当的光纤和功率。

（5）需对频率设置时，在"待机"状态下，按屏幕上的"频率"按钮，该处和对应的标尺上方的数值均变成绿色，表示该参数被激活，可进行设置。

（6）参数设置完成后，再按"待机"键，"待机"变成"准备"，此时治疗机处于准备工作的状态，踩下脚踏开关，即可按设定的状态和参数工作。

（7）手术结束后，在工作界面点击"待机"按钮进入待机模式，点击屏幕主界面上"关机"键，等屏幕出现"可以安全关机了"字样时，按确认键后，设备正常关机，关闭钥匙开关"4"，然后关闭空气开关"7"。

（8）将光纤保护罩盖好，收入光纤盘中，取走钥匙，盖好治疗机的激光输出口护盖、整机防尘罩。

【注意事项】

1. 控制面板左下角有指示栏，当踩下脚踏开关输出激光时，指示栏内开始计时，面板上有激光输出的警告标识，光纤出口严禁直接照射人眼。

2. 若不按上述规定使用控制或调整装置及执行各步操作，则可能引起有害的辐射照射。

3. 脚踏开关可以激活光束，操作者在准备状态发射激光之前，勿踏脚踏开关。

4. 在治疗过程中，遇到紧急情况需快速停止出光时，可按下治疗机的紧急激光终止按钮。

【设备维护与保养】

1. 治疗机由专业人员进行检查，每年不少于 1 次。

2. 激光器由精密光学元件组成，设备长时间不使用时，激光器的激光输出口需旋上其自带的螺帽以保护激光器内部不进入灰尘、水汽、污染物，因此要求设备的安装场所必须清洁、干燥、无尘，环境温度保持在 4~40℃。

3. 光纤的耦合效率和端面状况对激光的输出有非常大的影响。因此每次使用前要对光纤端面进行检查、清理或修整。光纤使用过程中，应尽量避免极度弯折而导致光纤损坏。当设备使用完毕，光纤耦合系统从治疗机耦合头取下时，应及时戴上其自带的防尘胶套。

4. 定期查看设备内部是否泄漏，冷却风扇是否工作正常。

5. 每半年进行一次钬激光主机的彻底维护与保养。

（胡士宁　沈正礼）

第十八节　绿激光手术系统操作

绿激光的应用，减少了前列腺穿孔，它能被氧合血红蛋白高度吸收而不被水吸收，而前列腺血供丰富，前列腺包膜主要为纤维组织，血管很少，因而能有效地汽化组织，不易造成包膜穿孔。该激光的特点是组织穿透浅，汽化后组织上可产生厚约 1～2mm 的凝固带，在高效去除腺体组织同时，还可以起到止血及避免水分过多吸收的作用（图 3 - 18 - 1）。

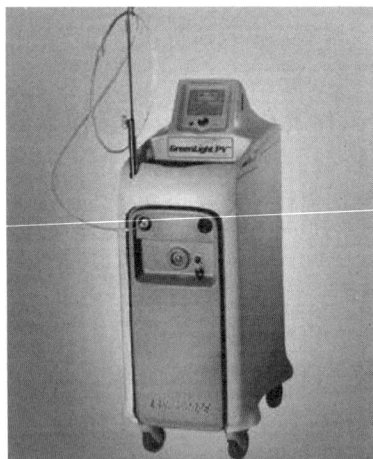

图 3 - 18 - 1　绿激光主机

【操作目的及应用范围】

绿激光手术系统通过激光选择性前列腺汽化术治疗良性前列腺增生症。

【操作步骤】

1. 操作准备

（1）着装整洁规范，符合手术室要求，洗手戴口罩。

（2）用物准备：绿激光手术系统一套、滤光片、膀胱镜、医用激光光纤。

2. 操作方法

（1）连接电源线、脚踏开关。打开位于手术系统后面板的主电源开关。

（2）几秒钟之后，手术系统的计算机系统自动进入开机程序，首先选择操作语言。将钥匙开关打到"开"的位置，在此页面可点击"语言"按钮返回选择语言页面。若开机前钥匙开关已打到"开"的位置，则直接进入下一步。

（3）打开钥匙开关。绿激光手术系统的钥匙开关类似于汽车钥匙开关，将它沿顺时针方向转向"开始"位置，然后再逆时针转动钥匙开关到"中间"位置。

（4）激光手术系统需要预热，整个预热时间大约需要10分钟，在预热过程中，脚踏开关不起作用。

（5）安装光纤，安装后自动进入读卡页面，将光纤卡放入光纤卡槽内。手术系统在等待光纤卡时，每过几秒钟系统计算机会用连续两声"嘀"提醒应将光纤卡放入光纤卡槽内。如光纤为使用过的或无效时，会听到三声"嘀"。光纤有效时，会听到一声长"嘀"，手术系统自动进入下一页面。

（6）激光预热后，手术系统进入主控制页面。机器设置为30W。

（7）手术系统进入主控制页面后，就可以开始使用。根据手术需要，增加或减少激光输出功率可分别通过"＋"或"－"按钮来实现。

（8）手术结束后点击"关闭系统"。为避免错误地按下此按钮，操作人员将会被要求确认操作结束或返回主控制页面。在确认后，系统将开始关机流程。

【注意事项】

1. 激光系统发生故障时，可点击运行界面左上角显示的报警指示查看报警。并可在报警页面按"复位按钮"尝试清除报警，报警清除成功时可返回主页面继续操作。

2. 系统出现严重故障，复位失败时，可选择"关机"，关闭系统。

【设备维护与保养】

1. 每3个月更换一次冷却水和过滤芯。新的过滤芯必须能够过滤出任何大于5μm大小的微小粒子。再次装入蒸馏水至最大刻度。每6个月更换一次去离子和滤芯。

2. 每个月进行一次水位检查，以确保有足量的冷却水。

3. 蒸馏水注入前应检测电阻率或电导率。

4. 当设备需要在冰点以下的环境下存放或运输时，请及时排干设备中的冷却水，以防设备损坏。

5. 使用清水或中性清洁剂进行擦拭，禁止使用酒精或其他高强度消毒剂进行设备的清洁，勿使用研磨剂或粗糙的清洁工具。

6. 每半年进行一次绿激光设备的彻底维护与保养。

（胡士宁　沈正礼）

第十九节　除颤仪操作

除颤仪是利用电能来治疗快速异位心律失常的一种仪器。电击除颤就是利用足够大的电能量流过心脏来刺激心肌，使所有的心肌细胞同时去极化，然后同时进入不应期，从而促使颤动的心肌恢复同步收缩状态，使心肌恢复正常，从而达到除颤目的。然而只有一定幅度和一定的持续时间的电流才能起到除颤作用（图3-19-1）。

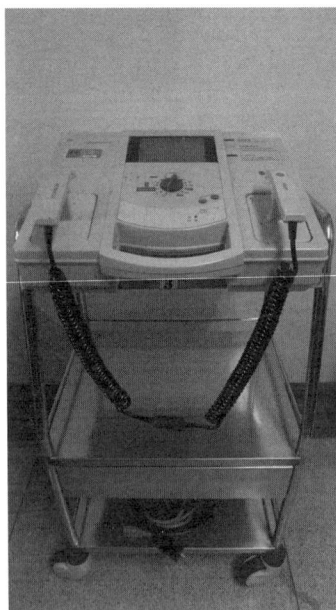

图3-19-1　除颤仪

【操作目的及应用范围】

1. 适应证

（1）心室颤动是电复律的绝对指征。

（2）慢性心房颤动（房颤史在1~2年以内），持续心房扑动。

（3）阵发性室上性心动过

速，常规治疗无效而伴有明显血液动力学障碍者或预激综合征并
发室上性心动过速而用药困难者。

（4）呈1:1传导的心房扑动。

2. 禁忌证

（1）缓慢心律失常，包括病态窦房结综合征。

（2）洋地黄过量引起的心律失常（除室颤外）。

（3）伴有高度或完全性传导阻滞的房颤、房扑、房速。

（4）严重的低血钾暂不宜作电复律。

（5）左房巨大，心房颤动持续一年以上，长期心室率不
快者。

【操作步骤】

1. 操作准备

（1）着装整洁规范，符合手术室要求，洗手戴口罩。

（2）用物准备：除颤仪、导电胶。

2. 操作方法

（1）迅速熟悉、检查除颤仪，各部位按键、旋钮、电极板完
好，电能充足。

（2）患者取平卧位，操作者位于患者右侧位。

（3）迅速开启除颤仪，调试除颤仪至监护位置，显示患者
心律。

（4）用干布迅速擦干患者胸部皮肤，将手控除颤电极板涂以
专用导电胶。

（5）确定手控除颤电极板正确安放胸部位置，前电极板放于
胸骨外缘上部、右侧锁骨下方。外侧电极板放于左下胸、乳头左
侧、电极板中心在腋前线上，并观察心电波型，确定为室颤。

（6）选择除颤能量，首次除颤用200J；第二次用200~300J；
第三次为360J。

（7）按压除颤"充电"按钮，使除颤器充电。

（8）除颤电极板紧贴胸壁，加以适当压力，确定周围无人员
直接或间接与患者接触。

（9）除颤仪显示可以除颤信号时，双手同时协调按压手控电极两个"放电"按钮进行电击。

（10）放电结束不移开电极，观察电击除颤后心律，若仍为室颤，则选择第二次除颤、第三次除颤，重复第 4~10 步骤。

【注意事项】

1. 除颤仪到位前，要持续有效的 CPR。

2. 操作者的手应保持干燥，禁用湿手握电极板。

3. 放电时在电极板上应施加一定力量，使电极板与病人皮肤密合，以保证较低的阻抗，有利于除颤成功，同时也避免烧伤病人的皮肤。

【设备维护与保养】

1. 每次用仪器后用清洁的专用抹布湿式擦拭，禁止使用腐蚀性液体或溶剂清洁仪器。使用后做好记录。

2. 每月需要进行交流电源、漏电安全测试，并做好记录。

3. 每次使用除颤、监护后电量耗尽的电池需要完全充电 16 小时。

4. 每月专管人员将除颤仪与电线断开连接，检查电池耗尽前所需时间大于 1.8 小时。

5. 每半年彻底维护与保养一次。

（吕晓娟　沈正礼）

第二十节　快速压力蒸汽灭菌器操作

快速压力蒸汽灭菌器属于小型压力灭菌器的一种，通过减少蒸汽通透时间，使用达到灭菌的最小参数，从而实现物品快速灭菌效果，主要用于应急物品的灭菌处理。灭菌器可分下排气、预真空和正压排气三种。快速压力蒸汽灭菌器采用正压脉冲置换法将空气从卡式盒内彻底排出。按开始键后，蒸汽发生器加热至特定温度，泵入定量蒸馏水，转化成蒸汽。然后蒸汽便自动的注入装有待灭菌器械的卡式盒内，形成蒸汽墙。随着蒸汽有序的注入，卡式盒内的空气被不断地排除到废水瓶内。快速灭菌器由于无干燥程序，缺乏结果监测和记录，裸露运送存在二次污染等问题，不能作为手术器械常规灭菌的首选（图3-20-1）。

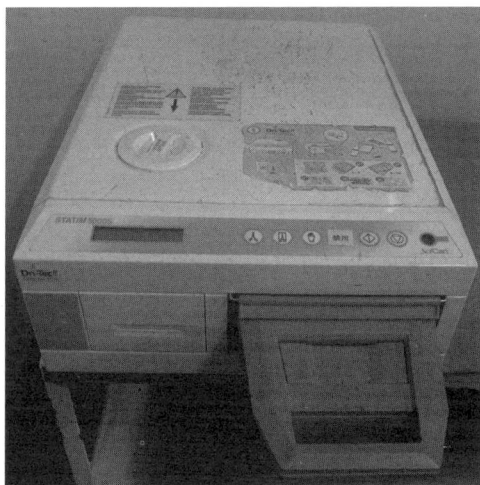

图3-20-1　快速压力蒸汽灭菌器

【操作目的及应用范围】

快速压力蒸汽灭菌器适用于口腔科、耳鼻喉科、眼科器械和各种手术器械及硬性窥镜快速灭菌，提高工作效率，优化医院和科室的时间管理，减少器械投资。所有能灭菌器械的前提是能够承受134℃、320kPa的器械，有内腔的器械则长度不超过1.2m、内径不小于2mm。

【操作步骤】

1. 操作准备

（1）着装整洁规范，符合手术室要求，洗手戴口罩。

（2）用物准备：快速压力蒸汽灭菌器、卡式盒、蒸馏水、灭菌指示卡。

2. 操作方法

（1）打开电源，机器自检。检查水箱水位，按需要添加蒸馏水。

（2）取出卡式盒，一只手握住卡式盒的手柄向外平拉，当卡式盒的提手完全暴露时，抓住提手，两手协同抽出卡式盒。

（3）打开卡式盒，将其平放于台面上。双手放于手柄两侧同时稍用力打开，不可上下硬掰手柄前端。

（4）放入待灭菌物品及指示卡。

（5）关闭消毒盒并送入卡仓内。一只手握住卡式盒手柄，另一只手提起卡式盒的提手，将卡式盒的后部插入卡仓内，再把提手放于盒的前部，轻轻向卡仓内推动卡式盒，直到听到"咔嗒"一声轻响，不可用力过猛。

（6）根据待灭菌物品材质选择程序模式（表 3 – 20 – 1）。

表 3 – 20 – 1　卡式压力蒸汽灭菌器的灭菌循环说明表

循环	非包裹	橡胶/塑料
灭菌时间	3.5 分钟	15 分钟
灭菌温度	134℃	121℃
总循环时间	6 分钟	24 分钟

（7）按"开始"键开始灭菌过程，灭菌结束后按上述方法取出卡式盒并用专用推车运送至相应手术间。

（8）卡式脱离，在不使用的时候，松开消毒盘，解开消毒盘，抓住手柄推出直到 3/4 的距离，保证内表面的干燥。

【注意事项】

1. 灭菌参数（如时间、温度）由灭菌器性质、灭菌物品材料性质（带孔、不带孔）、是否裸露而定。

2. 使用卡式盒时须轻拿轻放，将卡式盒插入机器时要慢慢推入。禁止将卡式盒放在机器上面。

3. 物品灭菌时，宜裸露并盛放于卡式盒或专用灭菌容器内，注意卡式盒内器械的摆放要求，每层放置 1 片化学指示卡。

4. 灭菌循环完成后要再按一次"Stop"键。

5. 灭菌后运送途中避免物品污染，4 小时内使用，不可储存。

6. 工作结束后，关闭电源开关。

【设备维护与保养】

1. 蓄水箱定期清洗（每个月要排空一次水箱，否则会产生内毒素）。

2. 经常检查细菌过滤器的颜色（每6个月定期更换空气和生物过滤器）。

3. 经常注意机器下方及卡式盒承托框架内是否积水。

4. 注意排气管不可压折。

5. 密封圈的保养

（1）经常使用中性皂液护理密封圈。

（2）密封圈老化，须及时更换。安装前先将盒盖安放密封圈的槽清理干净，将密封圈涂上一层中性润滑剂，再进行安装（每6个月或每月消毒500次更换密封圈，以先达到为准）。

6. 每半年进行一次快速压力蒸汽灭菌器彻底的维护与保养。

（孔坤坤　沈正礼）

第二十一节　低温等离子灭菌系统操作

过氧化氢等离子灭菌是一种不需要蒸汽、水及特殊通风排水设施的干性低温新型高效灭菌技术。其工作原理是将过氧化氢气体扩散在整个灭菌舱中，利用电频的作用使之成为等离子态。其中具有高反应性的羟自由基攻击微生物的膜脂和DNA，破坏其新陈代谢，从而杀灭医疗器械上的微生物及芽孢，最终形成无毒的终产物——水和氧气，无任何毒性物质残留，对人和环境十分安全（图3-21-1）。

【操作目的及应用范围】

过氧化氢等离子低温灭菌器适用于不耐高温、不耐湿的电子仪器、光学仪器等诊疗器械的灭菌，包括金属制品、非耐热物品、非耐高温物品。例如，腹腔镜、电切镜、输尿管镜、鼻窦镜、关节镜等软硬式内镜及腔镜手术器械；无影灯柄、电钻、电

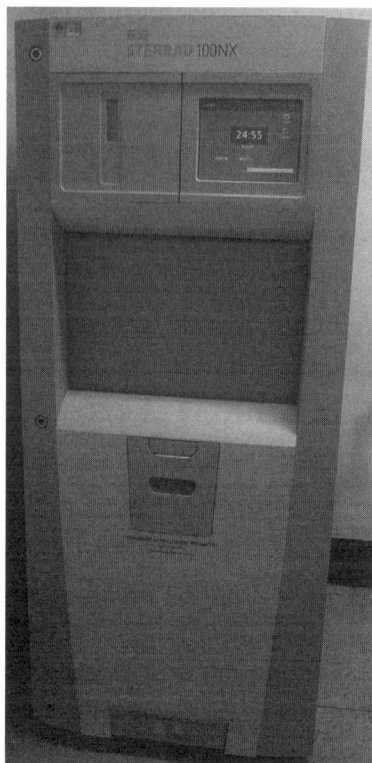

3-21-1 过氧化氢等离子低温灭菌器

锯、电池、超声刀头及手柄、内镜器械、除颤仪导线及片等以及显微外科手术器械均可适用。

【操作步骤】

1. 操作准备

（1）着装整洁规范，符合手术室要求，洗手戴口罩。

（2）用物准备：低温等离子灭菌器、Tyvek 灭菌袋、带灭菌物品。

（3）操作人员应熟悉掌握灭菌器的操作。

（4）灭菌器处于备用状态：蓝色的触摸屏幕显示开始执行状态。

（5）环境温湿度符合设备工作要求：温度 18~35℃，相对湿度 10%~85%。

2. 操作方法

（1）任意点击蓝色触摸屏幕即进入登录界面。

（2）输入操作者信息及密码：两者均为小写字母"s"或"o"，按"Enter"键确认。

（3）使用脚触开关或点击屏幕"开门"按钮打开舱门。

（4）按装载要求装载待灭菌物品（根据国家规范要求每天至少进行一次生物监测，建议每天第一锅将 BI 试剂随物品一起进行灭菌）。

（5）使用脚触开关或点击屏幕"关门"按钮关闭舱门。

（6）根据灭菌物品选择灭菌模式（标准循环/Flex 循环）并点击"开始循环"键启动灭菌循环。

（7）如果屏幕显示黄色提示框"请更换新的卡匣"，根据提示和卡匣使用要求完成灭菌剂卡匣的插入。

（8）判断确认屏幕提示信息：绿色屏幕闪现"循环已成功完成"，点击"完成"键确认，设备自动开门并打印灭菌物理监测结果，确认打印信息"Process Complete"循环完成字样。

（9）取出检查各灭菌物品并检查灭菌包化学指示变色情况，打印失效日期，确定器械搁架回归原位，点击"关闭舱门"键关闭舱门。

（10）消毒物品按要求归位，按要求完成生物试剂培养操作流程。

【注意事项】

1. 待灭菌物品的注意事项

（1）待灭菌物品彻底拆卸后清洗干净，保持干燥，必须重视干燥环节。

（2）物品种类：禁止消毒纸类、布类、油类、粉剂、木制品。

（3）物品的包装：一次性医用复合包装材料（Tyvek 灭菌袋）、一次性医用无纺布。

（4）灭菌程序选择：标准循环（47 分钟）：金属器械管道：直径 0.7mm × 长度 500mm；聚乙烯等普通医用管道：直径 1mm × 长度 1000mm；Flex 循环（42 分钟）：一次循环可以灭菌特氟龙单通道软镜 1 或 2 套；软镜管道：直径 1mm × 长度 850mm。

2. 卡匣注意事项

（1）使用安全有效的卡匣：在有效期范围内使用，使用中的卡匣有效期 10 天。

（2）正确置入卡匣：设备提示时方可置入；方向：条形码标签向屏幕；定位：插到底待设备正常吸纳。

（3）卡匣收集箱：自动收集，收集满 2 片时提示清空更换，收集箱放置注意方向，请戴手套清空废弃卡匣。

3. 装载物品注意事项

（1）不建议器械不打包置入设备灭菌，装载物和电极网之前至少预留 25mm 的空间，金属物品不能直接碰触灭菌舱电极网。

（2）注意物品放置时勿超出器械架范围，物品勿碰触舱门及舱底部，勿遮挡过氧化氢监测灯通道。

（3）Tyvek 灭菌袋注意统一方向装载，可平放、侧放；物品不能堆积放置，器械盒平置于灭菌架上，不叠加器械盒。

（4）无最小装载量限制，但最大装载容量以小于 80% 为宜。

【设备维护与保养】

1. 灭菌器外表面可使用清水、中性清洁剂进行清洁擦拭保洁。

2. 灭菌舱内一般情况下不需要特别进行清洁，请保持关门状态及无遗留物品。

3. 如有需要请使用清水或中性清洁剂进行擦拭，不能使用酒精或其他高强度消毒剂进行灭菌设备的清洁，不能使用研磨剂或粗糙的清洁工具。

4. 灭菌器请保持过氧化氢监测探头处清洁无污渍，如需清洁玻璃片，请使用镜头专用清洁纸进行擦拭。

5. 每半年进行一次低温等离子灭菌器的彻底维护与保养。

（沈正礼　王筱君）

第二十二节　接触式激光手术刀系统操作

PhotoMedex 半导体接触式激光手术刀系统（激光刀）及传输光纤应用了 WCE（Wavelength Conversion™ Effect）高科技专利技术，可将波长和激光功率可调控地实时输出，将激光和蓝宝石刀头有效地结合在一起。以各种独特的热障斜坡，使蓝宝石刀头得以直接接触组织，提供临床外科手术所要求的不同温度进行精确切割、汽化、凝固、止血、肿瘤剥离等操作（图 3-22-1）。

【操作目的及应用范围】

PhotoMedex 半导体接触式激光手术刀系统能为医生提供极佳

的触觉反馈，达到精细切割、止血、汽化、凝固的功能。切割和

止血同时进行，术野清晰，手术时间可缩短 30% ~ 40%，止血确切，对周围组织的热损伤 < 0.5mm，有效保护血管及重要的神经结构，从而达到手术安全、出血少、患者术后疼痛轻、恢复快的目的。主要适用于神经外科、普通外科、泌尿外科、妇科、耳鼻喉科、脊髓修复科、骨科、烧伤和整形外科等。

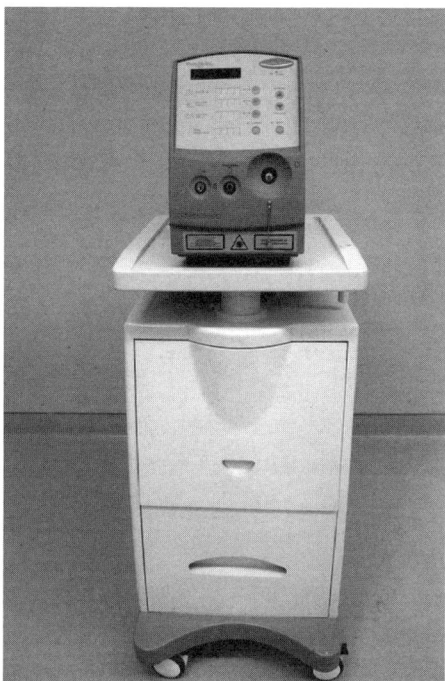

图 3 - 22 - 1 接触式激光手术刀

【操作步骤】

1. 操作准备

（1）着装整洁规范，符合手术室要求，洗手戴口罩。

（2）用物准备：接触式激光手术刀主机、刀头、光纤、气体盒、脚踏开关。

（3）器械护士刷手、穿无菌手术衣、戴无菌手套，熟悉掌握激光手术刀相关部件的安装及使用。

（4）巡回护士熟悉掌握激光手术刀主机的开机、连接、关机步骤及相关保养方法。

（5）环境温湿度符合设备工作要求：温度 18 ~ 35℃，相对湿度 10% ~ 85%。

2. 操作方法

（1）分别连接主机和冷却系统的电源插头，打开电源开关。

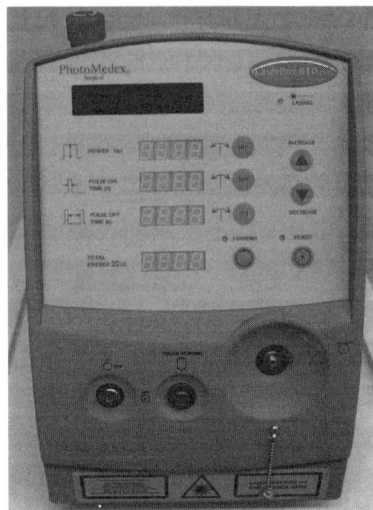

图 3 - 22 - 2　接触式激光手术刀

（2）确定脚踏开关已接妥，并将其置放于医师手术时的位置附近。

（3）插入钥匙，打开开关，主机即刻启动并热机约30秒。

（4）在冷却系统上安装气体盒。

（5）将光纤分别连接至主机和冷却系统上：①白色插头与主机激光发射窗口连接（主机下角）；②黑色插头与主机对应插孔连接（中间）；③白色透明小塑料管插在气体盒出口。

（6）按下冷却系统上的"Air"键（第一个），旋转流速调节钮，冷却盒流速调至 1.0L/min。

（7）按下功率"Set"键（第一个），再按"▲"或"▼"键调节所需功率，再按功率"Set"键（第一个），功率设定完毕。

（8）安装手术需要使用的刀头。

（9）按下"Ready"键准备手术，按下"脚踏/手控"开关，即开始进行手术：①术中如需调节功率，必须松开"脚踏/手控"开关，按下功率"Set"键，按下"▲"或调节所需功率，按下功率"Set"键，再按下"Ready"键继续手术。②术中停止使用时，按下"Standby"键，再次使用时，按下"Ready"键。

（10）手术结束时，按下"Standby"键，关闭钥匙开关，关闭冷却系统。

（11）卸下刀头、光纤、气体盒，并将钥匙存放于安全处。

（12）收回脚踏开关，拔掉主机和冷却系统的电源线插头。

【注意事项】

1. 组装注意事项

（1）确保主机通风口（分别在机箱的两侧和底部）通畅，不可在机器底部填塞物品，如病历夹、纱布等。

（2）开机钥匙 2 把应分开安全存放。

（3）连接光纤与主机激光输出口时，请勿旋的过紧，以免光纤端头损伤。

（4）确保遥控互锁连接器的安装。

（5）开机后如电源指示灯不亮，请检查电源接触是否良好及主机上的红色紧急停止开关是否处在旋开状态。

（6）确定冷却系统的正常工作，并采用安全流速（空气 1.0L/min）。

（7）如光纤对准光束变暗或发散时，应更换光纤。

（8）将光纤固定在手术台上时避免光纤的成角弯折、反折、用力拉扯。

（9）安装刀头时，带硅胶套安装，轻轻旋紧后拔下，再用手确认刀头安装牢靠。

（10）使用人员应佩戴专用防护眼镜。

2. 手术使用注意事项

（1）确保刀头上小孔（通风口）通畅。

（2）如术中暂停切割或刀头焦化物过多时，应先使用湿盐水纱布包裹刀头片刻，再轻轻擦除刀头焦化物。

（3）如刀头出现蚀损斑或刀尖损坏变形，应丢弃。

3. 清洁、消毒注意事项

（1）刀头卸下后，应浸泡在生理盐水中 10～20 分钟，再清洁。清洁后，确定刀头上的小孔通畅，归入对应硅装套，放在蓝色消毒盘中，高压蒸汽灭菌（常规 132℃，10 分钟）或低温等离子灭菌。

（2）清洁光纤及手柄时，用纱布蘸取生理盐水擦拭。光纤及手柄不能浸水。光纤避免成角弯折、反折、用力拉扯。清洁后，光纤端头带胶皮帽，环氧乙烷熏蒸或低温等离子消毒灭菌。

4. 术前注意事项

（1）推荐神经外科医生使用脚踏开关，确保术中手部操作的稳定性。

（2）术前请选用合适拖鞋，确保脚踏开关正常使用。如果术中未踏实脚踏开关而至主机停止工作时，应关闭钥匙开关，再重新开启即可。

（3）使用人员应佩戴专用防护眼镜。

5. 术中注意事项

（1）使用时确保刀头上小孔（通风口）通畅。有组织粘连时，应及时清理。

（2）刀头的使用功率范围为 6~12W。根据手术部位的组织类型，选用适当功率。建议从低功率开始，逐级增加调节，以达到所需功率。

（3）在刀头接触到组织时发射激光，离开的同时停止发射。否则，容易发生空烧刀头和组织粘连刀头的现象。

（4）刀头与组织的最佳角度 60°~90°。切割时应逐层切入，应使用刀头的尖端进行切割，深度 1~2mm。对组织施加一定的张力可以提高切割效率。刀头埋入组织的部分不应超过刀头末端的三分之一。

（5）切割时请勿用力过猛、过快，否则可能造成组织撕裂或刀头断裂。

（6）术中可根据手术部位的深度，调节刀柄前端的长度、角度。

（7）术中冲水，尽量避免直接冲在刀头上而导致刀头的骤然降温，易损伤刀头。

（8）如刀头过热发出强烈白光时，应立即停止操作，以免刀头的进一步损伤。

【设备维护与保养】

1. 主机外表面可使用清水、中性清洁剂进行清洁擦拭保洁。

2. 主机不使用时应放在精密仪器设备间并套上保护套。

3. 如有需要请使用清水或中性清洁剂进行擦拭，不能使用酒精或其他高强度消毒剂对主机设备进行清洁，不能使用研磨剂或粗糙的清洁工具。

4. 激光抽吸手柄、杆和 BTL 弯曲工具是由不锈钢制成的，可以用高压蒸汽灭菌。

5. 对于需要无菌环境的治疗过程，接触式激光刀头应当在小杀菌盘或蓝色杀菌盘中进行高压蒸汽灭菌（连着包装物）。白色存放盒不能灭菌。

6. 每半年进行一次仪器的彻底维护与保养。

（白俊超　刘凤）

第二十三节　BrainLab 神经导航系统操作

神经导航系统是近年来新发展起来的一种智能化的神经外科手术辅助系统，它通过高性能计算机把现代神经影像技术、立体定向外科和显微外科结合起来，是微侵袭神经外科的重要组成部分。它把患者的术前影像学资料和术中患者手术部位的实际空间位置通过高性能计算机密切联系起来，从而准确地显示出病灶和周围组织的三维空间毗邻关系，指导外科医生直达并准确切除病灶（图 3 - 23 - 1）。

【操作目的及应用范围】

神经导航系统又称无框架立体定向外科或影像导向外科，它根据肿瘤在头皮的投射，准确地设计手术入路，引导医师避开脑部的重要功能区，选择最佳入刀口，并缩小手术范围，术中能一直自动地提示目前手术操作的位置与病变的空间位置关系，以最小的损伤彻底切除肿瘤。主要适用于精准神经外科手术定位。

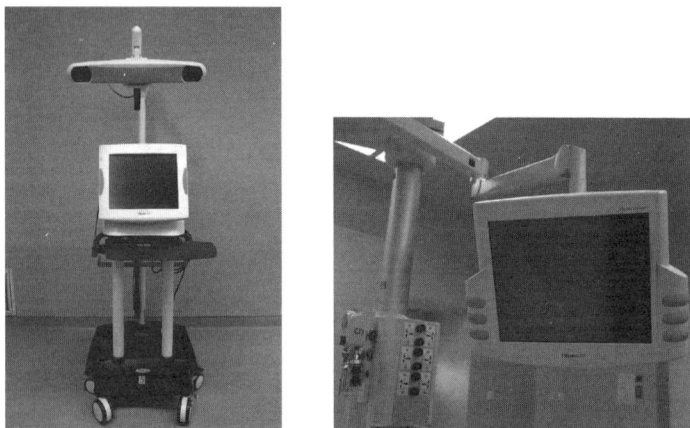

图 3 - 23 - 1　神经导航系统

【操作步骤】

1. 操作准备

（1）着装整洁规范，符合手术室要求，洗手戴口罩。

（2）用物准备：神经导航系统及其部件、参考架、导航探针。

（3）器械护士刷手、穿无菌手术衣、戴无菌手套，熟悉掌握神经导航系统相关部件的安装及使用。

（4）巡回护士熟悉掌握神经导航系统的开机、连接、关机步骤及相关保养方法。

（5）环境温湿度符合设备工作要求：温度 18～35℃，相对湿度 10%～85%。

（6）术前一天由手术医生完成手术计划。

2. 操作方法

（1）开机：①连接导航和显微镜之间的连接线；②打开显微镜；③待显微镜完全启动之后，打开导航主机。

（2）导入数据：①打开计划工作站主机，在桌面上单击"导航软件操作系统"；②在弹出的桌面上选择"Patient Data"按钮并双击或单击之后再单击"Next"按钮；③在弹出的患者姓名列表中找到该患者的名字，双击之后在弹出的桌面上选择"Iplan"按钮双击之后即可打开该患者的手术计划；④将优盘插入工作站主机 USB 接口处；⑤在屏幕右方找到"Go To"按钮并单击，在弹出的主菜单中双击"Save and Export"或者单击"Save and Export"之后再单击"Next"按钮，待屏幕上显示导入成功之后即可拔掉优盘；⑥将带有患者手术计划的优盘带回手术间并将其插入导航主机上的 USB 接口上；⑦单击导航主机屏幕左上角的头颅图片之后依次选择单击"Navigation"、"USB"等图标之后导航主机上会出现该患者的术前计划数据，核对无误后选择"Load Patient"并单击，即可成功将该患者的手术计划数据导入导航主机。

（3）注册：①将参考架固定在头架上；②在导航主机上选择"Register"按钮并单击；③在弹出的屏幕上选择"Surface Register"按钮并单击；④移动红外线跟踪器直至摄像头追踪到参考架反射球；⑤用 Z – touch 激光笔扫描病人颜面部包括眼眶周围及鼻尖上方，直至注册进度条完成为止。然后选择"Proceed"按钮并单击；⑥用导航探针再在病人头部任意选择四个点进行注册；⑦注册完毕之后将导航探针置于病人鼻尖或内外眦以验证注册精准度；⑧验证达到满意误差范围内后，即可进行消毒铺单，进行手术。

（4）连接显微镜：①在导航主机屏幕上选择"Tools"按钮并单击，在弹出的按钮中选择"Microscope"按钮，再依次按提示选择"Connect Microscope"，待显微镜得到连接提示并反应完毕后，导航主机上会提示选择"Standard"或者"Right90"；②当参考架朝前安装时应选择"Standard"，当参考架在右方 90°角安装时应选择"Right90"按钮并单击；③在弹出的屏幕中再选择"Accept"按钮并单击即可。

（5）关闭导航主机系统：①单击导航主机显示屏最右方正中的电源开关按钮；②在弹出的屏幕中找到"Close Program"按钮并单击。此时根据系统提示保存数据，若手术中有截屏，则应选择"Yes"按钮；③单击"Shut Down"按钮，然后在弹出的屏幕中选择"Close Windows System"按钮并单击；④关掉主机底座右侧电源开关；⑤拔掉电源插头，整理好电源线，将导航主机推至手术间合适位置；⑥台下护士记录导航主机的使用情况。

【注意事项】

1. 导航注册时，常采用两种注册方式：头皮标记物注册（Mark）、激光表面注册。采用头皮标记物注册时，在行 CT 或 MRI 扫描中直至手术室注册成功之前，应保证至少六枚以上 Mark 不脱落、不移位，这是手术成功的关键之一。尤其对神志不清的患者，必要的肢体约束能防止 Mark 的脱落。在搬运过程中，应进行明确而严格的交接班。

2. 无论头皮标记物注册还是激光表面注册，在行 CT 或 MRI 扫描时都要保证患者头部固定，以保证术前影像的清晰性、准确性，这也是导航手术成功的基本条件。

【设备维护与保养】

1. 主机外表面可使用清水、中性清洁剂进行清洁擦拭保洁。

2. 主机不使用时应放在精密仪器设备间并套上保护套。

3. 如有需要请使用清水或中性清洁剂进行擦拭，不能使用酒精或其他高强度消毒剂对主机设备进行清洁，不能使用研磨剂或粗糙的清洁工具。

4. 参考架是由不锈钢制成的，可以用高压蒸汽灭菌，但导航探针应尽量选择低温等离子灭菌。

5. 参考架及导航探针应轻拿轻放，妥善保存。

6. 每半年进行一次仪器的彻底维护与保养。

（白俊超 刘凤）

第二十四节 ZEISS 手术显微镜操作流程

显微镜的使用使外科学发生了飞跃的变化，运用显微技术是现代外科一项崭新的进展。在显微镜下进行组织的分离、切割、切除与缝合手术操作，使手术进行的更加精确细致，降低了组织创伤，有利于组织愈合，这就是显微外科技术（图 3 – 24 – 1）。

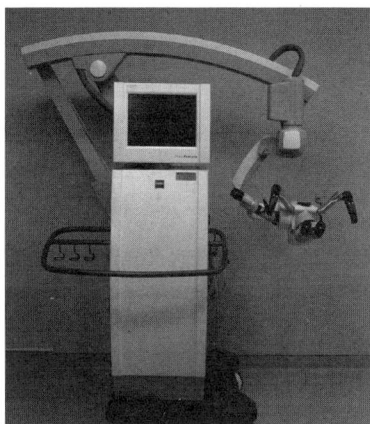

图 3 – 24 – 1 ZEISS 手术显微镜

【操作目的及应用范围】

为显微手术提供显微镜，为术者提供高清晰术野视觉。保持使用显微镜操作过程中的无菌。主要适用于显微神经外科手术，比如神经外科显微手术等。

【操作步骤】

1. 操作准备

（1）着装整洁规范，符合手术室要求，洗手戴口罩。

（2）用物准备：ZEISS 显微镜、电源线、医用无菌显微镜套。

（3）操作人员熟悉掌握 ZEISS 手术显微镜的操作。

（4）去除显微镜光学保护套。

（5）环境温湿度符合设备工作要求：温度 18 ~ 35℃，相对湿度 10% ~ 85%。

2. 操作方法

（1）开机：①移动显微镜：松开底座刹车，将显微镜移动到合适位置后刹车固定；②接电源：接通电源，打开电源开关，等待机器自检或加载系统完成，并观察是否有故障信息；③调整关节锁：拉开开关锁或将关节固定螺丝调成竖线形状；④调整主镜位置：双手操作多功能手柄打开关节磁控锁将主镜移至合适的位置，应有足够的空间调整镜头和套无菌套；⑤调整镜头角度：按手术需要调整好主镜头、主目镜和助手镜的角度；⑥调整平衡：根据已调整好的主镜头和目镜的角度测试和调整好支架和悬吊臂等的平衡状态；⑦测试光源：打开光源测试灯光，关闭光源待用；⑧套无菌套：将镜头套上无菌套待用，有抽气功能的进行抽气；⑨调整位置：将底座移至合适位置使镜头可伸展到手术野，并保证有一定的活动空间，锁上底座，打开光源即可使用。

（2）关机：①关闭光源：显微镜使用完毕后先关闭灯泡，待散热 3 分钟以上后再关闭光源电源；②移动位置：松开底座刹车，将显微镜移到有足够空间的地方；③检查：检查显微镜性能，紧固松动的固定螺丝，清洗镜头，盖上镜头盖，用软布清洁干净镜架表面的污渍；④锁关节锁：双手操作多功能手柄打开磁控锁将支架等折合恢复原始位置，锁上关节锁或将固定螺丝旋至直线位置；⑤关闭电源：关闭主机电源，待主机完全关闭后再拔掉电源线插销；⑥定点放置：使用完毕的显微镜常规放置于常温干燥的贵重仪器室，并套上防尘套。

【注意事项】

1. 必须经过培训方可使用和调试手术显微镜。

2. 在移动显微镜时要稳要慢，避免碰撞和剧烈的振动。

3. 在给显微镜套无菌套使用橡皮筋进行固定时，须防止橡皮筋紧扎调聚、调倍等旋钮，阻碍其自由转动。

4. 切勿用过氧化氢溶液等强氧化剂或其他腐蚀性液体清洗镜头。

【设备维护与保养】

1. 显微镜外表面可使用清水、中性清洁剂进行清洁擦拭保洁，不得使用酒精或其他高强度消毒剂进行灭菌设备的清洁，不能使用研磨剂或粗糙的清洁工具。

2. 光学镜头定期用脱脂棉蘸无水酒精擦拭，保持干净。

3. 平时不用时应用防尘布罩盖住显微镜，保持光学系统的清洁。

4. 每半年进行一次显微镜的彻底维护与保养。

（白俊超　刘凤）

第二十五节　手术动力系统

动力系统广泛应用于骨科、耳鼻咽喉科、颌面外科、整形外科、创伤外科、神经外科等领域。它在手术中替代了手术医师的许多手工操作，省时省力、效果好，提高了工作效率（图3-25-1）。

【操作目的及应用范围】

手术动力系统主要用于协助外科医生对骨组织的钻孔、铣削和磨销处理。广泛适用于骨科、耳鼻咽喉科、颌面外科、整形外科、创伤外科、神经外科等领域。

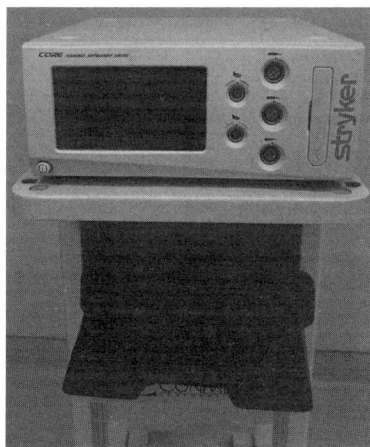

图3-25-1　手术动力系统

【操作步骤】

1. 操作准备

（1）着装整洁规范，符合手术室要求，洗手戴口罩。

（2）用物准备：手术动力系统、冲洗泵头、接头及钻头、脚踏开关。

（3）操作人员熟悉掌握史塞克颅脑动力系统的操作。

（4）环境温湿度符合设备工作要求：温度 18～35℃，相对湿度 10%～85%。

2. 操作方法

（1）手机的连接：①主机－连线连接，将通用连线或手机连线上的●对准主机手机接口上面的●轻轻插入；②手机－连线连接，手机上的▲和连线上面的▲对准连接。

（2）脚踏开关的连接：将通用连线上的接头对准主机上的红点进行插入。

（3）冲洗泵头的安装：将冲洗泵头直接插入主机冲洗泵头插口即可。

（4）手控开关的连接：以通用手控开关为例，Saber 手控开关从手机前面点对点接入。

（5）接头的连接：①转动通用钻手机上的拨环到"Load"位置；②将接头按箭头方向接入手机，接入过程中切勿用力转动接头。

（6）接头及钻头的拆卸：①转动通用钻手机上的拨环到"Eject"位置，拆下接头；②转动接头上的拨环到"Load"位置，轻轻拔出钻/磨头。

（7）钻头的安装：①转动通用钻手机上的拨环到"Run"位置；②转动接头上的拨环到"Load"位置；③按箭头方向插入钻/磨头；④转动接头上的拨环到"Run"位置，轻拉钻/磨头，确认其已经与接头牢固连接后方可使用。

【注意事项】

1. 设备连接注意事项

（1）所有手机连接前不可打开电源，防止静电冲击，损伤手机中的控制芯片。

（2）点对点连接：①手机电缆金属端的凹点对准控制台插口上的圆点，垂直插入，不可旋转；②手机电缆黑色塑料端的箭头，垂直相连，不可旋转。

（3）若要连接冲洗管，先要将控制台泵头上的黑色保护盖卸下。

（4）通用手机与接头连接好后，须将手机上的标志横线拧至"Run"位置，方能工作。

2. 使用注意事项

（1）使用前，务必检查钻头或锯片是否卷边或缺刃，任何磨损的配件都不可继续使用，否则会造成手机和控制台的损坏。

（2）开机后，若显示屏出现斜线符号，说明手机或电缆可能没有连接好或故障，请首先检查连接是否正确。

（3）所有手机都是自动识别的，并自动设置推荐的使用模式，如转速、刹车等。如果不符合医生的使用习惯，可在触摸屏上直接更改。

（4）手机最好间歇使用，防止连续高速运转导致手机过热。

（5）本系统可以同时接两把手机，建议医生交替使用，延长使用寿命。

3. 设备拆卸注意事项

（1）拆卸前先关闭电源。

（2）脚踏连线不建议从控制台上拔下，以防接头被误踩。

（3）按住拉环直接拔开，即可拆开手机和电缆，不可旋转。

【设备维护与保养】

1. 拆卸　动力手机部分全部拆开：包括手机电缆、手机、接头、钻头或锯片、手控开关，必须一一拆开（开颅钻钻头还要继续拆为三件）。

2. 冲洗　用温和的清洁流动水冲洗接头外壳、动力手机前段。注意：①手机、接头等绝对不允许浸泡在液体里；②防止水进入动力手机的末端或电缆连接口，如果不小心进水，必须立即擦干或吹干；③脚踏开关、手机电缆、控制台用蘸清水的软布擦拭表面即可。

3. 干燥　用软的干毛巾将动力手机、接头等上面的水迹擦干净，建议用吹风机将里外都吹干。

4. 润滑　用专用灌装润滑油喷射接头。注意：①必须使用专用的润滑油，其他的润滑油仍然含有杂质会损害传动零件；②动力手机是永久润滑的，不需任何润滑，只需对接头实施润滑；③喷射润滑油时间不可太长；④不同系列的钻接头需用不同的润滑油。

5. 建议消毒、灭菌方法。

（1）Hi - Vac 预真空高压灭菌

（2）环氧乙烷灭菌。

（3）脚踏开关、控制台不可消毒。

（4）手机、接头等不可浸泡消毒。

6. 每半年进行一次动力系统的彻底维护与保养。

（白俊超　刘凤）

参考文献

[1]杨蕾,杜嘉莉,张海霞.电动手术床的日常维护与维修[J].医疗设备信息,2005,20(7):80 - 81.

[2]金涛.电动手术床的维修与保养[J].医疗卫生装备,2010,31(10):144 - 146.

[3]柳强.手术无影灯的维护体会[J].医疗装备,2004,10:61.

[4]余奎,林国庆,曲哲,等.高频电刀使用中的安全与防护[J].医疗卫生装备,2008,29(2):96 - 104.

[5]何丽,高建萍,董薪.手术室医疗设备规范化管理及操作[M].北京:人民军医出版社,2014.

[6]张杰,汪晓玲.腔镜手术室护理实用技术手册[M].武汉:湖北科学技术出版社,2013.

[7]羊月祺.除颤仪规范化维护与保养流程探讨[J].中国医疗设备,2015,30(3):154 - 156.

[8]刘秋秋.图解手术部标准工作流程修订版[M].长沙:湖南科学技术出版社,2012.

[9]魏革,马玉璇.手术室护理必备[M].北京:北京大学医学出版社,2011.

[10]曲华.手术室护士手册[M].北京:人民卫生出版社,2011.

[11]李胜云.手术室优质护理实践指南[M].郑州:郑州大学出版社,2012.

[12]郭莉.手术室护理实践指南[M].第2版.北京:人民卫生出版社,2015.

[13]张仕刚,谢耀钦,包尚联.计算机辅助立体定向神经外科导航系统[J].中国医学影像技术,2004,20(6):949-953.

[14]谭永琼,廖安鹊,叶辉.图解普外科手术配合[M].北京:科学出版社,2015.

[15]魏革,刘苏君,王方.手术室护理学[M].第3版.北京:人民军医出版社,2014.

[16]高兴莲,田莳.手术室专科护士培训与考核[M].北京:人民军医出版社,2014.

[17]赖力,卢一平,莫宏.图解泌尿外科手术配合[M].北京:科学出版社,2015.

[18]杨小蓉,裴福星,黄俊华.图解骨科手术配合[M].北京:科学出版社,2015.

[19]孙育红.手术室护理操作指南[M].北京:人民军医出版社,2013.

[20]杨泳茹.小儿手术室工作手册[M].武汉:武汉大学出版社,2011.

[21]朱丹,黄俊华.手术室护理学[M].北京:人民卫生出版社,2008.